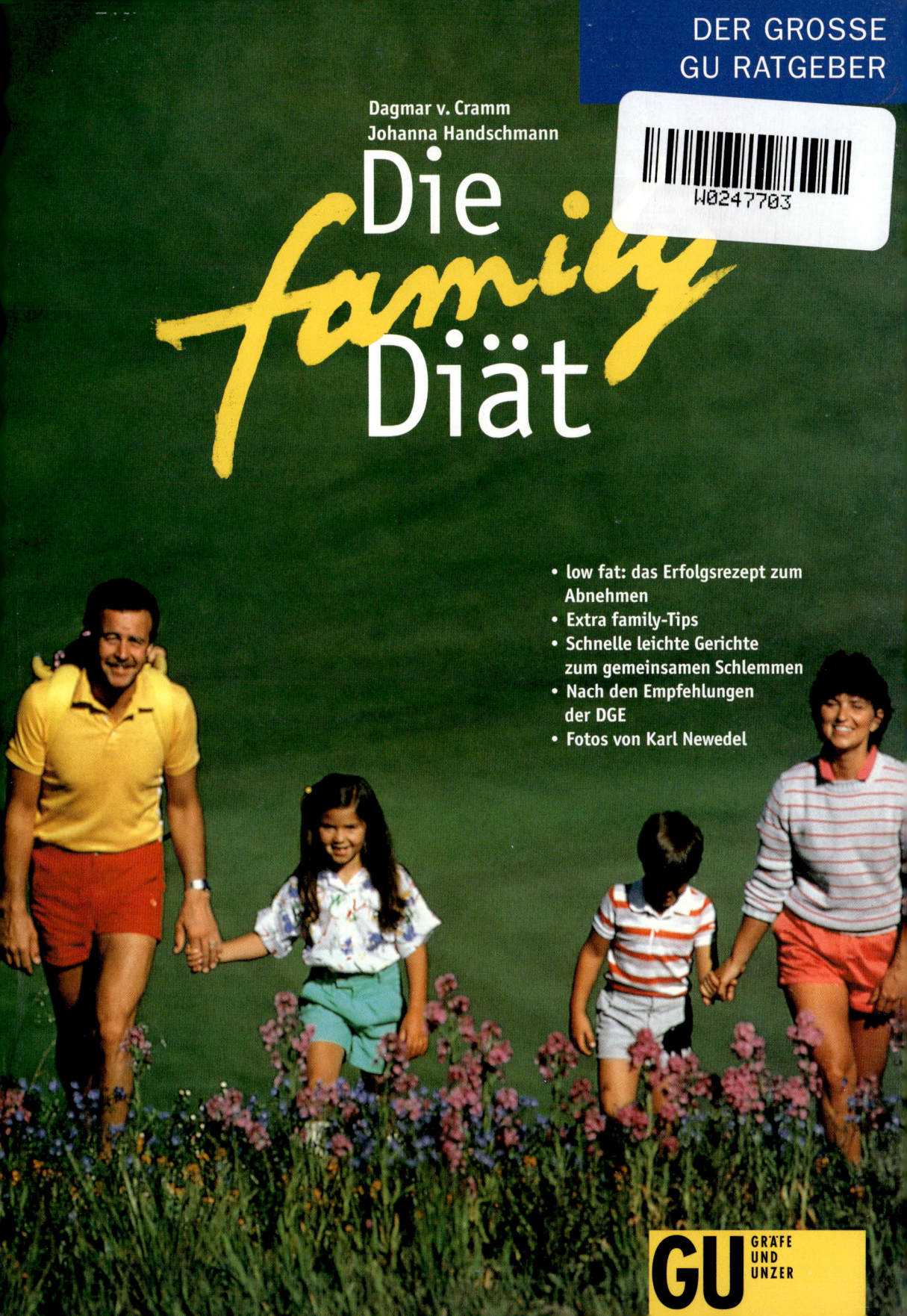

Dagmar v. Cramm
Johanna Handschmann

Die *family* Diät

- low fat: das Erfolgsrezept zum Abnehmen
- Extra family-Tips
- Schnelle leichte Gerichte zum gemeinsamen Schlemmen
- Nach den Empfehlungen der DGE
- Fotos von Karl Newedel

GU GRÄFE UND UNZER

Inhalt

Die
family
Diät

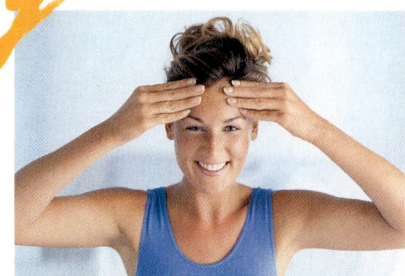

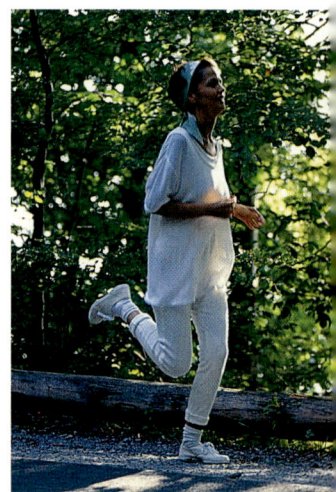

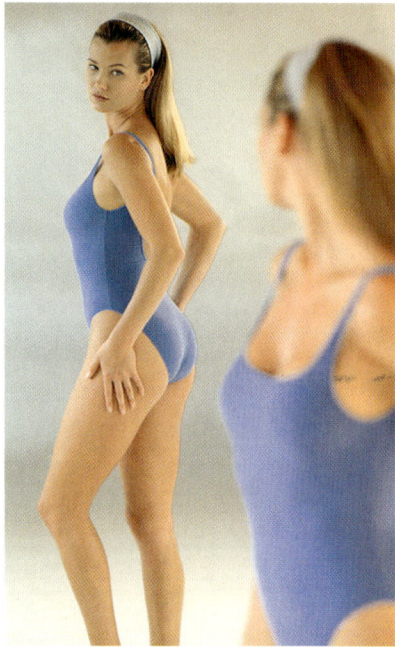

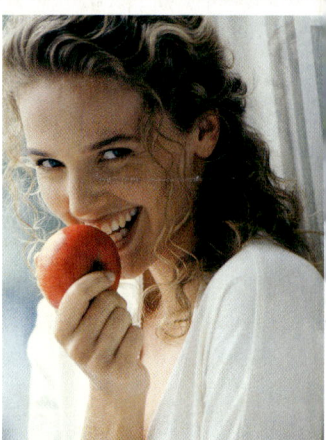

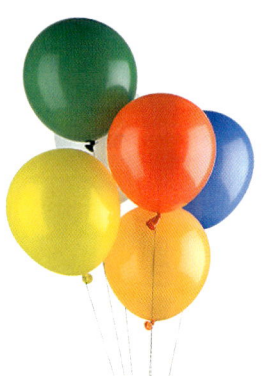

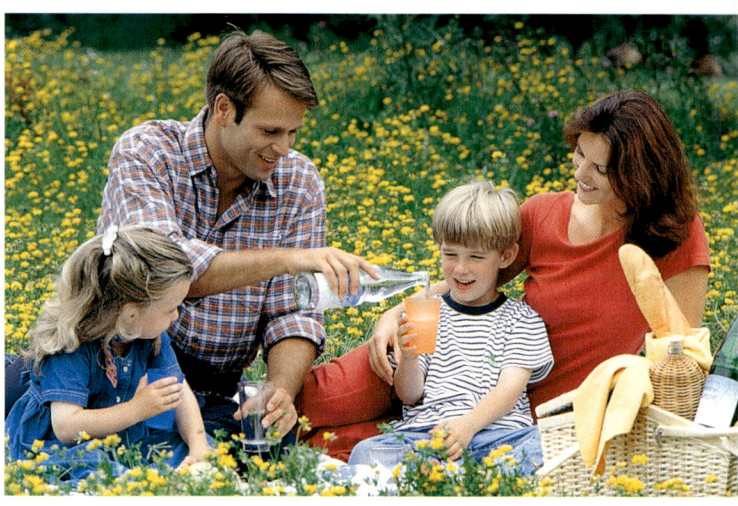

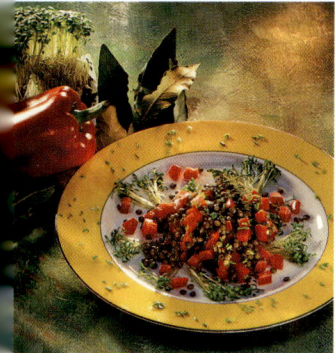

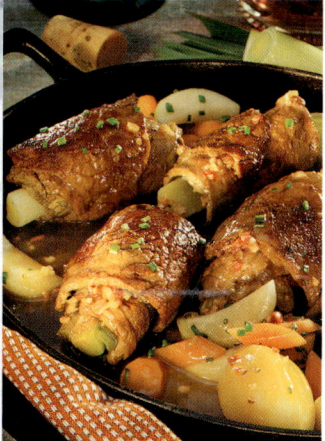

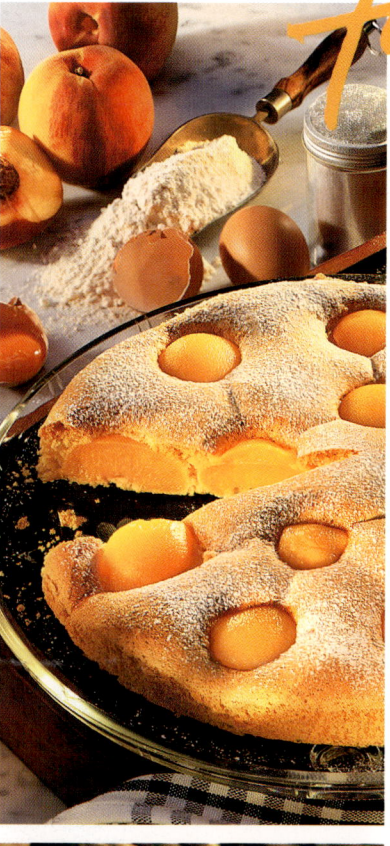

Die family Diät

Rezepte:

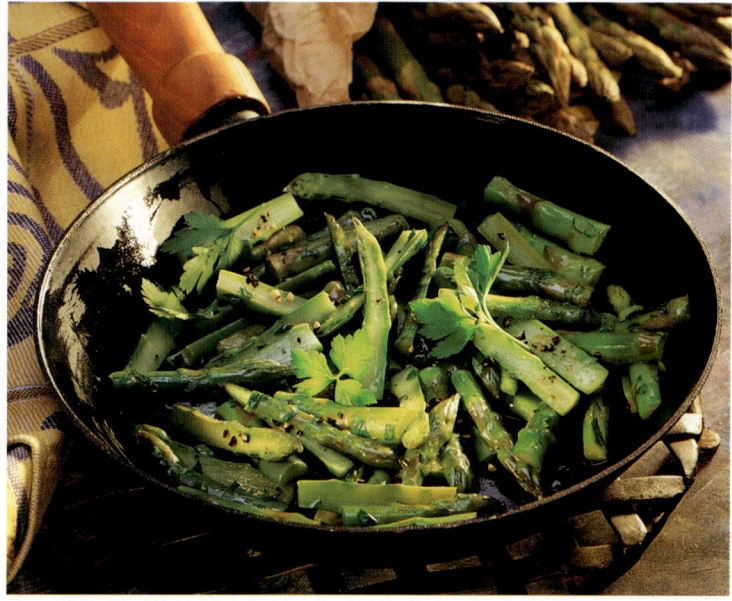

FIT, GESUND UND AUSGEGLICHEN

Wer in einer Familie lebt, wird gebraucht. Das kostet viel guten Willen und Energie. Aber die Gemeinsamkeit gibt auch jede Menge Kraft, aus der Sie schöpfen können. Nutzen Sie diese positiven Reserven, um das Beste aus sich und Ihrem Leben zu machen – und dasselbe für Ihren Partner und Ihre Kinder zu erreichen.

DIE FAMILIE BESTIMMT DEN LEBENSSTIL

Wir alle werden in eine bestimmte Familiensituation hineingeboren. Sie bestimmt unsere Kindheit, unsere Angewohnheiten und schafft Traditionen. Wie wir unsere Freizeit verbringen, was wir für wichtig halten, unsere Gewohnheiten in puncto Wohnen, Essen, Schlafen – das alles wird in der Kindheit geprägt. Und das »vererben« wir wiederum unseren Kindern.

Wir können uns mit dieser Prägung auch kritisch auseinandersetzen, vieles anders machen und aus Fehlern und Erfahrungen lernen.

Als Kind müssen wir die Dinge so nehmen, wie sie sind. Die Entscheidung des Erwachsenen, in einer festen Partnerschaft zu leben, ist dagegen eine bewußte Entscheidung für einen bestimmten Lebensstil, nämlich: zu zweit zu leben – und vielleicht eine Familie zu gründen. Oft sind wir uns dessen nicht bewußt, rutschen gedankenlos in Gewohnheiten und wiederholen

die Fehler unserer Kindheit. Denn die Familie kann auch eine Blockade darstellen. Sie kann jedes einzelne Mitglied daran hindern, das zu tun, was es eigentlich will. Sie kann die negativen Seiten der Mitglieder fördern und Kräfte verpuffen lassen. Der Lebensstil einer Familie kann dazu führen, daß sich ihre Mitglieder unwohl fühlen. Er kann passiv und träge, übergewichtig und bewegungslos machen.

Die Verantwortung dafür wird in der Regel den Frauen und Müttern zugeschoben: Sie sind für Wohl und Wehe verantwortlich, für die familiäre Situation und vor allem für die Verpflegung. Sie sind schuld, wenn Mann und Kinder zu dick oder zu dünn sind. Und sie schieben im Gegenzug die Verantwortung für das eigene Übergewicht der Familie zu: »Ich kann ja nicht abnehmen, wenn ich für die ganze Familie kochen muß.« Und diese torpediert ihrerseits oft Diät-Aktionen, sind sie doch mit Unbequemlichkeit und Störungen verbunden.

IN DER GRUPPE GEHT'S BESSER

Es kann aber auch ganz anders sein. Die erfolgreichsten Abnehmprogramme arbeiten immer in Gruppen. Einzelaktionen im stillen Kämmerlein sind nämlich meist zum Scheitern verurteilt: Zu schnell gibt es Krisen, die der einzelne ohne die Hilfe anderer nicht meistern kann. In der Gruppe dagegen besteht ein Kraftreservoir, aus dem die einzelnen Mitglieder schöpfen können. Sie dient als Plattform, wo persönliche Probleme und Vorstellungen diskutiert werden. Sie bereichert durch die Beiträge der anderen. Schon die Erkenntnis, daß die übrigen Mitglieder ähnliche Probleme haben, wirkt tröstlich und baut auf. Wie andere mit ihren Schwierigkeiten zurechtkommen (oder auch nicht), ist sicher auch immer eine Frage der Persönlichkeit und der natürlichen Veranlagung. Aber sie können wichtige Hinweise und Hilfe sein auf dem eigenen Weg. Durch die konstruktive Kritik der Gruppe komme ich weiter. Stecke ich in einer Krise, kann die Gruppe mich stützen und halten. Eine Veränderung des Eßverhaltens ist nur mit einer grundsätzlichen Veränderung des Lebensstils zu erreichen; eine Gewichtsabnahme noch mehr. Und soll sie von Dauer sein, ist die Einbindung in eine Gruppe Grundvoraussetzung.

DIE FAMILIE IST IHRE GRUPPE!

Sie sind ein Glückspilz: Sie leben bereits in einer Gruppe – von der Minigruppe zu zweit bis zur Großfamilie mit Kindern und vielleicht sogar Großeltern. Auch wenn es Ihnen bisher nicht bewußt war, versuchen Sie, Ihre Familie einmal aus diesem Blickwinkel zu betrachten. Denken Sie einmal nach: Gab es in den letzten Wochen Situationen, wie oben beschrieben? Haben Sie

mit Ihrem Partner, mit Ihren Kindern Probleme erörtert? Sich Trost und Zuspruch geholt und gegeben? Sind Sie mit beruflichem Frust nach Hause gekommen und haben sich ausgeheult? Und selber vielleicht Ihrem Kind einen Tip aus der eigenen Schulerfahrung weitergegeben? Wahrscheinlich ja – und damit haben Sie schon eine wichtige Funktion der Gruppe für sich und Ihre Lieben genutzt. Sie haben sich untereinander gestützt und stabilisiert. Aber auch gegenüber den »anderen« macht Gemeinschaft stark. Haben Sie nicht schon einmal am eigenen Leibe erlebt, wie die Verantwortung für Ihre Kinder Sie so selbstbewußt auftreten ließ wie normalerweise nie? Auch Kinder, die sich von ihren Eltern unterstützt fühlen, lassen sich nicht so ohne weiteres unterbuttern. Im Familienverband unternehmen alle

Dinge, die sie vielleicht allein nicht wagen würden. Am deutlichsten ist diese positive Wirkung, wenn die Gruppe wirklich in Sichtweite ist. Und wenn sich die Mitglieder positiv gegenüberstehen. Denn von nichts kommt nichts. Eine Gruppe, selbst als Familie, kann dem einzelnen nur das geben, was in sie hineingesteckt wird. Haben Sie in der letzten Zeit auch einmal richtig Spaß zusammen gehabt? Eine erfolgreiche gemeinsame Unternehmung gestartet? Gibt es Hobbys, die Sie mit Ihrer Familie teilen? Ziele, die Sie verbinden? Mit anderen Worten: Nutzen Sie Ihre Gruppe auch aktiv und positiv?

Familie macht Spaß: Gemeinsam wird ein Spaziergang zum Erlebnis, bei dem Eltern und Kinder auf ihre Kosten kommen.

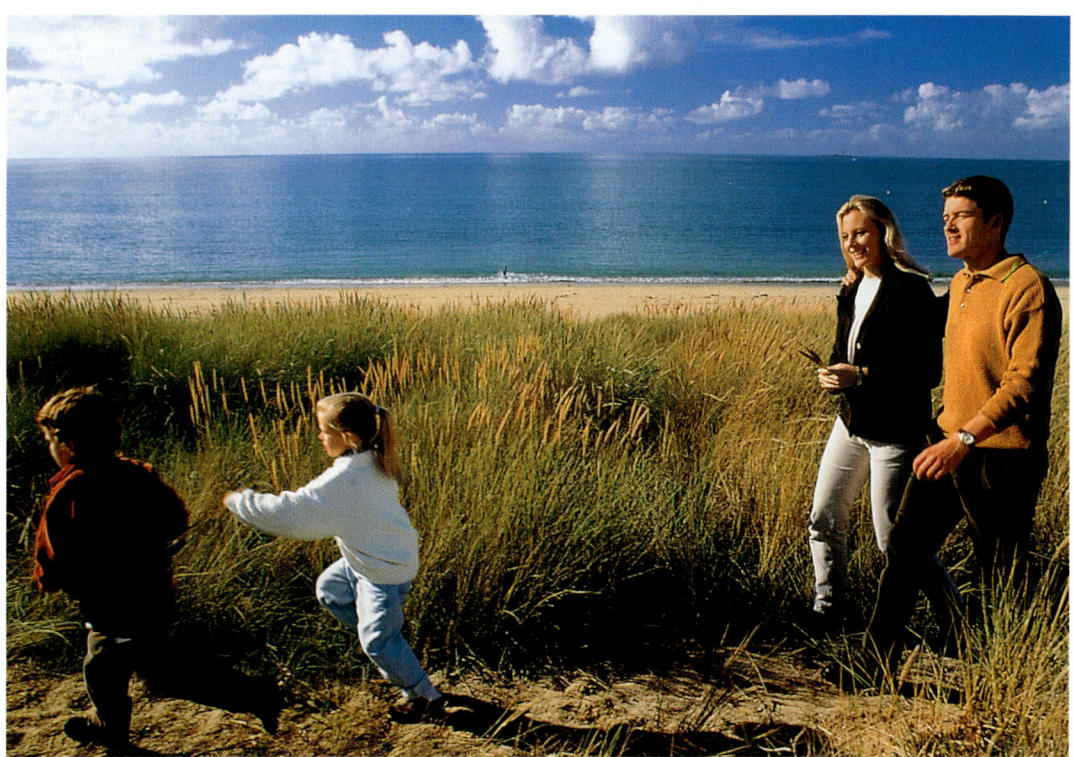

PACKEN SIE'S AN!

Wahrscheinlich nutzen Sie Ihre Gruppe viel zu wenig, denn das ist normal. Familie ist so selbstverständlich, daß sie selten so bewußt erlebt wird wie eine therapeutische Gruppe. Aber diese Gedankenlosigkeit läßt sich ändern. Sie haben dabei wenig zu verlieren und viel zu gewinnen.

Ein gesundes Gewicht hat mit Wohlbefinden zu tun – und dies wiederum mit Ihrer Gesundheit. Wer sich nicht wohl fühlt in seiner Haut und in seiner Gruppe, wird eher krank. Anders ausgedrückt: Gesundheit bedeutet laut WHO (Weltgesundheitsorganisation) nicht nur »Abwesenheit von Krankheit, sondern körperliches, geistiges und soziales Wohlbefinden«. Ihre Gruppe, das heißt Ihre Familie, kann dieses Wohlbefinden für jedes Mitglied herstellen. Allerdings muß jeder etwas dafür tun – denn jeder profitiert auch davon. Auf den nächsten Seiten finden Sie Anregungen zu Spiel und Sport, zum Entspannen und Verwöhnen in der Gemeinschaft. Denn mit der family-Diät sollen Sie nicht in erster Linie verzichten, sondern Sie sollen Lebensfreude dazugewinnen. Wie Sie sich als Familie

dabei unterstützen, steht am Ende dieses Kapitels.

BEWEGUNG TUT GUT

Körperliche Aktivität ist in unserem Alltag fast überflüssig: Das Auto bringt uns überallhin, Lift und Rolltreppe sparen das Treppensteigen, die Arbeit wird zunehmend im Sitzen verrichtet, und auch im Haushalt erledigen zunehmend Maschinen die körperliche Arbeit. Einerseits ist das eine Erleichterung – wer möchte noch die Wäsche von Hand waschen und die Sahne mit dem Besen schlagen? –, andererseits sind dadurch neue Probleme entstanden. Denn unser Körper ist eigentlich für Bewegung und Belastung geschaffen. Wird er regelmäßig gefordert, macht er nicht etwa schlapp, sondern geht gestärkt aus dem Training hervor.

• Bewegung kräftigt das Herz, das mehr Blut in den Kreislauf pumpen muß. Es schlägt eher langsamer, aber kraftvoller: eine gute Vorbeugung gegen Infarkt.

• Dadurch wird auch der Blutdruck langfristig gesenkt.

• Die Lungen werden trainiert, dadurch wird Ihre Atmung kräfti-

ger und tiefer. Das verbessert die Versorgung mit Sauerstoff. Sind Sie körperlich aktiv, bekommen Ihre Zellen über zehnmal mehr Sauerstoff als im Ruhezustand!

• Das kurbelt wieder Ihren Stoffwechsel an: Sie verbrennen die Energie aus der Nahrung schneller! Und diese Wirkung hält auch nach der Bewegung einige Zeit an.

• Knochen und Gelenke werden durch Belastung gestärkt. Die bessere Durchblutung erhöht auch die Versorgung mit Calcium. Bewegung ist deshalb die beste Vorbeugung gegen Osteoporose, Knochenentkalkung.

• Die Verdauung kommt in Schwung, denn körperliche Bewegung regt auf natürliche Art und Weise die Darmmuskulatur an. Folge: keine »Verstopfung« und keine Ausnutzung jeder Kalorie.

• Das körpereigene Abwehrsystem wird gestärkt. Regelmäßige körperliche Aktivität macht weniger anfällig gegen Erkrankungen – eventuell auch gegen Krebs.

• Nicht nur das Gehirn wird besser durchblutet – auch die Lebensfreude steigt. Durch eine Reihe von chemischen Prozessen wird ein allgemeines Wohlgefühl ausgelöst. Verantwortliche Substanz sind die Endorphine. Wahrscheinlich kennen Sie die Zufriedenheit nach getaner körperlicher Arbeit, auch wenn Sie so richtig erledigt sind. Mittlerweile wird von Medizinern sogar körperliche Bewegung bei Depressionen verordnet!

• Der natürliche Hungermechanismus kommt wieder in Gang. Wenn körperlich inaktive Menschen beginnen, sich regel-

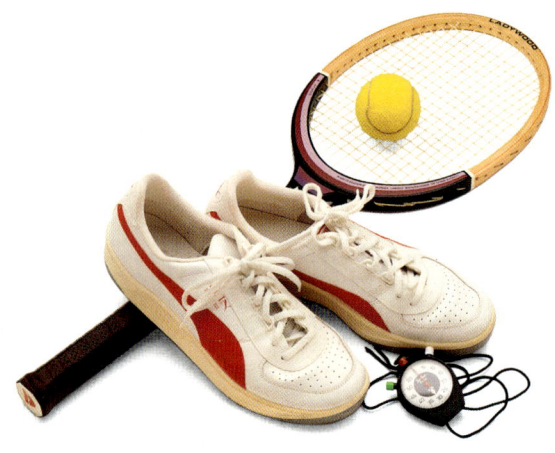

family Extra

mäßig – aber mäßig – zu bewegen, haben sie weniger Appetit. Sie bemerken deutlicher, wann sie wirklich Hunger haben.

MUSKELARBEIT KOSTET EXTRA-ENERGIE

Auch wer schläft, verbraucht Energie. Medizinisch wird das als »Grundumsatz« definiert. Das ist genau die Energie, die nötig ist, um uns am Leben zu halten. Der Grundumsatz ist bei Männern höher als bei Frauen, bei Muskelmasse höher als bei Fettmasse, und er steigt mit dem Körpergewicht. Je höher der Grundumsatz ist, desto mehr Kalorien brauchen wir – und bleiben deshalb im besten Falle schlank. Viel Bewegung und ein aktives Leben können den Grundumsatz hoch halten, endlose Diäten und ein Leben »hinterm Ofen« reduzieren ihn auf die Dauer aufs Minimum. Was tun? Denken verbraucht leider kaum zusätzliche Energie – selbst wenn Ihnen der Kopf raucht. Wohl aber körperliche Aktivität jeder Art. Das wird als

»Leistungsumsatz« bezeichnet. Je mehr Sie körperlich leisten, desto höher ist er. Aber das allein ist nicht entscheidend.

Was passiert eigentlich, wenn wir gehen, laufen, sprinten? Wenn ein Muskel sich bewegt, braucht er Energie. Für den ersten Moment reicht dazu sein Vorrat an energieliefernden Substanzen (Phosphaten). Doch nach zehn Sekunden muß neue Energie her. Die holt sich der Muskel aus seinen Kohlenhydratreserven, dem Glykogen. Doch auch diese Kraftreserve hält nur etwa eine bis eineinhalb Minuten. Dabei entsteht Milchsäure im Muskel – und Sie bekommen Muskelkater. Das passiert vor allem bei sehr intensiver Anstregung wie Aerobic, Squash, Sprints beim Laufen oder Radeln. Fett wird bei solchen Kurzzeit-Spitzenbelastungen so gut wie nicht verbrannt. Denn das braucht etwas mehr Zeit.

DAS »FRISST« DAS FETT AUS DEN ZELLEN

Wenn Sie sich aber nicht so intensiv bewegen, sondern nur zügig gehen, radfahren oder langsam schwimmen, hat der Körper Zeit, Fettreserven als Energie zur Verfügung zu stellen. Und das ist genau der Effekt, den Sie zum gesunden Fettabbau brauchen. Der Spaziergang mit der Freundin, die isometrischen Übungen (siehe S. 11) an der Haltestelle oder im Büro, die gemütliche Radeltour oder das Ballspiel mit der Familie sind tatsächlich die besten Fettkiller. Durch reines Hungern wird dagegen nur die Muskelmasse, also Eiweiß, abgebaut. Wird mehr gegessen, dabei aber

auch mehr gesportelt, schmilzt das Fett. Die Gewichtsabnahme kann dabei in Kilos gleich sein. Aber es ist natürlich nicht egal, ob Sie Fett oder Muskelmasse abnehmen – das sagt Ihnen Ihr Spiegel. Vertrauen Sie also nicht nur auf die Waage: Flüssigkeitsverlust täuscht erste Erfolge nur vor – und Muskelmasse wiegt mehr als Fett. Bewegen Sie sich tatsächlich regelmäßig mehr, kann bei gleichbleibendem Gewicht Ihr Bauchumfang schrumpfen. Wenn das Bündchen also mehr Spiel läßt, die Waage aber stagniert, sind Sie auf dem richtigen Weg. Außerdem erzielen Sie einen Zusatz-Effekt: Muskelmasse verbraucht auch im Ruhezustand, wenn Sie im Bett liegen, mehr Energie als Fettmasse. Ihr sogenannter »Ruheumsatz« steigt also, wenn Sie gut trainiert sind – und damit die Chance, das Gewicht zu halten.

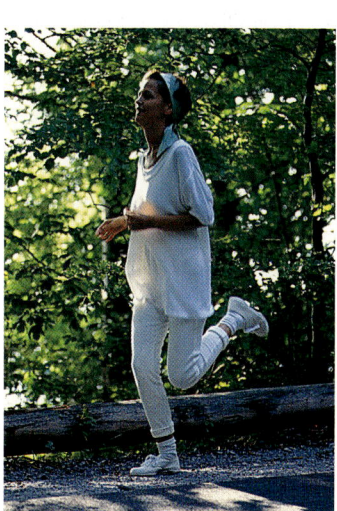

Sport muß nicht aufwendig und teuer sein: Ein Lauf durch den Wald liefert reichlich frische Luft und Bewegung ganz kostenlos. Sie brauchen weder Extra-Garderobe noch Geräte. Und Sie können sich ganz spontan entscheiden!

Vielleicht übt ein Teil Ihrer Familie oder Ihr Partner intensiv Sport aus. Lassen Sie sich nicht weismachen, das sei auch für den »gewichtigen« Teil der Familie das Richtige. Intensiver Leistungssport ist bei Übergewicht gefährlich – und bringt nichts im Kampf gegen die Fettzellen. Lassen Sie Ihren Lieben den Spaß, und gestalten Sie Ihren eigenen Wochenplan. Aber versuchen Sie ab und zu auf einen gemeinsamen Nenner zu kommen – ganz ohne Leistungsdruck!

RICHTIGER SPORT BEI ÜBERGEWICHT

Wer im »roten« Bereich unserer Gewichtsskala (siehe hintere Umschlaginnenseite) liegt, für den gelten besondere Regeln. Vorweg: Jede zusätzliche Bewegung verbrennt bei Übergewichtigen viel mehr Energie als bei Dünnen. Denn es muß ja mehr bewegt werden! Jeder Schritt, den Sie zusätzlich tun, bringt also die doppelte Wirkung. Doch nicht jede Sportart ist jetzt für Sie geeignet. Seien Sie nicht zu anspruchsvoll sich selbst gegenüber: Die Gelenke dürfen nicht überlastet, der Kreislauf nicht überfordert werden. Machen Sie eine Pause, wenn Sie außer Atem sind. Passen Sie Ihr Tempo Ihrer körperlichen Verfassung an. Alles, was die Gelenke stark strapaziert, wie Joggen, Fußball, Ski alpin oder Squash, ist Gift für Sie. Bewegen Sie sich lieber langsam, aber stetig, als kurz und atemlos. Aber ein bißchen Anstrengung darf schon sein. Auf der Liste der Sportarten (siehe S. 9) sind die »Disziplinen«, die für Sie geeignet sind, unterstrichen.

SAMMELN SIE AKTIVPUNKTE

Mindestens zweimal in der Woche oder am Wochenende sollten Sie sich in spielerischsportliche Aktivitäten stürzen. Und zwar gemeinsam! Versuchen Sie auch im Alltag, Fitneß vor Bequemlichkeit zu setzen. Das bringt Ihren Kreislauf in Schwung. Jeden Tag mindestens eine gute Tat – für Ihren Körper! Vor allem: Setzen Sie sich nicht unter Leistungsdruck, fangen Sie langsam an und muten Sie sich nicht zuviel zu. Regelmäßigkeit bringt für Figur und Fitneß viel mehr als ab und zu ein Spurt! Und: Spaß muß sein!

Auf unserem Poster finden Sie auf der Rückseite eine Vorlage für Wochenpläne. Kopieren Sie sie gleich auf Vorrat ab. Setzen Sie sich am Wochenanfang mit Ihrer Familie oder Ihrem Partner zusammen und planen Sie nicht nur das Essen, sondern auch die Freizeitaktivitäten. Je größer die Familie ist, desto wichtiger die Vorbesprechung, denn jeder hat andere Termine und Vorlieben. Andererseits steigert die Planung die Vorfreude auf die Unternehmungen. Und sie vermeidet, daß sich der eine oder andere in letzter Minute drückt. Lassen Sie sich Zeit für die Planung, damit wirklich jeder zu seinem Recht kommt.

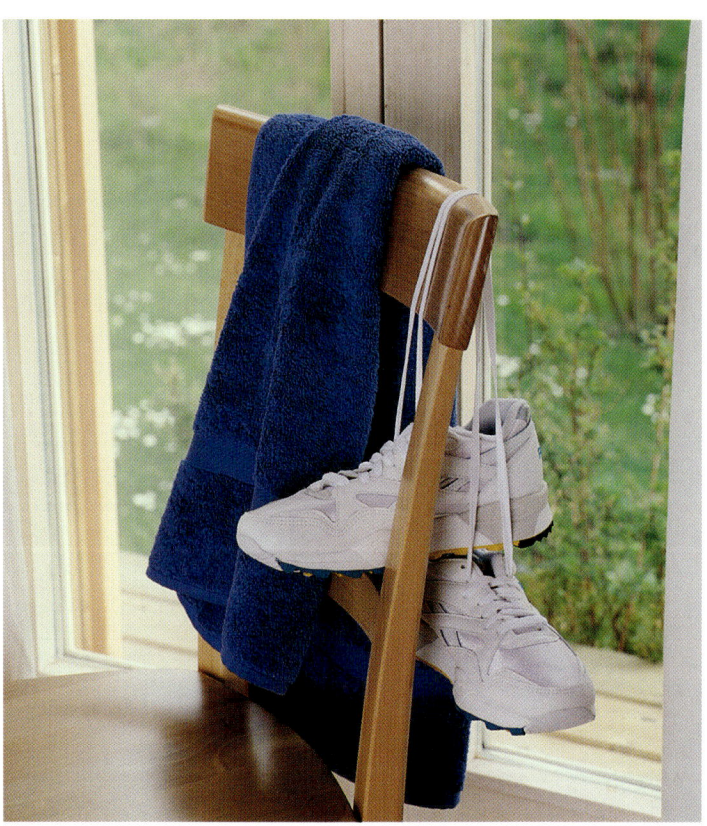

Wer viel Übergewicht hat, braucht für Spaziergang, Walking oder Ballspiel gut stützende Sportschuhe. Denn die Füße tragen besonders schwer am Körpergewicht!

WOCHENPLAN FÜR IHRE AKTIVPUNKTE

Tragen Sie hier in diese Tabelle Ihre Aktivitäten ein und zählen Sie am Ende der Woche die Aktivpunkte zusammen. Bei größeren Aktionen, wie zum Beispiel einer Halbtageswanderung oder einer längeren Radtour, können Sie sich die doppelte Punktezahl gutschreiben. Pro Woche sollten es mindestens 15 Punkte sein. Sammeln Sie sie dort, wo es Ihnen leicht fällt.

Wer? *Mama*		**Wann?** *16.–22.3*		**Gesamtpunkte** *18*		

	Montag	**Dienstag**	**Mittwoch**	**Donnerstag**	**Freitag**	**Samstag**	**Sonntag**
	Stretching zu Hause	*1 Station zu Fuß*	*Stretching*	*Radfahren statt Bus*	*1 Station zu Fuß*	*Gartenarbeit*	*Wandern*
	1 Station zu Fuß	*Walking*	*Radfahren statt Bus*	*Hausarbeit*	*Isometrische Übung*	*Radfahren*	*Wandern*
	Hausarbeit				*Großeinkauf*	*Tanzen*	
Summe pro Tag	*3*	*2*	*2*	*2*	*3*	*3*	*3*

SO SAMMELN SIE AKTIV-PUNKTE

Hier finden Sie drei unterschiedliche Rubriken, die körperliche Aktivität verlangen. Sport & Spaß ist zeitintensiv, bringt aber wirklich viel Spaß. Wenn Sie gar den halben oder ganzen Tag damit verbringen, dürfen Sie die Punktezahl auf 2 bzw. 3 erhöhen. Alle unterstrichenen Sportarten sind auch bei ausgeprägtem Übergewicht gesund.

GYMNASTIK ZU HAUSE

- Isometrische Übungen im Sitzen oder Stehen (S. 11)
- Stretching (S. 14)
- Gymnastik
- Hanteltraining (S. 11)
- Übungen für bestimmte Problemzonen (S. 11)
- Partnerübungen (S. 14)

SPORT & SPASS

- Schwimmen
- Wandern
- Walking
- Radtour
- Skilanglauf/Schlittenfahren
- Rudern
- Tanzen
- Tennis
- Federball/Badminton
- Basketball/Handball
- Volleyball/Beach-Volleyball
- Fußball
- Eislaufen/Rollschuhlaufen
- Hockey/Streethockey
- Jazzdance/Aerobic/HipHop
- Jogging
- Tischtennis

BEWEGUNG IM ALLTAG

- 100 Meter laufen, statt zu gehen
- Eine Station zu Fuß gehen, statt mit U-Bahn oder Bus zu fahren
- Mit dem Rad statt mit dem Auto fahren
- Atemübungen bei der Arbeit
- Körperliche Arbeit in Haus und Garten
- Blitzübungen für Problemzonen (S. 11)

TIPS & TRICKS

• Den besten Effekt bei Gymnastik erzielen Sie, wenn Sie die Übungen sehr langsam durchführen. Das verbrennt tüchtig Fett und schont den Kreislauf sowie die Gelenke.

• Nicht hetzen, jede Bewegung wirklich bis in die letzte Muskelfaser spüren und ausführen. Dabei helfen Turn-Kassetten, die zur Gründlichkeit zwingen.

• Musik macht beim Turnen Stimmung. Legen Sie Ihre Lieblings-CD ein, und die Gymnastik macht doppelt Spaß. Das gilt besonders für Kinder!

• Der richtige Zeitpunkt ist wichtig. Morgens sind die Muskeln noch nicht warm, sondern steif von der Nachtruhe. Das ist ungünstig für Gymnastik – isometrische Übungen können Sie aber unbesorgt schon beim Zähneputzen und Rasieren machen.

• Der ideale Zeitpunkt in unserer biologischen Leistungskurve ist der späte Nachmittag ab etwa 17.00 Uhr. Das ist auch für Ihre Familie passend, denn dann sind meist alle daheim. Nach einer kurzen Verschnaufpause bietet sich noch die Chance, einen Spaziergang zu machen oder sich aufs Fahrrad zu schwingen.

• Sporteln Sie immer vor dem Essen: Das dämpft den Appetit, und Sie fühlen sich gut. Nach der Mahlzeit ist Ihr Körper mit der Verdauung beschäftigt, das Blut strömt in den Magen-Darmbereich und fehlt in Herz und Lunge. Wenn Sie zuvor wirklich Hunger haben: Eine Apfelsaftschorle, ein Joghurt oder einer unserer Snacks (ab Seite 64) liefern leichtverdauliche Kohlen-

hydrate, ohne den Körper allzusehr zu belasten.

• Hören Sie auf, wenn Sie erschöpft sind. Mehr macht nur Sie, aber nicht die Fettzellen fertig. Lieber immer nur soviel von sich und den anderen verlangen, wie gut durchzuhalten ist.

Aber auch nicht bei dem ersten tiefen Atemzug schlappmachen!

• Messen Sie die Pulsschläge pro Minute mit den Fingerspitzen an der Halsschlagader und vergleichen Sie sie mit unserem Diagramm. Dann wissen Sie, wie weit Sie gehen dürfen.

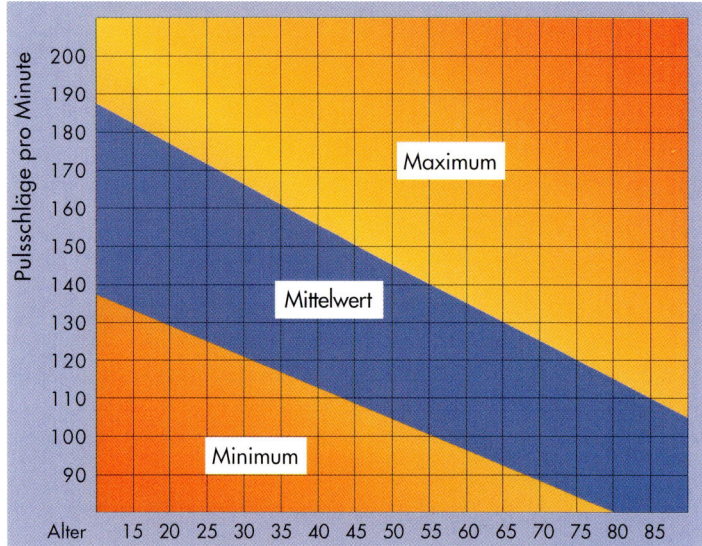

Auf diesem Pulsdiagramm sehen Sie, wie oft Ihr Puls beim Training schlagen sollte. Auf der Längsachse finden Sie Ihr Alter, auf der Querachse die Zahl der Pulsschläge pro Minute. Bleiben Sie unterhalb der Mindest-Pulszahl, strengen Sie sich noch nicht ausreichend an. Schlägt der Puls mehr als die maximale Pulszahl, sollten Sie mit dem Training aufhören.

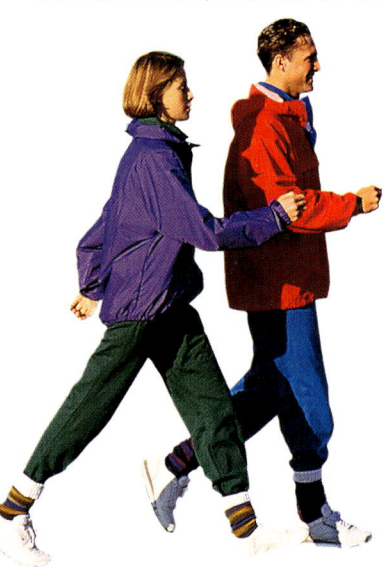

ÄRZTLICH EMPFOHLEN: WALKING

Zügiges Gehen – Walking – hat einen umfassenden Gesundheitseffekt und ist praktisch: Sie können es mit Ihrem Alltag verbinden. Eine Stunde pro Tag ist ideal. Wetterfeste Kleidung und bequeme feste Schuhe sind die Voraussetzung. (In Sportgeschäften gibt es mittlerweile Schuhe mit spezieller Gehsohle, die Fuß-

Walking ist ein sanfter Sport, der Kondition bringt und die Gelenke schont. Weiterer Pluspunkt: Sie können sich prima dabei unterhalten.

bett und -gelenk entlasten.) Sie sollten etwa fünf bis sechs Kilometer pro Stunde walken. Wenn Sie dies mindestens jeden zweiten Tag vollbringen, ist der Effekt enorm. Gehen Sie zumindest mit einem Teil der Familie gemeinsam, Sie sparen sich glatt einen »Walking-Club« und haben jede Menge Spaß.

ÜBERALL MÖGLICH: ISOMETRISCHE ÜBUNGEN

Sie sind die besten Fettverbrenner überhaupt, denn sie erfordern einen ausdauernden, aber mäßigen Energieaufwand. Bei dieser Art von Gymnastik spannen Sie bei unveränderter Körperhaltung eine bestimmte Muskelpartie an, halten die Spannung einen Moment und entspannen dann stufenweise. Wiederholen Sie die Übungen etwa zehnmal. Werdende Mütter lernen Übungen für den Beckenboden – aber Sie können auch die Bauchmuskulatur oder den Po anspannen. Dem Busen tut es gut, wenn Sie beide Handflächen vor der Brust gegeneinanderpressen. Die Oberschenkel werden trainiert, wenn Sie die Knie zusammendrücken und dabei die Oberschenkelmuskulatur anspannen. Vorteil: Die Übungen können Sie im Büro, beim Bügeln und sogar im Supermarkt an der Kasse durchführen.

NICHT NUR IM STUDIO: HANTELTRAINING

Wer nicht nur Fettpolster verlieren, sondern auch Muskeln aufbauen möchte, sollte den Übungen mit Hanteln »mehr Gewicht« geben. Bleimanschetten für Hand- und Fußgelenke (im Sporthandel bzw. -studio) vergrößern den Kraftaufwand bei den einzelnen Übungen. Und das führt zu vermehrter Muskelbildung. Auch hier gilt: lieber kürzer, dafür öfter und vor allem regelmäßig üben. Vorteil des Hanteltrainings: Sie brauchen zum Üben nicht viel Platz, wenig Zeit und können auch einmal im stillen Kämmerlein trainieren. Die Muskelbildung läßt die Haut auch beim Abnehmen straff bleiben. Und vor allem Jugendliche motiviert es sehr, statt Fettpolstern etwas mehr Muskeln zu bekommen.

PROBLEMZONEN? RÜCKEN SIE IHNEN ZU LEIBE

Meist nimmt man da ab, wo man es am wenigsten gebrauchen kann: im Gesicht, am Busen, an den Unterschenkeln. Haben Sie Geduld: Nach einigen Wochen lockert sich auch der Kernspeck in den bevorzugten Depots – je nach Typ an Bauch, Nacken, Taille, Oberschenkel. Wenn Sie diesen Prozeß ein wenig beschleunigen möchten, können Sie diese Zonen bevorzugt trainieren. Aber machen Sie sich vorher klar: Ein völlig anderer Typ werden Sie durch Abnehmen und Sport nicht. Runde Hüften werden nicht knabenhaft schmal, breite Schultern nicht zum zarten Oberkörper.

GEMEINSAM GEHT ES LEICHTER

Es beginnt mit dem Mut, den Sie als Übergewichtiger brauchen, um ins Schwimmbad oder gar ins Fitneß-Studio zu gehen. Denn dazu gehört eine gewaltige Portion Selbstbewußtsein, erst recht, wenn Sie Kind oder Jugendlicher sind. Gehen Sie aber in einer Gruppe, fällt das viel leichter. Selbst wenn ein Teil Ihrer Familie dünn ist: Die Vertrautheit und die Achtung der Familie stützen das »stärkste« Glied. Andererseits verlangt es von den »Dünnen« auch eine Portion Selbstbewußtsein und Solidarität. Wenn Sie das als Familie schaffen, ist das ein schönes Erfolgserlebnis. Dazu sollten Sie das Thema aber vielleicht im vertrauten Kreise erst einmal zur Sprache bringen und bewußtmachen. Doch es ist ja nicht nur geteiltes Leid halbes Leid: Doppelte Freude zählt auch doppelt. Das werden Sie bemerken, wenn Sie erst einmal die Initiative ergriffen haben. Wann sind Sie das letzte Mal zusammen gewandert oder geschwommen, haben eine Radeltour gemacht oder einfach im Garten Federball gespielt? Haben Sie erst die Hemmungen überwunden, werden Sie merken, wie befreiend das ist. Sie haben einen Riesenvorteil: Partner müssen Sie sich nicht erst suchen. Natürlich fallen sportliche Spiele mit Kindern leichter. Aber es tut jedem Erwachsenen gut, das Kind in sich wiederzuentdecken. Er muß nur wollen!

family
Extra

Kinder haben einen natürlichen Bewegungsdrang. Sie sind nur durch eigenes Übergewicht zu bremsen. Und das entsteht durch ständiges Sitzen: Fernsehen und Computer sind die Dinge, die ein Kind ans Haus und aufs Sofa zwingen. Das bestätigte sich durch Untersuchungen in Österreich bei 3000 Kindern. Versuchen Sie gemeinsam, aus dieser Sackgasse herauszukommen!

STRESS KANN DICK MACHEN

Streß ist die Antwort unseres Körpers auf Herausforderungen – er mobilisiert wie in Urzeiten alle Kräfte für Flucht oder Kampf. Folgt dann weder körperliche Aktivität noch Entspannung, wird er zum »Distreß« – und der macht krank. Je nach Typ kann diese Herausforderung aber auch mit Essen beantwortet werden – und das macht dick. Die Stressoren unserer Zeit sind Verkehr, Leistungsdruck, Medien – und natürlich auch die eigene Familie. Um sie zu bewältigen, brauchen wir keine Kalorien, sondern gute Nerven. Die bekommen Sie nicht von heute auf morgen, aber es gibt gute Methoden, Streß abzubauen und umzulernen. Die Zauberworte sind Körperwahrnehmung und Entspannung.

DAS GEFÜHL FÜR DEN EIGENEN KÖRPER

Wenn Sie jahrelang die Bedürfnisse Ihres Körpers ignorieren, verlieren Sie mit der Zeit völlig das Gefühl für seine Signale. Das macht sich sehr stark beim Eßverhalten bemerkbar. Folge: Sie nehmen zu. Und irgendwann mögen Sie sich gar nicht mehr. Das geht Kindern ebenso wie Erwachsenen. Das Gefühl für und die Freude am eigenen Körper wiederzufinden ist Voraussetzung für ein langfristig geändertes Eßverhalten. Viele Techniken und Übungen helfen dabei:

• Wahrnehmungsübungen: In völlig entspannter Haltung nach ausgiebigem Räkeln und Gähnen gehen Sie gedanklich durch Ihren ganzen Körper von den

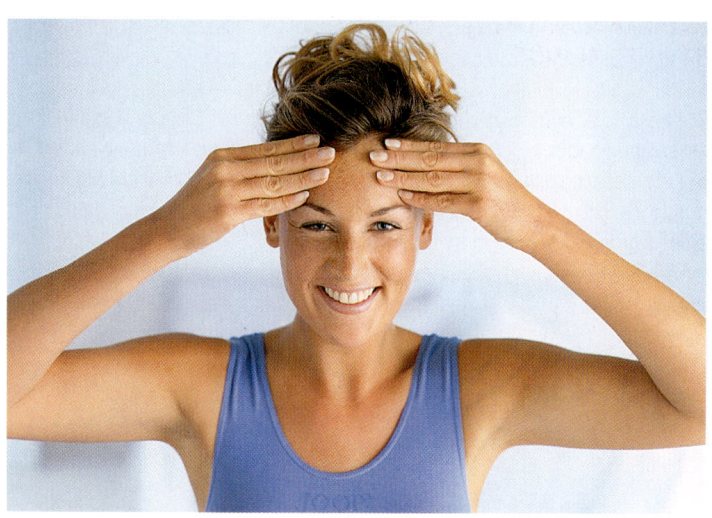

Eine leichte Stirnmassage wirkt Wunder. Am besten geht's beim Eincremen: Morgens macht das zarte Streichen von der Stirnmitte zu beiden Schläfen die Stirne buchstäblich frei, abends entspannt sie. Bei Kopfschmerzen einen Tropfen Pfefferminzöl auf die Fingerspitzen geben (aber nicht damit in die Augen kommen!).

Fußspitzen bis zum Kopf. Bei jedem Körperteil verweilen Sie und fühlen es. Sie überlegen, wie es sich anfühlt, vergleichen und benennen die Gefühle. Wichtig: Die Gedanken, die durch den Kopf schwirren, müssen Sie loslassen. Diese Übung können Sie morgens im Bett oder nachmittags auf dem Sofa machen. Haben Sie erst wieder gelernt, Ihren Körper wahrzunehmen, werden Sie auch sicherlich wieder rücksichtsvoller mit ihm umgehen.

• Atemtraining: Atmen ist normalerweise ein unbewußter Vorgang, der durch Übungen bewußtgemacht wird. Das führt zum Abbau von Verspannungen, zu einer regelrechten »Sauerstoffdusche« und einem vertieften Körpergefühl. Wichtig: immer durch die Nase einatmen und lange und gleichmäßig ausatmen. Üben Sie die Brustatmung, indem Sie die Hände auf den Brustkorb legen und dagegen »anatmen«. Ebenso üben Sie die

Bauchatmung – übrigens eine tolle Einschlafhilfe.

• Massage: Sie können sich selbst oder sich gegenseitig massieren. Vielleicht beginnen Sie mit der Selbstmassage. Eine Möglichkeit, die auch Ihrer Haut guttut: Morgens beim Duschen mit Reis- oder Mandelkleie (Drogerie) kreisend den Körper massieren. Bei den Extremitäten beginnen und in Richtung Herz streichen. Das erfrischt und hat eine Peeling-Wirkung. Auch das Eincremen können Sie nach diesen Regeln zur Massage machen. Entspannend sind Fußmassagen: Dazu massieren Sie im Sitzen die Fußsohlen. Partnermassagen erfordern ein hohes Maß von Vertrautheit. Aber ist nicht schon das Eincremen gegen Sonnenbrand eine Massage? Wohltuend ist vor allem eine Nacken- oder Rückenmassage, die Sie im Sitzen oder Liegen vornehmen können. Das tut nach einem Arbeitstag beiden Partnern gut!

ENTSPANNUNG – GEHT DAS IN EINER FAMILIE?

Ich höre schon so manche Mutter spöttisch lachen. Aber geben Sie sich eine Chance! Es gibt durchaus Möglichkeiten, auch in einer Familie zur Ruhe zu kommen. Und bedenken Sie: Den anderen tut es ja auch gut! Überlegen Sie sich, zu welchen Zeitpunkten es bei Ihnen am ruhigsten zugeht. Das kann vor dem Wecken sein oder vormittags, während die Restfamilie außer Haus ist. Das kann direkt nach dem Mittagessen, am späten Nachmittag oder abends sein – je nach Alter und Zeitplan der Kinder, nach Ihrem Beruf und dem Ihres Partners. Was tun Sie normalerweise während dieser Ruhephasen? Vielleicht machen Sie sich schnell einen Kaffee, lesen Zeitung, räumen auf, rufen Freunde an. Versuchen Sie statt dessen ganz bewußt, einmal am Tag die Gelegenheit zu nutzen und in sich hineinzuhören. Sprechen Sie mit der Familie darüber, damit die anderen nicht das Gefühl haben, Sie hätten nichts zu tun, und in Ihre schönste Entspannung hineinplatzen. Vielleicht besorgen Sie sich ein »Bitte nicht stören«-Schild, das auch die übrigen Familienmitglieder benutzen können. Bei allem Miteinander muß jeder auch einmal für sich sein können – sonst gehen Sie sich auf die Nerven. Sind Ihre Kinder noch klein, haben Sie noch festere Schlafenszeiten. Notfalls müssen Sie sich dann mit Ihrem Partner abwechseln.

Meditationsmusik unterstützt die Entspannung und schirmt Sie gleichzeitig gegen die übliche Geräuschkulisse ab. Solche Kassetten oder CDs gibt es auch mit Text, der Ihnen die Entspannung leichter macht. Ebenfalls positiv wirken Aromaöle – entweder im Badewasser oder auf die Schläfen aufgetragen oder in der Duftlampe. Eine große Auswahl finden Sie in Naturkostläden.

Haben Sie das Gefühl, noch mehr über Entspannung lernen zu wollen, sollten Sie sich nach Kursen umsehen.

VERWÖHNEN SIE SICH!

Haben Sie erst einmal den Anfang gemacht, auf und in sich selbst zu hören, fällt es Ihnen leichter, sich etwas Gutes zu tun. Und zwar nicht in Form von Pralinés, einer Zigarette oder eines kleinen »Schlückchens«.
Das tut Haut und Haaren gut:

• Ein Bad mit fünf bis sechs Eßlöffeln Meersalz wirkt entspannend und reinigend. Aromaöle von Lavendel, Baldrian, Melisse, Rose, Jasmin oder Orangenblüte wirken ebenfalls beruhigend – einige Tropfen ins Badewasser reichen schon.

• Bürstenmassagen mit Luffaschwamm oder Sisalbürste lösen abgestorbene Hautzellen und regen die Durchblutung an.

• Fußbäder mit einer Handvoll Salz, Roßkastanienextrakt oder Zinnkrauttee fördern die Durchblutung; bei sitzender Tätigkeit tut das gut. Hobeln Sie danach Hornhaut und Schwielen ab. Greifbewegungen der Zehen und Kreisen im Fußgelenk machen müde Füße wieder munter.

• Ein frisches Gesicht tut Ihrem Selbstbewußtsein gut: Machen Sie sich während Ihrer Entspannungsübung eine Maske: Einfach Quark mit einigen Tropfen Öl mischen und auflegen. Oder das Gesicht mit frischen Gurkenscheiben »pflastern«.

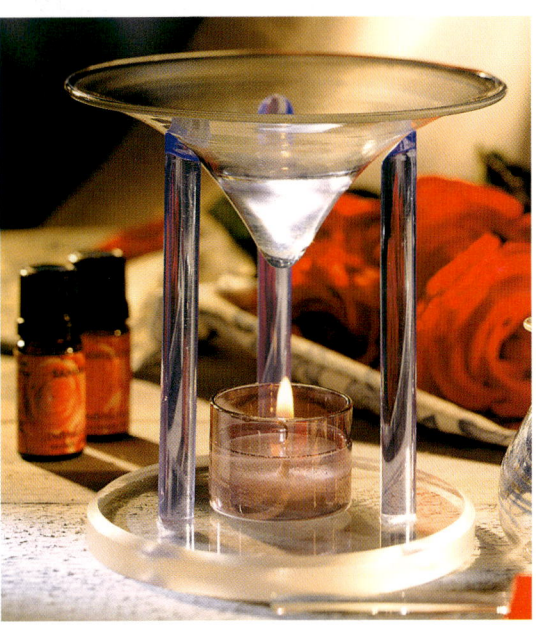

Diese Aromalampe hat eine große Verdunstungsfläche und ist deshalb ideal, wenn Sie wenig Zeit haben: der Duft entfaltet sich schnell. Möchten Sie längere Zeit von zartem Aroma umgeben sein, ist eine geschlossene Flasche mit Docht besser – und kindersicherer.

PARTNERÜBUNGEN: EINAN-DER WOHLTUN

Gemeinsam turnen tut gut und macht Spaß. Sie können nach Vorlage einige Übungen auspro-bieren. Sie werden sehen, daß das sehr wohltuend sein kann und Kräfte freisetzt – selbst wenn Sie sich zunächst komisch vor-kommen. In einem Kurs fällt das leichter. Besonders Stretching und Yoga bieten solche Mög-lichkeiten. Haben Sie öfter Rückenschmerzen, probieren Sie einmal diese Übung aus: Stellen Sie sich Rücken an Rücken mit Ihrem Partner hin und verschrän-ken Sie die Arme. Zunächst zieht einer den anderen auf den Rücken »huckepack«; der andere berührt mit den Zehenspitzen den Boden und ist völlig ent-spannt. Danach ist der andere dran. Jeder trägt sozusagen ein-mal des anderen Last. Das tut Rücken und Seele gut.

Spaß macht die Tennisballmas-sage: Ein Partner liegt am Bo-den, der andere rollt mit ein oder zwei Bällen den Körper des liegenden Partners ab – aber nicht die Wirbelsäule ent-lang. Danach werden die Posi-tionen getauscht.

Haben Sie kleine Kinder, sind Mutter-Kind-Turngruppen sinnvoll. Aber auch kleine Spiele vor dem Zu-Bett-Gehen sind schön: Las-sen Sie Ihr Kind auf Ihren Füßen stehen – Gesicht zu Gesicht – und gehen Sie behutsam kleine Schritte. Oder spielen Sie Schubkarre: Ihr Kind geht auf seinen Händen, während Sie die Beine wie bei einer Schub-karre in den Händen halten. Vergessen Sie bei allen Partner-übungen nicht: Rollenwechsel muß sein. Damit nicht wieder einer nur der Gebende, der andere der Nehmende ist. Wahrscheinlich wird Ihr Kind nicht mit Ihnen Schubkarre spie-len können – aber vielleicht rollt es den Tennisball über Ihren Rücken oder spielt eine Runde Tischtennis mit Ihnen.

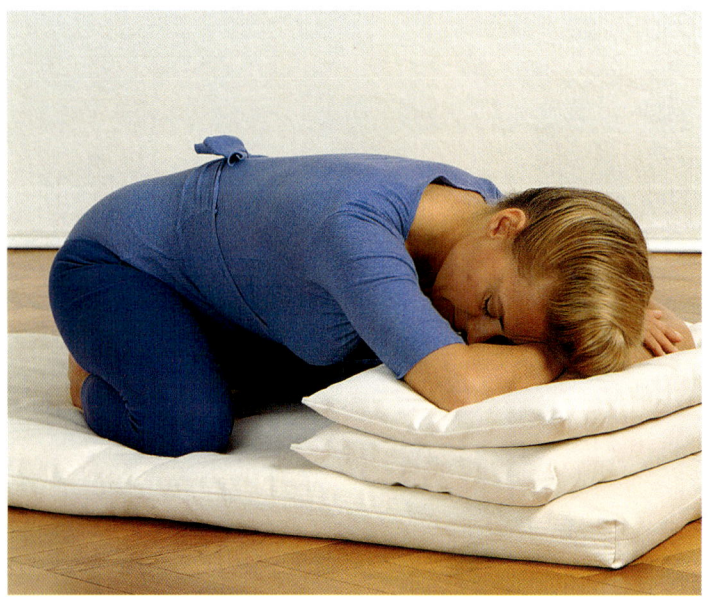

Entspannung kann man lernen! Alle Kurse sind als Gruppenkurse möglich – egal ob Sie dick oder dünn sind. Sie können sie also auch gemeinsam machen. Eine andere Möglichkeit ist das Selbststudium durch Bücher.

Entspannung hat nicht nur etwas mit dem Kopf, sondern sehr viel mit dem Körper zu tun. In unserem Kasten haben wir die gängigsten Techniken aufgeführt. Finden Sie heraus, was Ihnen guttut. Nach der Übung fühlen Sie sich gekräftigt und entspannt. Ihr Körper ist warm und gut durchblutet. Gerade, wenn Sie abnehmen, ist das wichtig.

Kinder im Vorschulalter können in die Entscheidungsfindung natürlich noch nicht einbezogen werden. Aber Sie können ihnen Veränderungen erklären und sie für Neues begeistern. Ein Kindergartenkind kann sicher auch bei der Essensplanung mitreden – und bei Familienausflügen. Ab wann ist Ihr Kind volles Mitglied der Verhandlungsrunde? Ab der ersten Klasse sollte das möglich sein. Denn nur, wer mitbestimmt, fühlt sich auch mitverantwortlich. Und Grundschulkinder werden es genießen, mehr mit den Eltern zusammen zu unternehmen. Die Größeren, die in der Pubertät sind, versuchen sich eher abzusetzen. Sie sollten nur im nötigen Maß eingebunden werden, z. B. bei der Essensplanung, der Verteilung der Hausarbeit, dem Umgang mit Fernsehen und Computer. Wollen die Heranwachsenden bei der Radtour nicht mitmachen, akzeptieren Sie das. Hat die Restfamilie dabei so richtig Spaß, kommen sie beim nächstenmal oft von selber mit.

BESTANDSAUFNAHME

Klar – Sie sind kein Single, der für sich selbst einfach den Entschluß faßt, sein Leben zu ändern. Sie leben mit Ihrer Familie zusammen. Soll sich also Ihr Lebensstil ändern, kann das nur mit den übrigen Familienmitgliedern zusammen geschehen. Das kostet Zeit, aber es kann zu einem ganz anderen Miteinander werden. Zunächst müssen Sie den Mut für eine Bestandsaufnahme finden. Denn sicher beurteilt jedes Familienmitglied die Situation anders. Setzen Sie sich alle zusammen an den »runden Tisch«. Schreiben Sie auf Zettel, was Ihnen gefällt am Familienleben und an den einzelnen Mitgliedern – und was

nicht. Alle Zettel werden gemischt und zu einer positiven und einer negativen Liste zusammengeführt. Nehmen Sie sich zuerst die positiven Punkte vor: das macht Mut und stärkt ungeheuer. Sie werden erstaunt sein, wieviel Gutes dabei zusammenkommt – eine gute Grundlage, auf der Sie aufbauen können. So gestärkt können Sie sich die Negativliste vornehmen. Da gibt es jede Menge Diskussionen. Wichtig: Kein Argument darf vom Tisch gewischt werden! Am besten funktioniert das Gespräch, wenn Sie sich an die Regeln fürs Sprechen und Zuhören halten. Hängen Sie sie in der Küche auf!

REGELN FÜRS SPRECHEN:

- Ich-Gebrauch: Sprechen Sie immer von sich!

- Konkrete Situation ansprechen: keine Verallgemeinerungen!

- Konkretes Verhalten ansprechen: keine Unterstellungen!

- Beim Thema bleiben: nicht abschweifen!

- Sich öffnen: beschreiben, was in Ihnen vorgeht – keine Vorwürfe!

REGELN FÜRS ZUHÖREN:

- Aufnehmendes Zuhören: durch Gesten und Mimik ermutigen.

- Zusammenfassen: das Gehörte zusammenfassen.

- Offene Fragen: nachfragen, wenn Unklarheit besteht.

- Lob für Gesprächsverhalten: den Sprecher ermutigen.

- Rückmeldung der ausgelösten Gefühle: keine Wertung des Gehörten.

PLANUNG FÜR EIN BESSERES MITEINANDER

Am Ende der Bestandsaufnahme werden Sie ziemlich viel über die Ängste und den Ärger jedes einzelnen wissen, aber auch über die Pluspunkte. Nun kommt die Wunschliste: Jeder schreibt auf, was er sich von der Familie, aber auch von jedem einzelnen wünscht. Im Gespräch darüber können Sie den ersten Wochenplan aufstellen. Nehmen Sie sich nicht zuviel vor: Für den Anfang kann eine gemeinsame Unternehmung pro Woche schon viel sein. Ebenso wichtig ist die Gestaltung des Alltags: Beim Essen wird eine Lösung noch relativ leicht fallen. Aber wie sieht es mit Fernsehen und Computer aus? Nicht nur bei Kindern, auch bei Erwachsenen gibt's da schon regelrechte Abhängigkeiten. Wie bei der Diät hilft da keine radikale Lösung. Sie müssen untereinander Regeln aushandeln – jeden zweiten Abend, eine Stunde täglich – und attraktive Alternativen für die übrige Zeit finden. Erst wenn alle einverstanden sind, wird die Regelung verabschiedet – am besten schriftlich. Sie werden sehen: Jeder paßt auf, daß sich der andere daran hält. Legen Sie jede Woche einen Termin für diese Gespräche fest. So ziehen Sie auf Dauer an einem Strang.

WARUM WIR DICK ODER DÜNN SIND

Das ist keine Frage von Schuld und Verdienst. Es ist das Ergebnis unseres Eßverhaltens, unseres Erbes und bestimmter Reaktionen in unserem Körper. Kennen wir allerdings die Hintergründe, können wir besser damit umgehen.

KALORIEN: KRAFTSTOFF FÜR UNSEREN KÖRPER

Der Nährwert unserer Lebensmittel wird in Energie, also in Kilokalorien oder Kilojoule, gemessen (1 kcal = 4,18 kJ). Unser Körper »verbrennt« diese Energie in seinem Stoffwechsel, und er benutzt Teile davon als Bausteine zur Regeneration bzw. zum Aufbau seiner Substanz. Drei Grundbausteine sind Energieträger: Kohlenhydrate, Eiweiß und Fett. Dazu kommt noch Alkohol als reiner Energielieferant.
Die Verwertung und der Bedarf an Energie können individuell sehr unterschiedlich sein. Und auch der Lebensstil beeinflußt unseren Kalorienbedarf: Neben dem »Grundumsatz«, den der Körper in Ruhe, also als Existenzminimum, braucht, gibt es den »Leistungsumsatz«. Er entsteht durch körperliche Aktivität: Wer sich viel bewegt, also körperlich viel leistet, braucht auch mehr Energie.

family
Extra

• Heranwachsende brauchen besonders viel Energie zum Wachsen und zum »Heizen« ihres Körpers, der durch die relativ größere Oberfläche mehr Wärme verliert als der eines Erwachsenen.
• Mit zunehmendem Alter sinkt unsere Stoffwechselaktivität und somit auch der Kalorienbedarf.
• Männer haben einen höheren »Grundumsatz« und brauchen entsprechend mehr Kalorien.

Eiweiß

… ist der Stoff, aus dem die Zellen sind. Es ist aufgebaut aus Aminosäuren – acht davon sind für uns lebensnotwendig, die übrigen kann unser Körper selber »herstellen«. Ein Gramm Eiweiß liefert 4,1 Kalorien. Doch wir brauchen es eigentlich nicht zur Energiegewinnung – es ist Baustein unserer Zellen, Bestandteil von Enzymen, Hormonen, Antikörpern, Trägersubstanz des Erbmaterials. Milchpro-

Alter in Jahren	m	kcal/Tag	w
3–4		1300	
4–7		1800	
7–10		2000	
10–13	2250		2150
13–15	2500		2300
15–19	3000		2400
19–25	2600		2200
25–51	2400		2000
51–65	2200		1800
65 und älter	1900		1700

Warum wir dick oder dünn sind **17**

family
Extra

• Da bei Kindern die Zellerneuerung doppelt so schnell vor sich geht wie bei Erwachsenen und ständig neue Zellsubstanz aufgebaut werden muß, ist der Eiweißbedarf bei Kindern relativ hoch.
• Leistungssportler haben ebenfalls einen erhöhten Eiweißbedarf. Kegeln, eine Runde Tennis in der Woche oder einmal Treppensteigen erfordern aber sicher kein Steak!

dukte, Fleisch, Fisch und Ei liefern tierisches Eiweiß, Getreide, Hülsenfrüchte, Pilze, Nüsse und Samen pflanzliches. Zu etwa elf Prozent sollte unsere Kost aus Eiweiß bestehen – tatsächlich essen wir mehr. Von Mangel also keine Spur. Bei längeren Hungerphasen, vor allem bei einer Nulldiät, werden nach einiger Zeit nicht nur die Fettpolster, sondern auch die Eiweißreserven abgebaut, weil der Körper Aminosäuren braucht. Das ist gefährlich – und bringt keinen echten Erfolg beim Abnehmen. Eine eiweißarme Diät hat also eher Nachteile. Deshalb sollte eine Mindestmenge von täglich etwa 30 g Eiweiß im Essen enthalten sein. Eiweiß aus der Nahrung wird nämlich im Körper aufwendig abgebaut, dabei regt es den Stoffwechsel an und damit die Verbrennung. Aber passen Sie auf, zuviel Eiweiß belastet den Stoffwechsel, vor allem die Nieren.

Kohlenhydrate

… sind Energielieferant Nummer eins, der Sprit, mit dem unsere »Maschine« läuft. Ein Gramm Kohlenhydrate liefert ebensoviel Energie wie Eiweiß, nämlich 4,1 Kalorien. Sie kommen vorwiegend in pflanzlichen Nah-

rungsmitteln vor: Getreide, Obst, Gemüse, Kartoffeln und auch Zucker sind kohlenhydratreich. Gut die Hälfte der täglichen Kalorien sollte aus Kohlenhydraten stammen, denn sie stehen als schnell verfügbare Energiequelle auch kurzfristig zur Verfügung. Als Zucker gehen die Kohlenhydrate direkt ins Blut über und stehen dem Gehirn und dem Muskel als Energiequelle zur Verfügung. »Komplexe« Kohlenhydrate müssen erst zerlegt werden – das dauert. Und deshalb hält die Sättigung nach einem Apfel länger an als nach einem Stück Zucker. Was diese Nährstoffgruppe so wertvoll macht: Die Hauptvertreter – Getreide, Gemüse, Kartoffeln, Obst – liefern den Löwenanteil an Vitaminen, Mineral- und Ballaststoffen in unserer Kost. Am besten wäre es, einen großen Teil dieser Nahrungsmittel roh zu essen. Aber davon sind wir noch weit entfernt!

Fett

… liefert doppelt so viele Kalorien wie Eiweiß und Kohlenhydrate, genauer: 9,3 Kalorien pro Gramm. Ganz ohne Fett können wir nicht leben: es ist Bestandteil von Hormonen und Gallensäuren, Träger der fettlöslichen Vitamine, Baustoff der Zellwände – also auch der Haut. Jedes Fett besteht aus einem Gly-

family
Extra

Kinder, vor allem Kleinkinder, dürfen mehr Fett essen als Erwachsene: Sie haben bei einem kleinen Magen einen relativ hohen Kalorienbedarf. Die »Kalorienbombe« Fett löst dieses Problem. Achten Sie auf hochwertiges Fett!

cerinteilchen, an das drei Fettsäuren gekoppelt sind. Je mehr dieser Fettsäuren »gesättigt« sind, desto fester ist das Fett. Je höher der Anteil der ungesättigten Säuren, desto flüssiger. Lebensnotwendig für uns ist die mehrfach ungesättigte Linolsäure, die vor allem in kaltgepreßten Ölen vorkommt. Durch Hitze werden die Säuren übrigens gesättigt, verlieren also für unsere Ernährung an Wert. Sie können das bemerken, wenn Sie mit Öl in der Pfanne braten oder fritieren – nach dem Abkühlen ist das Öl glasig und fest. Die Hälfte des Fettes darf aus tierischen Quellen stammen: Butter, Fleisch, Fisch, Milchprodukte. Die andere Hälfte sollte pflanzlicher Herkunft sein wie Margarine, Öle, Nüsse. Supergesund sind Fette in Meeresfisch, denn sie senken sogar den Cholesterinspiegel und putzen buchstäblich die Adern aus. Besonders gesund: Makrele, Hering und Lachs.

VERSTECKTE FETTE

Nicht überall ist Fett so offensichtlich wie in Öl, Butter oder fettem Speck. Oder hätten Sie gewußt, daß Marzipan fast soviel Fett enthält wie Butter, daß der schönste Brie es mit Sahne aufnehmen kann und daß Bratwurst auch ohne Fettaugen zu mehr als einem Drittel aus Fett bestehen kann? Alles, was cremig-sahnig schmeckt, mürbes Gebäck oder sehr saftige Fleischwaren starren nur so vor Fett. Denn das, was auf der Zunge zergeht, ist nun einmal Fett. Vor allem stark bearbeitete Lebensmittel und Mischungen verschiedener Substanzen können uns täuschen.

VORSICHT FETTE!

Hier sollten Sie aufpassen:

- Wurst mit mehr als 20 % Fett
- Fettes, durchwachsenes Fleisch
- Fettreicher Fisch wie Hering, Lachs, oder Makrele

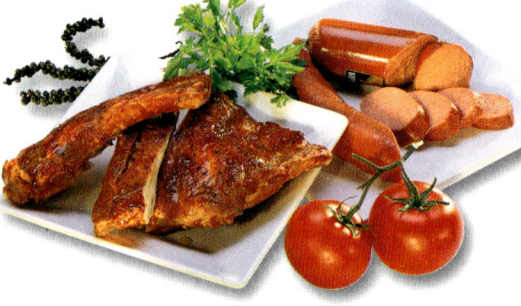

- Käse mit mehr als 40 % Fett
- Chips, Flips, Kräcker, Erdnüsse
- Frischkäse, Ricotta, Mascarpone, Sahnequark

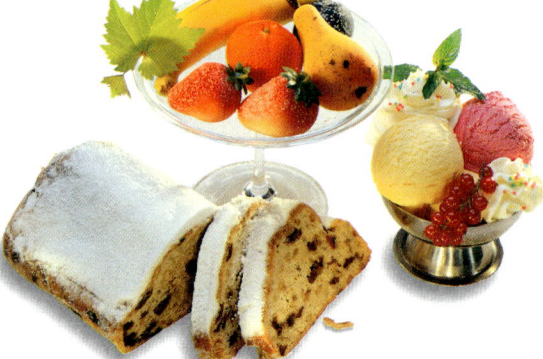

- Kekse und Kuchen
- Eiscreme
- Pudding, Mousse
- Marzipan, Nougat, Schokolade

WIE FETT ZUM FETTPOLSTER WIRD

Wer mehr ißt, als er braucht, nimmt zu, denn der Körper speichert die überflüssige Energie in Form von Fett. Am liebsten macht er das mit Fettkalorien, denn sie lassen sich ohne großen Mehraufwand in den Fettzellen speichern – als Vorrat für schlechte Zeiten. Da aber in unserer Überflußgesellschaft so ein Nahrungsmangel nicht mehr vorkommt, bleibt's dabei: Die Polster wachsen langsam, aber stetig – es sei denn, wir halten bewußt die Fettzufuhr klein, fasten oder machen eine Diät. Wenn wir nur unserer Zunge folgen, essen wir wahrscheinlich zuviel Fett, denn es ist der Geschmacksträger in unserer Nahrung. Der Klecks Butter im Gemüse hebt den Eigengeschmack, der Schuß Sahne im Joghurt ebenfalls.

WARUM KOHLENHYDRATE (FAST) NICHT DICK MACHEN

Die Speicher für die beiden anderen Nährstoffe sind dagegen begrenzt: Eiweiß kann als Körpereiweiß nur in kleinen Mengen gehortet werden, Kohlenhy-drate landen als Glykogen im Muskel – aber auch nur in begrenztem Umfang.

Auch Eiweiß und Kohlenhydrate können bei einem Überschuß im Körper zu Fett umgebaut werden oder soviel Energie liefern, daß sämtliches Fett aus der Nahrung nicht gleich verbrannt wird, sondern in den Depots an Bauch, Hüfte und Schenkeln landet. Denn wenn der Kohlenhydratabbau steigt, sinkt der des Fettes. Wer eine »Puddingkur« macht, wird deshalb enttäuscht sein. Konzentrierte Kohlenhydrate in Zucker, Stärke und weißem Mehl wirken besonders intensiv auf diese »kompensatorische Fettdeponierung«. Sie werden so schnell im Körper verarbeitet, daß sie im Übermaß tatsächlich dick machen können. Der Körper kann sich außerdem so daran gewöhnen, daß der Umbau zu Fett allgemein beschleunigt wird. Doch ein Speiseplan mit viel Gemüse, Obst und Getreide – teilweise als Vollkorn – füllt den Magen auf leichte Art und Weise. Daran können Sie sich nicht überessen!

Und das Eiweiß? Es ist oft kombiniert mit Fett – z.B. in Käse, Wurst und Fleisch, in Nüssen und Ölfrüchten. Wer das Fett kontrolliert, wird deshalb automatisch nicht zuviel Eiweiß aufnehmen. Schließlich regt der Eiweißabbau unseren Stoffwechsel insgesamt an – wir bilden mehr Wärme, die verpufft. Auch das erhöht den Energiebedarf und bringt ihn in Schwung.

WIE DER KÖRPER ENERGIE SPART

Eigentlich möchte unser Körper jedes Gramm Fett horten – für schlechte Zeiten. Ohne diesen Vorgang hätte der Mensch nicht überlebt. Halten wir unseren Körper knapp, beginnt er zu sparen: Unsere Körpertemperatur sinkt ab – vielleicht haben Sie auch während einer Diät schon bemerkt, daß Sie schneller frösteln? Die Verwertung der Nahrung steigt. Dadurch haben wir bei Hungerkuren auch oft Verstopfung! Und wir werden müde und träge – denn Bewegung kostet wertvolle Energie. Diese Effekte sind besonders bei strengen Diäten über längere Zeit zu beobachten. Es nützt also wenig, eine Crash-Kur zu machen, denn danach hat sich Ihr Körper auf einen so niedrigen Energie-

bedarf eingestellt, daß Sie bei Normalkost unweigerlich zunehmen. Dieses Phänomen ist als Jo-Jo-Effekt bekannt. Wenn Sie ihn austricksen möchten, senken Sie nur den Fettverzehr und sorgen Sie für so viel Bewegung, daß Kreislauf und Stoffwechsel ausreichend angeregt sind. Ihr Körper soll normal arbeiten und nicht auf Sparbetrieb schalten!

SO REGEN SIE DEN STOFF-WECHSEL AN

Ausreichend Flüssigkeit und Ballsdtstoffe unterstützen Ihre Verdauung und die Tätigkeit der Nieren. Frieren Sie jetzt schneller, ist das ebenfalls ein Zeichen dafür, daß Ihr Körper auf Sparbetrieb schalten möchte. Drehen Sie dann nicht die Heizung höher und holen Sie nicht die Wolljacke aus dem Schrank. Lieber eine kleine Übung machen oder eine schnelle Massage einlegen. Wechselgüsse auf die Unterarme regen ebenfalls die Durchblutung an. Und lieber kein heißes Bad nehmen, sondern eine Wechseldusche!

Vorsicht Alkohol

Jeder weiß: auch ein Schnäpschen hat Kalorien, und zwar nicht wenig – ein Gramm Alkohol liefert 7,1 Kalorien! Und mehr als 20 Gramm Alkohol am Tag für Männer bzw. 10 Gramm für Frauen ist gesundheitsschädlich. 20 Gramm Alkohol sind in etwa 0,5 l Bier, 1/4 l Wein oder 6 cl Spirituosen bzw. einem Cocktail enthalten – für Frauen darf es also nur jeweils die Hälfte sein. Diese kleinen Mengen scheinen sich aber vor allem bei den über 40jährigen positiv auszuwirken, und ein »trockener« Tag pro Woche verstärkt diese gute Wir-

kung. Er gibt der Leber die Gelegenheit, sich gründlich zu regenerieren, denn sie allein ist für die Entgiftung des Alkohols zuständig. Übrigens: Alkohol regt den Stoffwechsel an. Es wird Ihnen buchstäblich warm nach einem Gläschen Wein, denn die Durchblutung wird angeregt, die Blutgefäße weiten sich, und dadurch verpufft Wärme, also Energie. Bei größeren Mengen Alkohol dagegen überwiegt die Kalorienzufuhr. Außerdem kann Alkohol durchaus appetitanregend wirken – nicht umsonst wird vor einer festlichen Mahlzeit ein Aperitif gereicht. Beobachten Sie, wie Sie nach einem Gläschen essen. Schlagen Sie leicht beschwingt bedenkenlos zu, sollten Sie wirklich eher nach dem Essen ein Gläschen trinken.

family
E x t r a

• Bei Jugendlichen und jungen Erwachsenen wirkt Alkohol gesundheitsschädlich. Außerdem ist die Gefahr einer frühen Abhängigkeit ausgesprochen groß, wie Studien zeigen. Vielleicht sind alkoholfreies Bier oder bei den Älteren mit Wasser verdünnter Wein zum Essen eine Alternative. Denn in den Kulturen, in denen Alkohol selbstverständlich zum Essen getrunken wird und ein Teil der gemeinsamen Mahlzeit ist, gibt es weniger Alkoholmißbrauch.
• Für Schwangere und Stillende ist Alkohol verboten, denn er geht ungefiltert ins kindliche Blut und in die Muttermilch über und schädigt die Hirnzellen des Babys.
• Harte Drinks sollten nicht nur junge Menschen meiden. Auch Sie sollten darauf verzichten, wenn Sie gesünder leben möchten. Ihr Umgang mit Alkohol ist Vorbild für die folgende Generation. Denn auch genießen will gelernt sein.

BALLASTSTOFFE MACHEN SATT UND MUNTER

Sie bestehen aus pflanzlichen Zellstoffen, die wir nicht verwerten können, liefern also auch keine Kalorien. Wie wichtig sie sind, merken wir erst, wenn wir zu wenig davon bekommen: Ballaststoffe sorgen für eine zügige Verdauung, also einen schnellen Abtransport der Stoffwechselschlacken. Wer ausreichend Vollkorn, rohes Gemüse und Obst ißt, wird kaum mehr über Verdauungsbeschwerden klagen! Außerdem: Ballaststoffreiche Nahrungsmittel machen satt, ohne zuviel Energie zu liefern. Wichtig ist, bei ballaststoffreicher Kost viel zu trinken, sonst kehrt sich die Wirkung um: Die Ballaststoffe saugen alle Flüssigkeit auf und wirken als Pfropf im Darm!

WASSER IST LEBENSNOT-WENDIG

Unser Körper besteht zu etwa 60 Prozent aus Wasser – beim jungen Menschen ist es eher mehr, beim älteren weniger. Wasser ist Lösungs- und Transportmittel für alle Nährstoffe in unserem Körper. Es dient dem Temperaturausgleich: Wir schwitzen es aus, wenn wir zuviel »Hitze« entwickeln. Und es dient dem Abtransport von Abbauprodukten unseres Stoffwechsels. Wasser macht außerdem unsere Haut straff und prall. Wir sollten etwa 1,5 bis 2 Liter pro Tag trinken – bei großer Hitze und körperlicher Anstrengung wie Sport steigt der Bedarf. Durch den Abbau der Fettpolster werden vermehrt Abbauprodukte frei, die abtransportiert werden müssen. Das wird durch

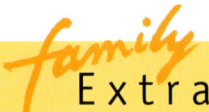

viel Flüssigkeit unterstützt, und die Nieren werden entlastet. Außerdem erreichen Sie eine (vorübergehende) Sättigung auch mit einem Glas Wasser oder Tee!

WAS BRINGT WIEVIEL BALLAST?

Lebensmittel (fertig zubereitet)	Ballaststoffe pro 100 g
Blattsalat	1,6
Kartoffeln	1,9
Nudeln	1,5
Äpfel	2,1
Wirsing	2,8
Birnen	2,8
Linsen	2,8
Möhren	2,9
Brokkoli	3,0
Brombeeren	3,2
Rosenkohl	4,4
Himbeeren	4,7
Weizenmischbrot	4,8
Vollkornnudeln	4,4
rote Bohnen	6,0
Roggenbrot	6,8
Weizenvollkornbrötchen	7,7
Roggenvollkornbrot	8,9
Trockenpflaumen	9,0
Haferflocken	9,5
Müsli	14,3

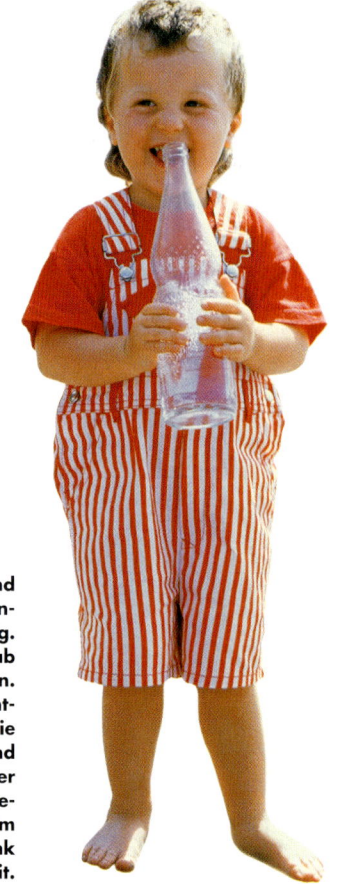

Kinder und Jugendliche trinken viel zu wenig. Erinnern Sie sie ab und zu daran. Geben Sie Fruchtsaftschorle in die Schule mit und halten Sie immer Wasser, Früchtetee und Saft im Kühlschrank bereit.

VITAMINE

Vitamine sind an allen Stoffwechselvorgängen beteiligt. Sie spielen eine entscheidende Rolle beim Ab- und Umbau von Nährstoffen, also auch bei der Energiegewinnung. Sie stärken das Abwehrsystem, regulieren den Mineralhaushalt und steuern die Zellregeneration.

Bei einer kohlenhydratreichen Kost werden Sie mit Vitaminen ohnehin reichlich versorgt, denn Gemüse und Obst haben die höchste Nährstoffdichte und sorgen für reichlich Vitamin C, B-Vitamine und Beta-Karotin. Fettlösliche Vitamine wie E, A, D und K sind in pflanzlichen Ölen, Nüssen und Samen, Milchprodukten und Fisch enthalten. Mit unseren Fettpunkten werden Sie auch damit ausreichend versorgt.

Rote, orangefarbene und grüne Gemüse- und Obstsorten sind besonders reich an Beta-Karotin. Obst enthält viel Vitamin C, Getreide B-Vitamine. Gemüse enthält die meisten wertvollen Substanzen pro Kalorie.

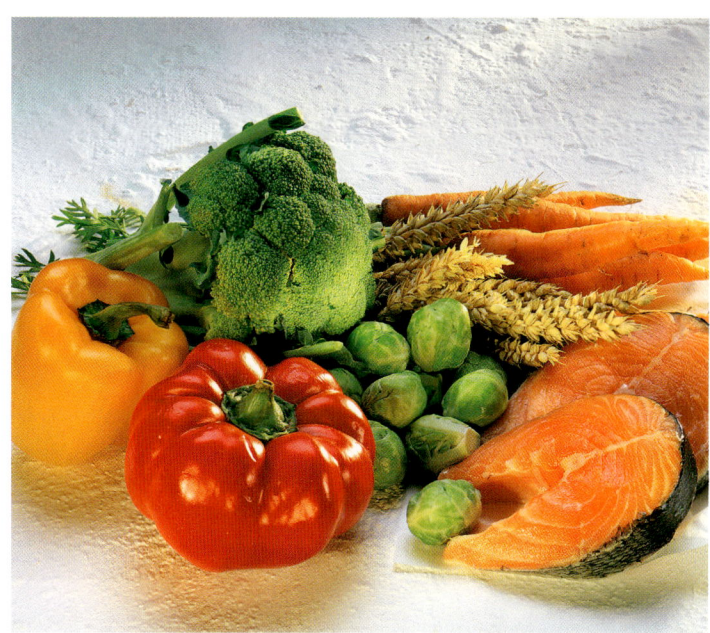

Seefisch ist für die Jodversorgung wichtig, Milchprodukte liefern Calcium, Getreide Magnesium und Kalium. Alle abgebildeten Lebensmittel sind sehr eiweißreich.

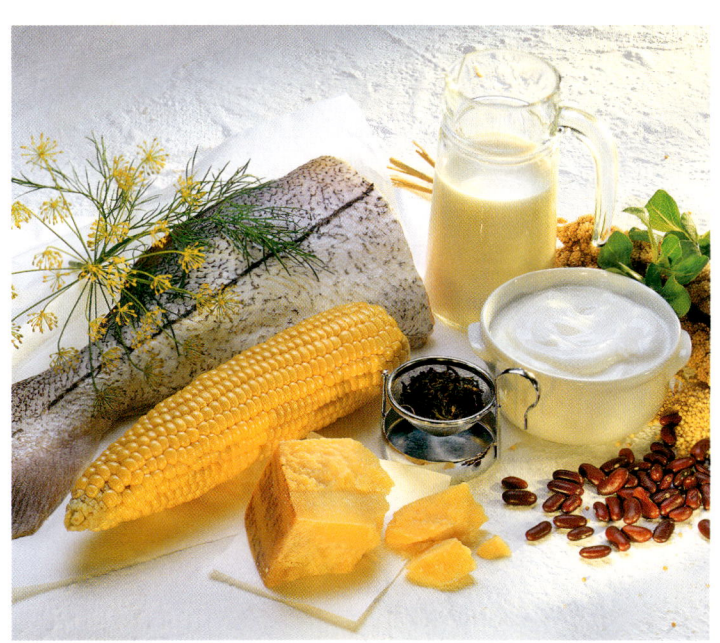

MINERALSTOFFE

Mineralstoffe sind Bausteine von Knochen, Zähnen, Haaren und Blut – sie regeln aber auch die zentralen Stoffwechselvorgänge: Calcium sorgt für gesunde Knochen, Eisen für die Blutbildung, Magnesium für die Reizübertragung von Nerven zum Muskel, Jod für die Schilddrüse und Fluor für gesunde Zähne.

Hier kommt es vor allem auf ausreichend Milch und Milchprodukte an. Ein wenig Fleisch ist für die Eisenversorgung wichtig. Für ausreichen Jod und Fluor sorgen fluorisiertes Jodsalz in der Küche, Seefisch – und schwarzer Tee. Hülsenfrüchte und Getreide liefern Magnesium.

GUTE FUTTERVERWERTER – GIBT ES DIE?

Gefühlsmäßig würden wir sagen: Ja! Denn jeder kennt Menschen, die viel und gerne essen und dabei gertenschlank bleiben. Oder andere, die viel zu viel wiegen, obwohl sie ganz normal essen. Untersuchungen

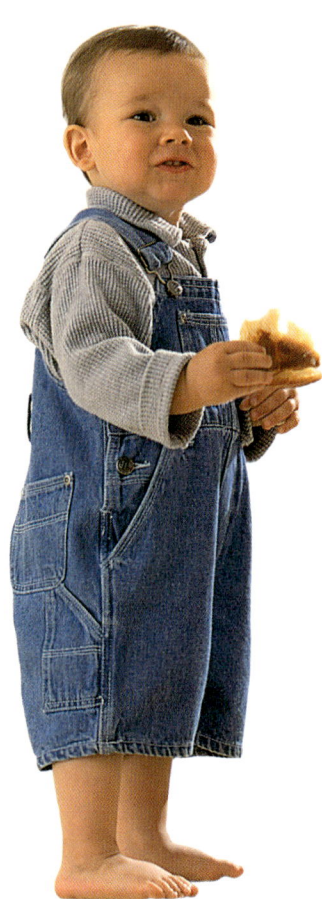

an Zwillingen haben ergeben: Es gibt tatsächlich unterschiedliche Veranlagungen. So wie die Haar- und die Augenfarbe genetisch festgeschrieben sind, scheint auch die Neigung, Fett zu speichern, unterschiedlich ausgeprägt zu sein. Der Energiestoffwechsel im Körper wird von einem komplexen Regelkreis gesteuert, für den mehrere hundert Gene verantworlich sind. Welche genau die »Dickmacher-Gene« sind, ist noch lange nicht klar. Vielleicht werden wir es nie genau ermitteln können, denn die Wechselwirkungen zwischen den einzelnen Botenstoffen, Empfängern und Enzymen sind vielfältig. Ungelöst bleibt auch die Frage: Zu welchen Teilen sind tatsächlich die Gene, zu welchen Teilen der Lebensstil oder das Ernährungsverhalten fürs Übergewicht verantwortlich? Die Suche nach den Dickmacher-Genen geht weiter – doch selbst wenn sie gefunden werden, bleibt's wahrscheinlich dabei: Wer seine Nahrung besonders gut verwertet, kommt mit weniger aus!

IST DICK ZU SEIN SCHICKSAL?

Die meisten Übergewichtigen sind nicht selber schuld an ihrem Übergewicht, denn sie sind in der Regel keine Vielesser. Sie sind weder gierig noch unbeherrscht oder undiszipliniert. Sie essen nicht mehr als die Schlanken – ihr Körper verwertet es nur besser. Schon wenn ein Mensch 50 Kalorien pro Tag mehr aus seiner Kost zieht als ein anderer, kann das im Laufe von Jahren zu erheblichen Gewichtsunterschieden führen. Nach wie vor ist das einzige Mittel gegen Übergewicht, weniger Energie zuzu-

führen und mehr Energie zu verbrauchen. In den folgenden Kapiteln und in unserem Rezeptteil geht's ganz praktisch um die Zufuhr: das Essen. Dabei steht nicht allein das richtige Gewicht zur Debatte. Essen soll vor allem schmecken, Spaß machen, der Gemeinschaft dienen und den Körper gesund erhalten. Auch wenn Sie ein guter Futterverwerter sind!

DIE ROLLE DER HORMONE

Von ihnen ist oft die Rede, wenn es um Übergewicht geht. Dickmacher-Hormone gibt es nicht. Tatsächlich aber spielen die Geschlechtshormone eine Rolle, wenn es um Appetit und Wassereinlagerung geht.
Viele Frauen bemerken während des Verlaufs ihres Zyklus ein unterschiedliches Eßverhalten an sich: Zur Zeit des Eisprungs, wenn die Östrogene hochschnellen, geht der Appetit schlagartig zurück. Die zwei Wochen vor Eintritt der Periode, wenn das Progesteron steigt, wächst dann auch wieder der Hunger. Proge-

steron scheint also appetitsteigernd zu wirken. Das ist wohl auch der Grund, warum manche Frauen in den Wechseljahren zu Gewichtszunahme neigen. Der Körper tendiert in dieser Zeit auch häufig zu verstärkter Wassereinlagerung. Was tun? Innerhalb des Zyklus gleichen sich Appetit- und Hungerphasen in der Regel aus. Haben Sie Gewichtsprobleme, begeben Sie sich möglichst in den kritischen Tagen nicht unnötig in Versuchung, kochen Sie konsequent fettarm nach der family-Diät. Sind Sie in den Wechseljahren, können Sie durch eine Ernährung mit extra viel Obst und wenig Salz die Entwässerung des Körpers erleichtern. Wenn Sie zusätzlich nach der family-Diät kochen, wird sich Ihr Gewicht normalisieren.

Und die Männer? Sie haben diese hormonellen Probleme nicht. Ihr mit den Jahren zunehmendes Übergewicht hat ganz »normale« Gründe, die von Veranlagung bis hin zum veränderten Lebensstil der älteren Menschen reichen (was natürlich auch bei den Frauen zusätzlich eine erhebliche Rolle spielt). Die Pausbacken vieler Teenager haben wohl nicht direkt hormonelle Ursachen; nach Zeiten des intensiven Wachstums und des großen Hungers verlangsamt sich jetzt die Wachstumsgeschwindigkeit, doch der Hunger bleibt zunächst aus lauter Gewohnheit gleich. Die Jugendlichen müssen sich erst an den reduzierten Energiebedarf gewöhnen. In der Regel gibt sich das im Laufe eines Jahres. Die family-Diät und viel Sport helfen dabei.

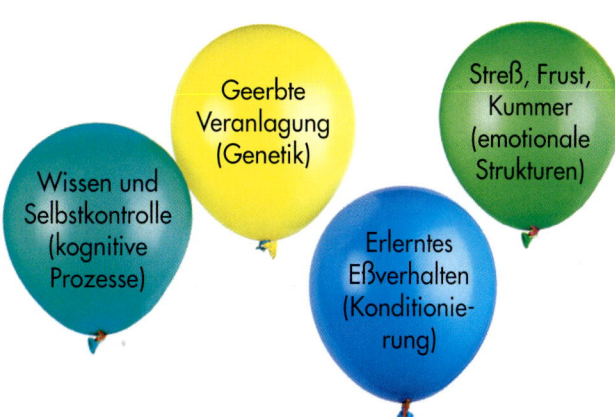

WAS UNS DICK ODER DÜNN SEIN LÄSST

Oben sehen Sie, welche Faktoren an Übergewicht beteiligt sind.

• Die geerbte Veranlagung ist nicht zu beeinflussen. Aber wir können sie einkalkulieren (s.links) und uns entsprechend verhalten – ganz ohne schlechtes Gewissen und Schuldgefühle.

• Wissen und Selbstkontrolle hat je nach Persönlichkeit einen unterschiedlich hohen Stellenwert. Unser family-Diät-Buch bietet Ihnen hier eine solide ernährungswissenschaftliche Grundlage für Ihre Entscheidungen.

• Erlerntes Eßverhalten ist mühsam zu ändern – aber es geht! Hilfen und Techniken dazu finden Sie in diesem Buch.

• Streß, Frust und Kummer sind Auslöser für Eßattacken, süßen Trost und endlose Knabbereien. Nicht umsonst spricht man vom »Kummerspeck«.

WISSEN UND DISZIPLIN HELFEN NICHT IMMER

Vieles, was Sie auf den letzten Seiten gelesen haben, war Ihnen sicher schon bekannt. Wenn Sie Gewichtsprobleme haben, sind Sie vielleicht sogar zum Ernährungsspezialisten geworden. Doch von der Theorie zur Praxis ist es ein weiter Weg. Unser Unterbewußtsein macht uns immer wieder einen Strich durch die Rechnung: Der Kopf hat gerade in bezug aufs Essen meist nicht die Oberhand. Tatsächlich ist unser Ernährungsverhalten zum größten Teil unbewußt, fast automatisch. Neueste Forschungen setzen sich mit der Frage auseinander, ob bereits

family
Extra
Die gemeinsame Tischrunde ist immer noch Familientreffpunkt Nummer eins. Hier wird erzählt und besprochen, aber auch Standards gesetzt und Regeln aufgestellt. Versuchen Sie, Ihren Kindern mindestens einmal am Tag diese Basis der Gemeinsamkeit zu bieten. Miteinander in entspannter Atmosphäre zu essen ist eine wichtige Grundlage für das gesunde Eßverhalten.

die Nahrung der Mutter über die Muttermilch den Geschmack des Babys prägt. Andererseits hat das, was wir essen, nicht nur Einfluß auf unser körperliches Befinden, sondern auch auf unsere psychische Verfassung. Das wird uns besonders stark bewußt, wenn in unserer Ernährung etwas schiefläuft. Obwohl wir es besser wissen, essen wir häufig falsch, futtern unsere Kinder Süßigkeiten, Burger und Chips und trösten wir uns selber mit Sahnetorten. Magersucht und Bulimie sind die andere extreme Seite derselben Medaille.

SIND MOLLIGE AUGEN-MENSCHEN?

Das Eßverhalten von Übergewichtigen wurde in den letzten Jahren intensiv untersucht. Dabei stellte sich heraus: Übergewichtige sind ganz normale Menschen – sie scheinen sich aber insgesamt eher von äußeren Reizen leiten zu lassen als Dünne, die eher auf ihre innere Stimme hören. Wenn es den Molligen schmeckt, essen sie mehr, als ihr Körper eigentlich braucht. Appetitliche Aufmachung, verführerische Düfte und anregende Umgebung machen den übergewichtigen Genießer schwach. Der schlanke Mensch dagegen läßt sich laut Untersuchungen eher von inneren Signalen des Hungers und der Sättigung leiten: Bei Hunger essen Dünne auch, wenn es ihnen nicht so schmeckt. Sind sie satt, können auch lukullische Genüsse sie nicht zum Weiteressen bringen. Natürlich ist die Grenze zwischen Außen- und Innenreiz fließend. Denn wenn uns beim Anblick eines krossen Steaks das Wasser im Munde zusammenläuft, hat das auch mit unserer

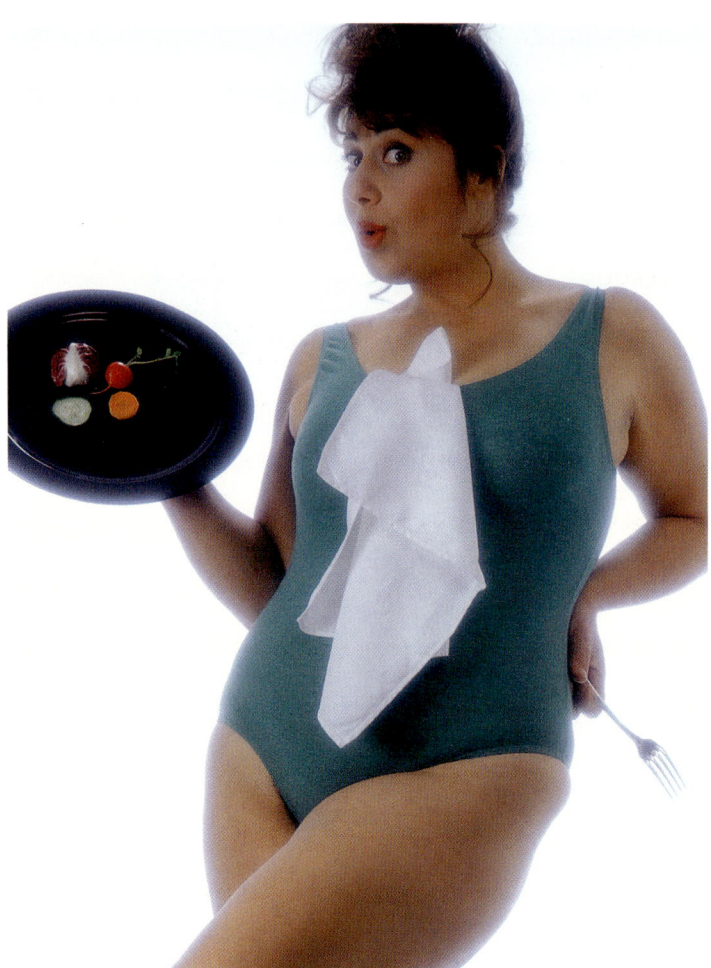

Werden Runde bei dieser – wenn auch spärlichen – Verlockung auf dem Teller eher schwach? Oder macht erst das Verbot bestimmte süße, fette, kalorienhaltige Gerichte reizvoll? Wer ständig in den Kategorien verboten – erlaubt denkt, der wird viel eher Lust auf die verbotenen Lebensmittel bekommen als der unbelastete Genießer ...

inneren Vorstellung etwas zu tun. Wie ich esse, ist also nicht nur eine Frage der Prägung, sondern auch des Typs. Doch wer sich selber besser kennt, kann auch anders mit seinen Stärken und Schwächen umgehen. Unser Test auf Seite 30 hilft Ihnen auf die Sprünge. Und Ihre Familie kann dabei eine große Hilfe sein.

ESSEN WIRD GELERNT

»Sag mir, wie du ißt, und ich sage dir, wer du bist«, kann man in Anlehnung an ein Sprichwort sagen. Jede Kultur hat bestimmte Formen entwickelt: Wir sitzen auf Stühlen, in Japan kniet man, im alten Rom lag man! Hier Messer und Gabel, dort Stäbchen oder die Finger – so sind schon Form und Konsistenz der Gerichte durch kulturelle Entwicklungen beeinflußt.

Doch auch innerhalb eines Kulturkreises gibt es erhebliche Unterschiede. Nicht nur Manieren werden vermittelt – viel tiefere, emotionale Ebenen sind betroffen. Hunger und Sättigung gehören zu den wichtigsten »Gefühlen« des Babys. Über das Stillen entwickelt sich die erste, wichtigste Beziehung in seinem Leben. So kann Essen zu einem Akt der Befriedigung, aber auch zu einem belastenden Erlebnis werden. Im Laufe der ersten Kindheitsjahre werden diese Erfahrungen vertieft: Kinder, die ihren Teller immer leer essen müssen, mit Süßigkeiten belohnt oder vertröstet werden, die täglich in gespannter Atmosphäre oder in Eile essen, verlieren mit der Zeit ihr angeborenes, gesundes Eßverhalten. Das kann der Beginn eines problematischen Eßverhaltens sein. Dann regulieren nicht mehr Hunger und Sättigung die Nahrungsmenge, sondern Gefühle und Gewohnheit.

DIE DIÄT-FALLE

Selbst wenn Kinder ein ganz normales, gesundes Eßverhalten haben: Mit Beginn der Pubertät greift der Schlankheitswahn um sich. Nicht nur die jungen Mädchen tauschen die ersten Diätrezepte aus – und beginnen »mit dem Kopf« zu essen. 52 Prozent aller Jugendlichen haben bereits Erfahrungen mit Diäten oder zumindest mit geregeltem Essen zur Gewichtskontrolle. Gut, wenn das nur eine vorüberge-

hende Marotte ist. Aber leider bleibt es oft dabei. Jede zweite deutsche Frau und jeder vierte Mann haben schon eine Schlankheitsdiät hinter sich. Die Folge ist nicht etwa eine schlanke Bevölkerung – im Gegenteil. Denn gezügeltes Eßverhalten, so fanden die Ernährungspsychologen heraus, führt oft geradewegs zu Eßanfällen und regelrechten Freßphasen. Denn das natürliche Gefühl von Hunger und Sättigung wird verlernt – es hat für den kontrollierten Esser, der nur in Kalorien denkt, keine Bedeutung mehr. Er verlernt, auf die Signale seines Körpers zu hören. Versagt seine Kontrolle durch psychische Belastungen oder unvorhergesehene Vorfälle, brechen alle Dämme: Der normalerweise beherrschte Esser futtert, was das Zeug hält. Und das schlechte Gewissen danach, Schuldgefühle und Buße, d.h. Hungern und Verzicht, stär-

ken dann wieder die Selbstkontrolle. Der reuige »Fresser« überfordert sich mit seiner Buße – und wird natürlich wieder rückfällig. Ein Teufelskreis, aus dem der diätbewußte Esser oft übergewichtig hervorgeht.

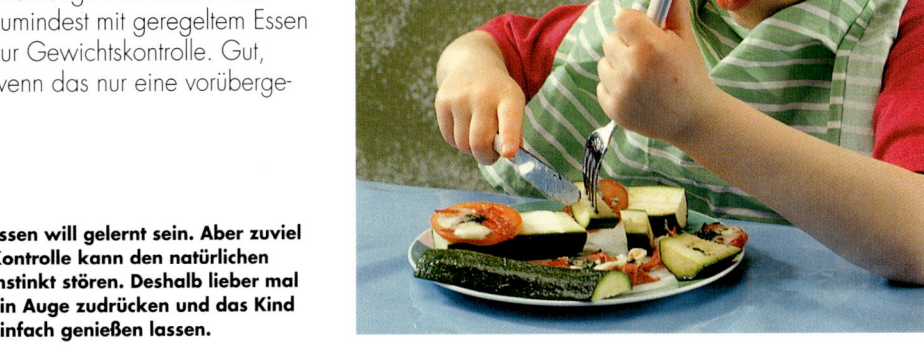

Essen will gelernt sein. Aber zuviel Kontrolle kann den natürlichen Instinkt stören. Deshalb lieber mal ein Auge zudrücken und das Kind einfach genießen lassen.

DIE MEINUNG DER PSYCHOTHERAPEUTEN

Verbote machen eine Sache erst so richtig interessant. Wer sich ständig auch nur den Gedanken an Schokolade und Sahnejoghurt oder Bratwürstchen verbietet, muß zwanghaft daran denken. Es kann also keine Lösung sein, alle Dickmacher einfach zu verbieten. Ohne Streß, Schuldgefühl und Sühne essen und genießen und sich dabei gut fühlen – das wär's! Doch wie steigen wir aus dem Teufelskreis von Schuld und Sühne aus? Wir müssen wieder unseren Körper ernst nehmen, auf ihn hören, unsere innere Wahrnehmung trainieren. Besinnen Sie sich auf den ursprünglichen, natürlichen Geschmack der Lebensmittel. Denn Gemüse, Getreide und Obst enthalten von Natur aus alles, was Sie brauchen, um gesund zu bleiben. Milch und Milchprodukte, Fisch und Meeresfrüchte, auch Fleisch ergänzen diese Wirkung.

• Informieren Sie sich! Alles, was wir essen, stillt nicht nur unseren Hunger, sondern geht seinen Weg durch den ganzen Körper, wirkt dort positiv oder negativ. Wir verdrängen die Pralinés, die Pastete und die Pommes, aber unser Körper »merkt« sich alles und präsentiert die Rechnung, nicht sofort, aber irgendwann. Deshalb lohnt es sich, über Ernährung Bescheid zu wissen. Sie bereiten sich schließlich auch auf eine Prüfung oder ein wichtiges Gespräch vor; warum nicht auf eine Sache, die Ihr Leben bestimmt und die Sie täglich verrichten müssen? Mit unseren Ernährungsinformationen können Sie eine bewußte Auswahl treffen.

• Denken Sie positiv! Konzentrieren Sie sich auf das, was Ihnen guttut. Denken Sie nicht ständig an das, was Sie nicht essen dürfen (ganz abgesehen davon, daß es das gar nicht gibt …). Es gibt einen Berg köstlicher Dinge, die Sie essen sollten, die nicht nur Ihren Gaumen kitzeln, sondern Ihr Körpergefühl verbessern. Nur zu: Stürzen Sie sich ins Eßvergnügen!

• Probieren geht über Studieren: Vielleicht schmeckt Ihnen roher Knabberspargel ja viel besser als gekochter. Erweitern Sie ihren Eß-Horizont! Tappen Sie nicht in die Fallen von Mutters Küche – die Welt hat sich geändert. Dampfkochtopf und Mikrowelle, Wok und Grill haben die Kochmethoden revolutioniert. Die Küchen der Welt bieten zusätzlich ungeahnte Möglichkeiten: ein chinesischer Gemüsemix aus dem Wok, türkisches Grillgemüse in Joghurt-Knoblauchmarinade, Tapenade aus gehackten Oliven oder Pesto mit Pasta sind einfach köstlich! Gehen Sie auch im Naturkostladen auf Entdeckungsreise. Dort gibt's raffinierte Brotaufstriche, Eingelegtes, köstliche Öle und Essig, Getreidespezialitäten und jede erdenkliche Art von Nüssen und Samen.

• Schulen Sie Ihre Sinne: Haben Sie schon einmal darauf geachtet, wie unterschiedlich Äpfel schmecken können? Trainieren Sie Ihren Geschmack, versuchen Sie wie bei der Weinprobe, dem Aroma auf die Spur zu kommen. Schmecken Sie nach, schließen Sie die Augen, nehmen Sie sich Zeit. Das macht Sie empfindlich gegenüber künstlichen »Geschmackskeulen« und steigert Ihre Genußfähigkeit.

• Hören Sie auf Ihren Körper! Wie fühlen Sie sich nach der Pizza im Stehen? Nach dem Joghurt, nach dem Croissant, nach der Banane? Finden Sie heraus, was Ihnen gut bekommt, was Ihre Laune hebt, was Sie müde und was Sie munter macht. Gibt's Dinge, die Ihnen einen »Kick« geben? Nur zugreifen! Und nach welchen Köstlichkeiten haben Sie ein regelrechtes Tief? Lernen Sie sich, Ihre Vorlieben und Abneigungen kennen. Und nehmen Sie Rücksicht darauf!

• Es gibt keine Patentrezepte, kein Muß, keine Tabus. Denn das führt zu strenger Selbstkontrolle. Sie sind nicht mehr Sie selbst, wenn Sie sich danach richten – und das hält keiner auf Dauer aus! Die große Linie muß stimmen, dann haut Sie auch das ersehnte Stück Kuchen nicht um. Essen Sie vielseitig und gönnen Sie sich vor allem die Din-

Früchte bieten Genuß ohne Reue. Entdecken Sie den Reiz natürlicher Lebensmittel wieder.

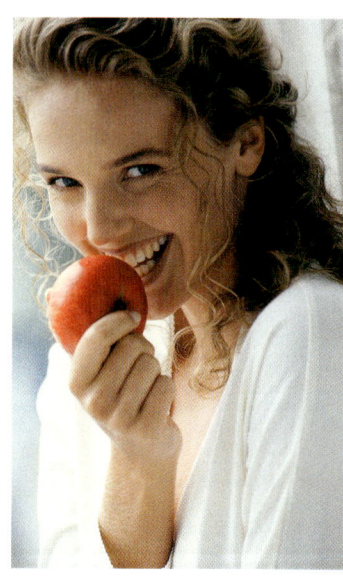

ge, die Sie lieben und Ihnen gut-tun. Versagen Sie sich nicht dau-ernd, worauf Sie Lust haben – auch das gehört zur Sensibilität gegenüber dem eigenen Selbst.

SICH SCHLANK DENKEN

»Selbstsuggestion« heißt das Zauberwort gegen Diätfrust. Als Fachwort: NLP – Neurolinguisti-sches Programmieren. Wer von sich das Bild vom Dicken hat, der bleibt auch dick. Auf den Seiten 12–14 stellen wir Ihnen einige Übungen vor, die Ihnen dabei helfen, ein neues Gefühl für Ihren Körper zu bekommen. Denn wenn ich mich schlank denke, nimmt der Frust über das eigene Aussehen ab: Ich kann mich so sehen, wie ich sein werde – behaupten die Trainer dieser Methode. Bin ich »im Kopf« schlank, kann ich mich in der Tat wie ein Schlanker verhal-ten. Und das tut meiner Linie gut. Noch auf einem anderen Ge-biet hilft diese Selbst-Beeinflus-sung: Sie können damit »Versu-chungen« wegdenken, sozusa-gen Distanz zwischen sich und einer verlockenden Speise ent-stehen lassen. Sie können den Augenmenschen in sich betrügen – und sein Interesse auf andere Dinge lenken, die nichts mit Es-sen zu tun haben.

MIT DEN KINDERN (UM)LERNEN

Der Ernährungspsychologe Prof. Pudel fordert für eine gesunde Ernährungserziehung: »eher abwarten, eher großzügig sein, nicht zu viel beeinflussen wollen, auf Kinder eingehen, auch Es-senswünsche erfüllen, Mitspra-cherecht zulassen – kurz: dem Kind seine Spielräume lassen, damit es sein Eßverhalten nach

und nach selber gestaltet.« Dar-über hinaus spielt das Vorbild in Elternhaus und Umwelt eine große Rolle. Wichtig ist ein aus-gewogenes Ganzes – so wie es die family-Diät anstrebt. Dabei kommt es auf die richtige Mi-schung an, es gibt keine strikte Trennung zwischen guten und bösen, erlaubten und verbotenen Lebensmitteln. Denn damit ha-ben Kinder dieselben Probleme wie die Großen. Und für Macht-kämpfe ist der Familientisch der falsche Ort – hier sollte eine ent-spannte, positive Stimmung herr-schen. Wenn Sie Ihr Eßverhalten positiv umstellen, hat das auch Folgen für Ihr Kind: Sie werden Ihrer Vorbildfunktion ganz anders gerecht. Gleichzeitig merkt Ihr Kind, daß auch Sie Probleme mit dem Essen haben. Eine neue Gemeinsamkeit kann aus der Bewältigung entstehen, wenn Sie die ganze Familie einbezie-hen. Und das setzt (ebenso wie Sport) ganz neue Kräfte frei.

NAHRUNG WIRKT AUF UNSERE PSYCHE

Unsere seelische Verfassung be-einflußt das, was wir essen, und das, was wir essen, beeinflußt wiederum unsere Psyche. Alle Kulturen schreiben bestimmten Nahrungsmitteln magische Wir-kung zu. Auch bei uns gab es diese Traditionen, auch wenn sie oft in Vergessenheit gerieten: Sellerie als Aphrodisiakum und Petersilie (in großen Mengen) als Abtreibungsmittel sind nur einige Beispiele. Ihre Wirkungsweise ist teilweise sogar wissenschaftlich erwiesen, andere Rätsel der Erfahrungsmedizin oder des Volksglaubens sind dagegen noch ungelöst. Die makrobioti-sche Einteilung der Lebensmittel in »heiß« und »kalt« oder die

Trennkost mit eiweißreichen und kohlenhydratreichen Gerichten sind in ihrer Wirkung nicht wis-senschaftlich belegt, helfen aber dennoch den Menschen, die an sie glauben. Andere Wirkungen sind von uns gewollt und erwie-sen: Koffein in Kaffee und Tee macht uns wach, Kamillentee beruhigt und so weiter.

KOHLENHYDRATE MACHEN GLÜCKLICH

Abgesichert ist inzwischen eine aufheiternde Wirkung von koh-lenhydratreicher Kost. Verant-wortlich ist das Serotonin, ein Stoff in unserem Gehirn, der für gute Laune zuständig ist. Sinkt der Serotoninspiegel, folgt ihm das Stimmungsbarometer; steigt er, stimmt uns das heiter. Seroto-nin wird aus dem Eiweißbau-stein (Aminosäure) Tryptophan gebildet, der in magerem Fleisch, Joghurt, Fisch und Ei vor-kommt. Wieviel Tryptophan in unser Gehirn gelangt, hängt von unserer Versorgung mit Bausteinen ab. Je mehr Obst, Gemüse und Getreide wir essen, desto mehr Tryptophan gelangt in unser Gehirn. Des Rätsels Lö-sung: Viele konkurrierende Ei-weißbausteine in eiweißreicher Kost verdrängen das Trypto-phan. Bei kohlenhydratreicher Kost dagegen kann es ungehin-dert ins Gehirn übergehen und dort seine segensreiche Wirkung entfalten. Ein Grund mehr, koh-lenhydratreich zu essen!

Fazit:
Wer langfristig schlank sein möchte, sollte nicht die Kalorien, sondern den Fettgehalt seines Essens im Auge behalten!

WUNSCHGEWICHT UND ESSVERHALTEN

Über Bewegung und über Ihren Stoffwechsel wissen Sie jetzt schon eine ganze Menge. Jetzt geht es um Sie. Machen Sie sich bewußt, wie Sie essen, und überlegen Sie, was Sie ändern wollen und können. Dann ist erst Ihr Gewicht an der Reihe: das aktuelle und das erwünschte. Setzen Sie sich realistische Ziele – dann wird Ihr Erfolg von Dauer sein.

WAS ESSEN MIT GEWICHT ZU TUN HAT

Um es auf den Punkt zu bringen: Wer mehr ißt, als er braucht, legt die überschüssige Energie in Fettzellen an – und nimmt zu. Diese Erkenntnis allein hilft aber noch nicht weiter. Wie kann es gelingen, Zufuhr und Verbrauch wieder ins Gleichgewicht zu bringen? Größe, Alter und Geschlecht, Bewegung und persönliche Veranlagung bestimmen unseren Energiebedarf. Alles, was in unseren Magen wandert, macht die Energiezufuhr aus. Und die ist abhängig von unserem Lebensstil, unserem Hunger- und Sättigungsgefühl, von Ernährungsgewohnheiten, dem Nahrungsangebot und auch von unserem gesellschaftlichen Status. Wie Sie Ihren Energiebedarf erhöhen, können Sie weiter vorne nachlesen. Doch wie und in welchem Maße sollen – und können – Sie Ihre Energiezufuhr senken?

Mit Hilfe der Tabelle auf Seite 34 können Sie Ihr Zielgewicht bestimmen und den Zeitraum festlegen, in dem Sie es erreichen wollen. Bei der Umsetzung helfen Ihnen unsere Luftballons und natürlich die köstlichen Rezepte. Aber wenn die Gewichtsabnahme (oder -zunahme bei Untergewicht) in der Familie von Dauer sein soll, müssen Sie als Familie (oder Paar) zu einem natürlichen Eßverhalten zurückfinden: Ihr Eßstil muß stimmen. Entdecken Sie Ihr natürliches Hunger- und Sättigungsgefühl wieder und trainieren Sie bewußt Ihr Geschmacksempfinden.

WISSEN SIE EIGENTLICH, WAS SIE ESSEN?

Sie meinen, ja? Dann schreiben Sie es einmal auf. Sind Sie sicher, daß Sie nichts vergessen haben? Fragen Sie Ihren Partner, Ihre Kinder oder Kollegen, schauen Sie in den Papierkorb. Hier ein Riegel, dort ein Glas Saft – und schon stimmt die Bilanz nicht. Sicher geht es Ihrer Familie nicht viel besser. Denn wo ein Riesenangebot von Fertigprodukten nur darauf wartet, im Schnellverfahren gegessen zu werden, geschieht das oft unbewußt: Eine Tüte Chips, ein Becher Joghurt, ein Schokoriegel sind schnell geöffnet und verzehrt. Wenn Sie einen Apfel essen, dauert das länger, und wenn Sie einen Salat zubereiten, werden Sie das auch nicht so schnell vergessen. An das gemeinsame Essen mit der Familie erinnern Sie sich ganz sicher – an den Gang zum Kühlschrank vor dem Zu-Bett-Gehen eher nicht.

Bringt Streß Sie zum Essen? Oder Langeweile, Frust, Ärger, Glück? Und wie sieht es mit Ihren Lieben aus? In welchen Situationen werden die einzelnen Mitglieder Ihrer Familie schwach? Oder gibt es eine bestimmte Rollenverteilung? Einer kocht und füttert die anderen, die ohnehin zu dick sind? Gibt es bei Ihnen vielleicht den Resteesser mit Gewichtsproblemen? Haben Sie erst mal als Gruppe das Problem erkannt, können Sie auch Lösungen dafür finden.

ESSPROTOKOLL

Was?	Wann?	Wo?	Mit wem?	Stimmung

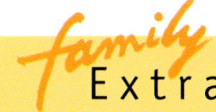

Eine Hilfe auf dem Weg zur gemeinsamen Selbsterkenntnis ist ein Eßprotokoll: Füllen Sie es zunächst einige Tage lang aus – am besten zusammen abends nach dem Essen, denn dann ver-gißt es keiner.

Haben Sie einige Tage die Liste geführt, können Sie regelrechte »Eßmuster« erkennen: Wann wird genascht, was ist Auslöser, gibt's einen Eßrhythmus, und essen Sie zusammen oder eher alleine? Die Familienmitglieder, die Probleme mit der Linie ha-ben, können so ihre Schwach-stellen am besten ermitteln. Sie können abgrenzen, wo das »Zuviel« ein gemeinsames Pro-blem ist und gemeinsam gelöst werden muß. Aber auch das Alleine-Essen ist meist nicht ein isoliertes Phänomen. Wenn Ihnen die Liste peinlich ist, ma-chen Sie sie nur für sich alleine – und stehen Sie auch dazu.

WAS KAUFEN SIE EIN?

Was im Haus ist, wird gegessen – das lehrt die Erfahrung. Was packen Sie in Ihren Einkaufswa-gen? Schreiben Sie's auf und stellen Sie es zur Diskussion. Was Sie und Ihre Familie wirk-lich so gerne essen, daß Sie nicht darauf verzichten können, bleibt drin. Light-Produkte? Sind überflüssig! Ausnahme: Light-Erfri-schungsgetränke – wenn Ihre Lie-ben absolut nicht darauf verzich-ten möchten. Legen Sie keine Vorräte von Keksen und Schoko-lade an. Wenn Sie einmal Lust darauf haben, kaufen Sie die Mini-Packung an der Kasse. Aber stellen Sie nicht der gan-zen Familie eine Falle! Obst, Gemüse, Käse und mageres Fleisch – wunderbar. Auch Cerealien und Milchprodukte sind prima. Überlegen Sie ein-fach bei allem, wer das alles eigentlich essen soll …

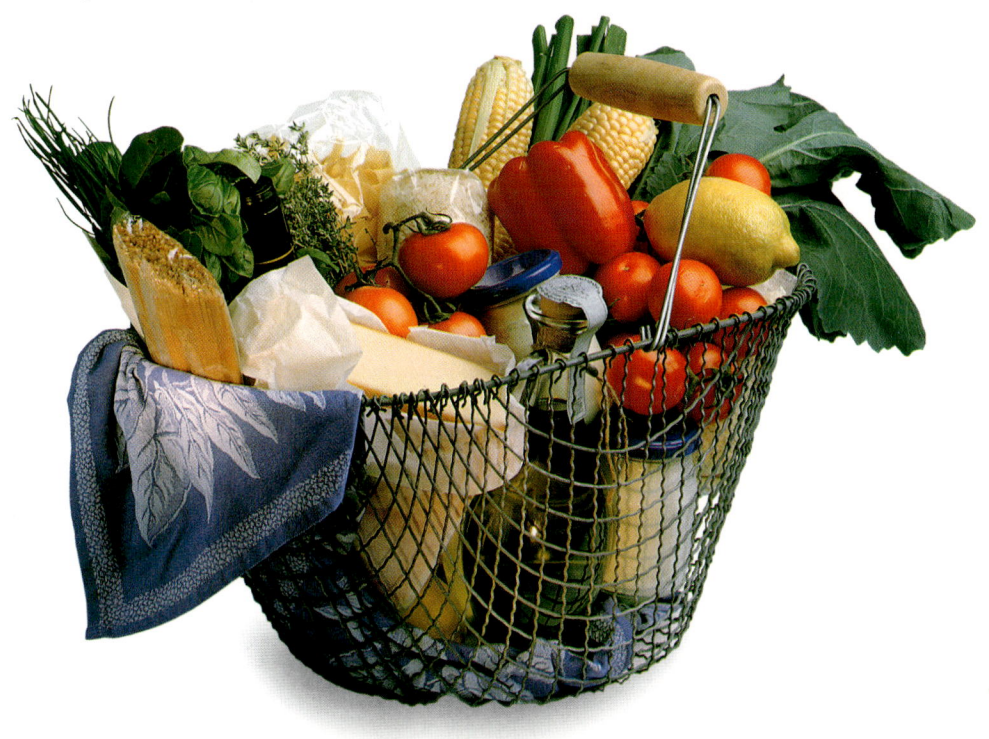

WIE ESSEN SIE?

Nicht nur, was – auch wie wir essen, spielt eine große Rolle. Denn jede Familie hat ihren eigenen Eßstil. Hier ein kleiner Test. Am besten, Sie lassen jeden die Fragen erst einmal verdeckt für sich beantworten – das fördert die Ehrlichkeit.

Überlegen Sie, welche Aussage auf Ihre Familie zutrifft, und zählen Sie die jeweiligen Luftballons, die Sie sich gegeben haben. Auf Seite 35 können Sie nachschlagen, wie viele Punkte Sie erreicht haben. Wahrscheinlich wird Ihnen schon bei der Beantwortung einiges klar.

	stimmt genau	stimmt manchmal	stimmt gar nicht
1. Bei uns gibt's immer zur gleichen Zeit das Essen.	🎈🎈🎈 (gelb, grün, blau)	🎈🎈 (grün, blau)	🎈 (rot)
2. Was man sich auf den Teller tut, wird auch aufgegessen.	🎈 (rot)	🎈🎈 (grün, blau)	🎈🎈🎈 (gelb, grün, blau)
3. »Kinder bei Tisch, stumm wie ein Fisch.«	🎈 (rot)	🎈🎈 (grün, blau)	🎈🎈🎈 (gelb, grün, blau)
4. Bei uns geht's locker zu: Jeder ißt, wenn er Hunger hat.	🎈 (rot)	🎈🎈 (grün, blau)	🎈🎈🎈 (gelb, grün, blau)
5. Der Tisch ist bei uns immer hübsch gedeckt – auch alltags.	🎈🎈🎈 (gelb, grün, blau)	🎈🎈 (grün, blau)	🎈 (rot)
6. Fernsehen, Rundfunk oder Musik – irgend etwas läuft immer. Aber wir achten gar nicht darauf.	🎈 (rot)	🎈🎈 (grün, blau)	🎈🎈🎈 (gelb, grün, blau)
7. Bei uns geht's schnell: Länger als 15 Minuten brauchen wir nie.	🎈 (rot)	🎈🎈 (grün, blau)	🎈🎈 (gelb, grün)
8. Irgendeiner meckert bei Tisch immer übers Essen.	🎈 (rot)	🎈🎈 (grün, blau)	🎈🎈🎈 (gelb, grün, blau)
9. Jedes Familienmitglied hat seinen festen Eßplatz.	🎈🎈🎈 (gelb, grün, blau)	🎈🎈 (grün, blau)	🎈 (rot)
10. Wer seinen Teller leer gegessen hat, kann aufstehen.	🎈 (rot)	🎈🎈 (grün, blau)	🎈🎈🎈 (gelb, grün, blau)
11. Wir essen mindestens zweimal am Tag zusammen.	🎈🎈🎈 (gelb, grün, blau)	🎈🎈 (grün, blau)	🎈 (rot)
12. Aufs Essen freut sich bei uns die ganze Familie	🎈🎈🎈 (gelb, grün, blau)	🎈🎈 (grün, blau)	🎈 (rot)
13. Pfeffer, Salz und Speisewürze stehen bei uns auf dem Tisch.	🎈 (rot)	🎈🎈 (grün, blau)	🎈🎈🎈 (gelb, grün, blau)
14. Wir achten auch immer ein wenig auf Tischmanieren.	🎈🎈🎈 (gelb, grün, blau)	🎈🎈 (grün, blau)	🎈 (rot)
15. Wir unterhalten uns beim Essen. Jeder kommt zu Wort.	🎈🎈🎈 (gelb, grün, blau)	🎈🎈 (grün, blau)	🎈 (rot)
16. Wir stellen lieber gleich die Töpfe auf den Tisch – das spart den Abwasch.	🎈 (rot)	🎈🎈 (grün, blau)	🎈🎈🎈 (gelb, grün, blau)
17. Jeder hat bei uns seine Serviette mit seinem Serviettenring.	🎈🎈🎈 (gelb, grün, blau)	🎈🎈 (grün, blau)	🎈 (rot)
18. Die Stimmung bei Tisch ist meist gelöst und heiter.	🎈🎈🎈 (gelb, grün, blau)	🎈🎈 (grün, blau)	🎈 (rot)

»FRÖHLICH SEI DAS MITTAGESSEN ...«

Nach dem kleinen Test ist Ihnen wahrscheinlich klar, wie wichtig die gemeinsamen Mahlzeiten für eine positive Einstellung zum Essen sind. Die Tafelrunde war schon immer eine soziale Angelegenheit. Dort versammelt sich die Gemeinschaft, werden Nachrichten ausgetauscht, Pläne geschmiedet und diskutiert. Kinder lernen bei Tisch eine ganze Menge über das Leben Ihrer Eltern und umgekehrt. Ein bestimmter Rhythmus und Riten geben Halt und bilden eine Insel im sonst hektischen Alltag. Die feste Sitzordnung gibt jedem Mitglied seinen Platz – es muß nicht jedesmal neu darum kämpfen. Die eigene Serviette festigt diese Sicherheit und animiert mit einem appetitlich gedeckten Tisch zu angenehmen Eßmanieren. Denn wo geschmatzt, gerülpst und gekleckert wird, kann einem wirklich der Appetit vergehen. Wenn Sie gemeinsam essen, sollten Fernsehen, Radio und Musik außen vor bleiben – jetzt hat die Familie das Wort. In dem Moment, in dem alle bei der Rezeptauswahl ein Wörtchen mitzureden haben, steigt auch das Interesse an dem, was auf den Tisch kommt. Wer bewußt und nicht mehr gedankenlos ißt, der wird auch nicht zuviel essen.

GENIESSEN LERNEN

Zu einem gesunden Eßverhalten gehört auch die Fähigkeit zum Genießen, d. h. eine bewußte Wahrnehmung von Geschmack, Geruch und Konsistenz von Lebensmitteln. Das läßt sich trainieren – z. B. mit der Chips-Übung: Jeder nimmt einen Kartoffelchip in die Hand, wechselt zur anderen Hand, schnuppert am Chip. Ist das angenehm? Oder unangenehm? Im zweiten Schritt lecken Sie am Chip und fühlen in sich hinein. Dann riechen Sie wieder daran – hat sich was verändert? Sie dürfen noch mal lecken. Sie probieren aus, was der Geruch und der Geschmack der Oberfläche in Ihnen auslösen. Einen zweiten Chip beißen Sie ab, pressen ihn an den Gaumen und warten, bis er sich aufgelöst hat. Was empfinden Sie dabei? Im nächsten Schritt kauen Sie einen Chip ganz langsam und konzentriert. Den letzten Chip zerkauen Sie, so schnell Sie können. Zwischen den Übungen machen Sie sich immer wieder Ihre Gefühle klar. Am Ende wissen Sie vielleicht, was Ihnen an Chips so gefällt – und mit welchen anderen Mitteln Sie diesen Effekt erzielen könnten. Die Übung können Sie mal mit Schokolade, einer Möhre oder einem Stück Brot machen. Immer werden Sie mehr über sich und Ihren Geschmack lernen. Und schließlich bewußter essen – und genießen.

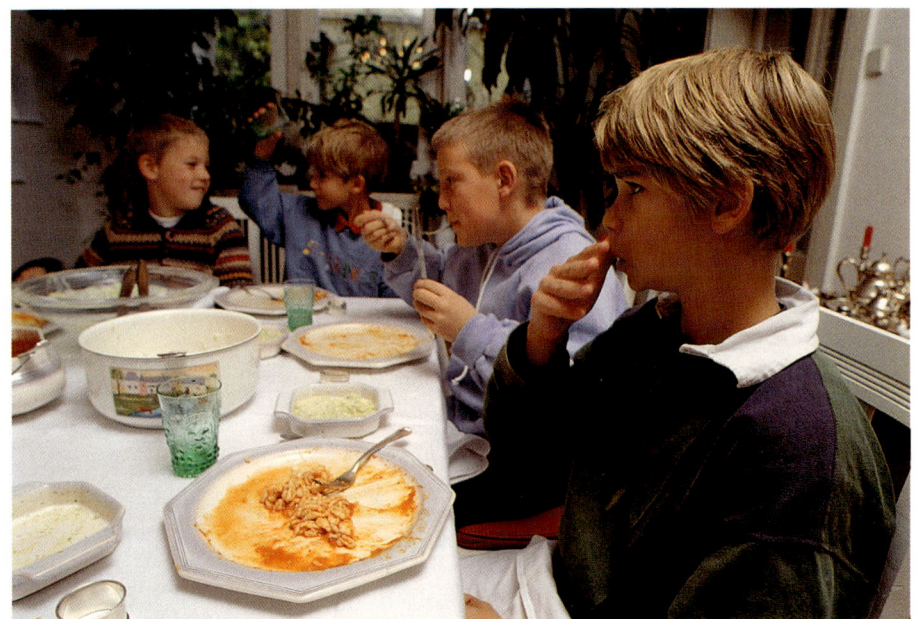

Ganz wichtig ist eine entspannte Atmosphäre bei Tisch. Laden Sie Freunde Ihrer Kinder zum Mittagessen ein, wechseln Sie sich vielleicht mit einer anderen Familie ab. Für Sie bringt das Entlastung, für die Kinder Spaß.

HUNGER UND SÄTTIGUNG

Wer die Signale seines Körpers nicht (mehr) versteht, hat es schwer beim Essen. Denn dann diktieren der Kopf, Gewohnheiten oder Konventionen. Und die sind schlechte Ratgeber in Sachen Essen. Achten Sie auf Ihr Hungergefühl, und essen Sie erst dann, wenn Sie wirklich hungrig

sind. Kurz vor einer gemeinsamen Mahlzeit müssen Sie den Hunger eine Zeitlang beherrschen und vielleicht ein Glas Wasser trinken oder eine Möhre essen. Denn das Familienleben erfordert eine bestimmte Rücksichtnahme des einzelnen. Doch wenn Sie wissen, wann gemeinsam gegessen wird, können Sie sich darauf einstellen. Aber achten Sie beim Essen auf das Sättigungsgefühl – und hören Sie dann auf, wenn Sie sich angenehm satt fühlen. Dazu sollten Sie sich Zeit lassen. Wer eilig schlingt, merkt nämlich nicht rechtzeitig, daß er satt ist. Erst

recht, wenn er hochkonzentrierte Nahrungsmittel wie Schokolade, Wurst oder Sahnepudding ißt. Deshalb sind unsere Rezepte so ballaststoffreich, daß Sie sich mit gutem Gewissen daran satt essen können.

LERNEN SIE, NEIN ZU SAGEN

Der gutmütige Dicke, die gute Mutter, »der Klügere gibt nach« – kommen Ihnen diese Klischees bekannt vor? Tatsächlich haben Menschen mit Gewichtsproblemen häufig Schwierigkeiten, nein zu sagen und sich abzugrenzen. Gerade Frauen in Familien fällt das oft schwer. Wir haben immer noch das Bild der verständnisvollen Mutter, die jederzeit für ihre Lieben zurücksteckt, im Kopf. Abnehmgruppen machen deshalb das Nein-Sagen zum Inhalt vieler Übungen. Vielleicht kommen Sie im »Do it yourself«– Verfahren weiter? Überlegen Sie sich, ob Sie eine Sache wirklich wollen. Wenn nicht, haben Sie den

Mut, das gegenüber Ihrem Partner und Ihrer Familie zu vertreten. Zunächst fällt das schwer – auch Ihrem Gegenüber. Aber wenn Sie fest bleiben und Ihre Ablehnung begründen, akzeptieren das auch die anderen. Und Sie steigen letztendlich in ihrer Achtung.

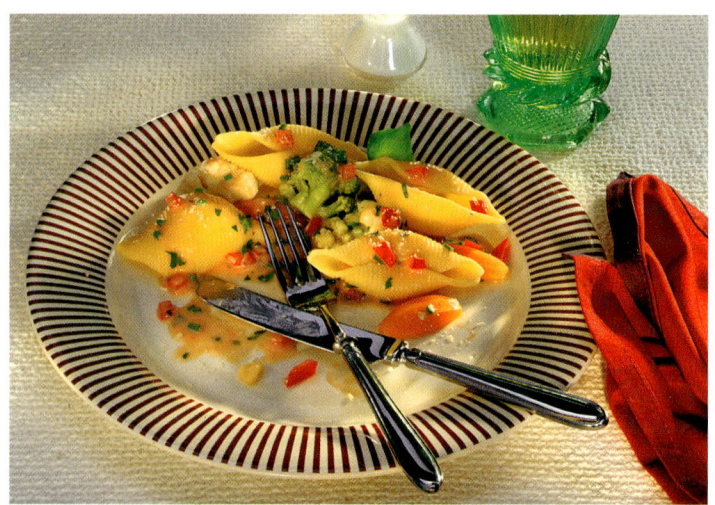

Peinlich, wenn die Augen größer waren als der Magen? Na, wenn schon – das kann jedem mal passieren. Aber machen Sie nicht gleich darauf den zweiten Fehler und essen auf, obwohl Sie schon satt sind. Das macht Sie auf die Dauer dick!

IHR EIGENES BILD – UND DAS DER MEDIEN

Nichts ist weiter von der Realität entfernt als das weibliche Schönheitsideal. So entwickelte sich das Durchschnittsgewicht des amerikanischen »Playmate« (der Zeitschrift Playboy) und der Amerikanerin immer weiter auseinander: Die Models wurden immer dünner, die normalen Frauen immer dicker. Auch bei uns hat das Frauenbild in den Medien nicht viel mit der Realität gemein. Und so wird auch die Mode nicht für die Normalfrau gemacht, sondern für die wenigen Dünnen. Selbst eine schlanke Frau wird in der Umkleidekabine von Mode-Boutiquen von Selbstzweifeln gequält, wenn Größe 38 überm Po spannt oder bei Größe 40 das Bündchen kneift. Wer über Größe 44 trägt, gilt als hoffnungsloser Fall und wird von der Modeindustrie ignoriert.

Frauen leiden unter dem Druck zur Schönheit viel mehr als Männer, denn Sie werden stärker nach ihrem Aussehen beurteilt. Sicher: Auch dicke Männer haben's schwerer in Beruf und Alltag. Dicke Frauen aber werden regelrecht diskriminiert. Und sie fühlen sich schwach, als Versager, schlimmstenfalls minderwertig. Crash-Diäten verschlimmern letztlich das Übel und führen zum Jo-Jo-Effekt.

Sind Sie in dieser Situation und möchten tatsächlich langfristig Ihren Lebensstil umstellen, sollten Sie erst einmal mit sich ins reine kommen. Das »Nein«-Sagen, das Genießen, das Gefühl von Hunger und Sättigung und die Übungen zur Körperwahrnehmung sind besonders wichtig für Sie. Es ist nicht (nur) eine Frage der Kilos, ob Sie sich in Ihrer Haut wohl fühlen. Haben Sie Selbstsicherheit gewonnen, verliert das Essen die zentrale Bedeutung für Sie, und das ist die beste Voraussetzung, um wirklich abzunehmen.

family Extra

Junge Mädchen und Frauen kann das untergewichtige Ideal regelrecht krank machen. Über extreme Diäten kommen manche zur Bulimie, der heimlichen Eß-Brechsucht: Nach regelrechten Freßanfällen wird willentlich alles wieder erbrochen. Dabei sind die Frauen in der Regel schlank und attraktiv. Dramatischer ist die Magersucht, die meist während der Pubertät auftritt. Die Mädchen essen immer weniger, werden schwer untergewichtig, treiben dabei aber auffallend intensiv Sport. Beides sind Krankheiten, die dringend in ärztliche Behandlung gehören. Haben Sie ein offenes Ohr für Ihre Tochter, wenn sie sich zu dick findet, auch wenn sie offensichtlich schlank ist. Nehmen Sie ihre Probleme ernst. Versuchen Sie, sie insgesamt zu stärken – dann verliert das Gewicht an Gewicht.

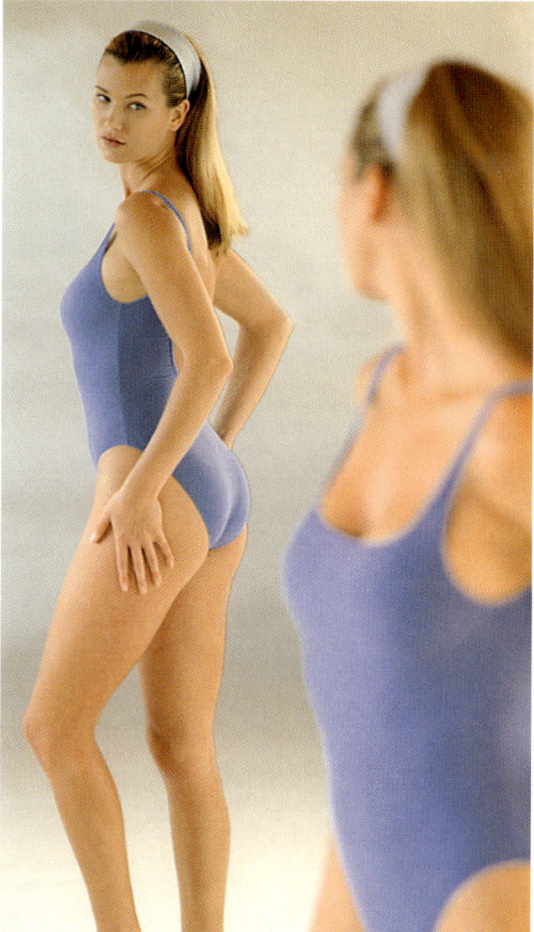

Wahrscheinlich haben Sie kein Verständnis dafür, daß diese Frau unzufrieden mit ihrer Figur ist. Doch jeder ist überkritisch mit sich selbst – vor allem Frauen. Gehen Sie pfleglich mit sich um: Betrachten Sie Ihre Pluspunkte!

WER SICH MAG, WIRD AKZEPTIERT

Schauen Sie sich in Ihrer Umgebung um: Sicher gibt es Menschen, die ebensoviel Kilos wie Sie mit sich herumtragen, aber selbstbewußt und attraktiv wirken, beliebt sind und oft im Mittelpunkt stehen. Auch in den Kreisen Ihrer Kinder gibt's sicher Mädchen, die gar nicht schön, aber sehr umschwärmt sind. Das Gegenteil gibt es natürlich auch: Beautys, die immer am Rande stehen. Das Geheimnis des Erfolgs ist ein gesundes Selbstbewußtsein. Sie leben in einer Familie, wo Sie mit Ihren Problemen nicht allein sind: Stützen Sie sich also gegenseitig – das hilft bei der Entwicklung des eigenen Selbstbewußtseins.

WER WILL WIEVIEL ABNEHMEN?

Jetzt haben Sie viele Informationen darüber, warum die schlanke Linie gar nicht so wichtig ist. Sie können nun abwägen, ob Sie überhaupt im Moment abnehmen wollen. Vielleicht

Ganz ohne Waage geht es nicht. Aber öfter als einmal pro Woche sollten Sie sich nicht wiegen.

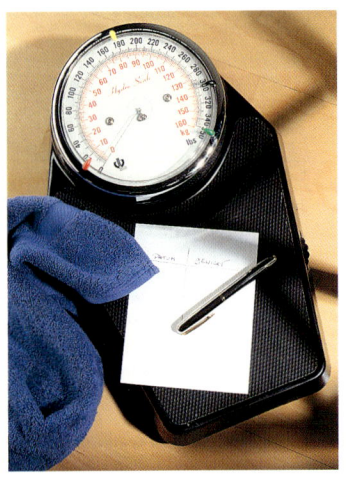

überblättern Sie einfach diese beiden Seiten und kochen nach der family-Diät ganz ohne Rücksicht auf Fettpunkte. Und ändern Ihren Lebensstil hin zu mehr Miteinander, mehr Bewegung, mehr Zufriedenheit. Das ist eine Möglichkeit, bei der Sie nebenbei mit Sicherheit Übergewicht abbauen! Sie können es aber auch ganz gründlich machen. Dazu müssen Sie erst einmal feststellen, in welcher Gewichtszone Sie sich befinden.

Wollen Sie das jetzt ganz genau wissen? Vergessen Sie alles, was Sie über Ideal- und Normalgewicht gehört haben. Heute berechnet man das gesunde Körpergewicht nach dem »Body-Mass-Index« (BMI). Dieser Wert berücksichtigt auch die Größe eines Menschen. Und so berechnen Sie ihren BMI:

BMI= Körpergewicht (kg) : Körperlänge (m^2). In den Tabellen in den hinteren Umschlagklappen können Sie Ihre Werte ablesen.

WELCHER BMI IST DER RICHTIGE?

Alter	BMI
35–44	21–26
45–54	22–27
55–64	23–28
ab 65	24–29

Eine sehr grobe Orientierung liefert die Unterscheidung nach Geschlecht: Männer sollten einen BMI zwischen 20 und 25 haben, Frauen zwischen 19 und 24. Doch mit zunehmendem Alter billigt die Forschung heute Männern und Frauen ein höheres Durchschnittsgewicht zu. Grundlage sind immer Statistiken über Krankheitsanfälligkeit und Sterblichkeit. Und da schneiden die etwas Fülligeren im höheren

Alter besser ab. Die aktuellen empfohlenen Werte können Sie links unten nachlesen.

Sie wissen jetzt vielleicht, daß Sie zuviel wiegen. Wie kommen Sie nun vom BMI auf Ihr Zielgewicht? Probieren Sie's einfach aus. Berechnen Sie Ihren BMI mit einem um 2 kg niedrigeren Gewicht usw., bis Sie einen akzeptablen BMI erreichen. Die Spanne, in der Sie sich bewegen können, ist relativ groß. Unterschreiten sollten Sie Ihren BMI keinesfalls. Überlegen Sie, welches Endgewicht realistisch erreichbar ist. Schreiben Sie es auf einen Zettel: Das ist Ihr Zielgewicht.

Nehmen Sie sich keine Gewichtsabnahme über 10 kg vor: Das ist ein großer Schritt, der nicht auf einmal getan werden sollte.

Wenn Sie im Normalbereich liegen oder gar zu dünn sind, können Sie trotzdem nach der family-Diät kochen und leben. Achten Sie auf die Kästen »Extras für Dünne« und nehmen Sie größere Portionen. Sie nehmen dann nicht ab, leben aber gesünder und bewußter.

NEHMEN SIE SICH ZEIT!

Sie wissen bereits: Nehmen Sie schnell mit Gewaltkuren ab, kommt das durch den Verlust an Flüssigkeit und Muskelmasse zustande. Wenn Sie jetzt mehr sporteln, verdrängen schwere Muskelzellen die leichten Fettzellen. Die Waage sagt Ihnen also nur die halbe Wahrheit. Wollen Sie's genauer wissen, messen Sie mit dem Zentimetermaß Taille, Hüfte, Umfang von Oberschenkel und Oberarm und notieren Sie die Werte. Ab und zu können Sie vergleichen – wenn sich der Zeiger der Waage wieder einmal gar nicht bewegt. Wiegen Sie sich immer zur selben Zeit, am besten morgens vor dem Frühstück, unbekleidet. Sonst ist das Ergebnis verfälscht. Und vor allem: Wiegen Sie sich nicht zu oft! Einmal pro Woche ist ideal und motivierend – da fallen kleine Schwankungen nicht so ins Gewicht. Wieviel Zeit wollen Sie sich geben? Das hängt von Ihrem Übergewicht ab. Mehr als ein Pfund pro Woche sollten Sie nicht abnehmen. Das sind für 10 kg 20 Wochen, also rund fünf Monate. Wenn Sie bedenken, daß am Ende das Fett vielleicht langsamer schmilzt, sollten Sie sich für 10 kg ein halbes Jahr zugestehen. Und danach noch einmal ein halbes Jahr das Gewicht halten, bevor Sie – wenn nötig – die nächsten Kilos angehen.

FÜR KINDER GELTEN ANDERE REGELN

Bei Kindern läßt sich das Körpergewicht nicht nach Formeln berechnen. Grobe Anhaltspunkte liefert die Grafik am Ende des Buches. Wer es genauer wissen will, sieht in unserer Tabelle nach: Der Normalbereich ist ziemlich groß. Haben Sie wirklich das Gefühl, Ihr Kind wird zu mollig, kürzen Sie ihm nicht die Ration, sondern regen Sie es zu mehr Aktivität an. Achten Sie gleichzeitig auf gesunde Ernährung, normalisiert sich die Gewichtsentwicklung von selbst. Ist Ihr Kind wirklich zu schwer, sollte es nicht abnehmen, sondern über einen längeren Zeitraum sein Gewicht halten. Mit den Fettpunkten ist das gar kein Problem.

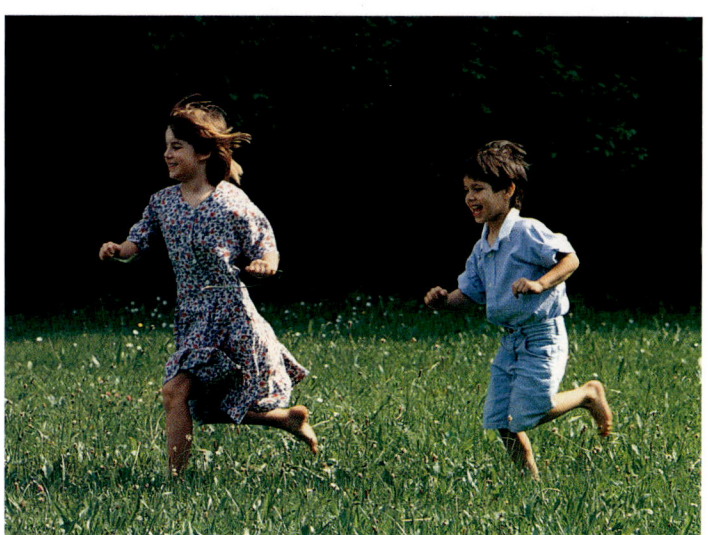

Kinder haben einen natürlichen Bewegungsdrang – und sie wachsen. Gewaltkuren sind deshalb bei ihnen fehl am Platz. Sorgen Sie für Gelegenheit zum Toben und achten Sie darauf, daß Ihr Kind eine Zeitlang nicht zunimmt: Dann wächst sich der Babyspeck buchstäblich aus!

Auflösung des Tests von Seite 30

43–54 Punkte: Super! Bei Ihnen macht das Essen richtig Spaß. Sie genießen die gemeinsame Mahlzeit am schön gedeckten Tisch. Die Familie steht im Mittelpunkt. Jeder hat seinen Platz, kommt zu Wort, nimmt sich Zeit, bis alle fertig sind – und das jeden Tag mindestens einmal!

30–42 Punkte: Sie sind auf dem besten Wege. Sicher ist noch nicht alles so, wie es sein könnte. Aber Streß und Job machen eine entspannte, gemeinsame Mahlzeit schwer. Versuchen Sie mindestens einmal am Tag zusammen zu essen, schalten Sie die Störfaktoren aus. Wenn jeder mitmacht, klappt es sicher auch mit dem Drumherum.

18–29 Punkte: Na ja, die reine Freude ist die Familientafel nicht. Woran liegt's? Überlegen Sie gemeinsam, was Sie besser machen können. Versuchen Sie, alle Medien abzuschalten – jetzt hat die Familie das Wort. Und wenn der Tisch hübsch gedeckt ist, klappt es sicher auch mit den Manieren besser. Übrigens: Wenn alle am Speisezettel beteiligt sind, schmeckt es auch besser und die Meckerei hört endlich auf.

Die family-Diät

Theoretisch sind Sie jetzt bestens informiert. Aber wie setzen Sie nun das alles in die Praxis um? Wie können Sie den Partner oder die Familie motivieren, mitzumachen? Die family-Diät setzt auf den Spaß am Essen, am Miteinander. Sie zeigt einen Weg, wie Sie Gesundheit, Schlanksein und Familienleben in Einklang bringen können. Sie läßt dabei viel individuelle Freiheit – damit der Erfolg auch Bestand hat.

Im letzten Kapitel haben Sie festgestellt, ob Sie (oder ein anderes Familienmitglied) abnehmen möchten. Sie haben Pro und Contra abgewägt und Ihr jetziges Gewicht mit den Richtwerten verglichen. Das soll auch vermeiden, daß Untergewichtige versuchen, Diät zu halten. Jeder hat sich seine persönlichen Ziele gesetzt. Jetzt geht's an die Realisierung – und damit an unsere family-Diät. Es ist eine Diät, die Ihrer Gesundheit zugute kommt und Sie gleichzeitig nicht zu stark einschränkt, damit Sie und Ihre Lieben nicht so schnell die Lust verlieren. Und: Sie müssen nicht hungern und darben! Das Prinzip ist ganz einfach.

JEDER BEKOMMT SEINE FETTPUNKTE WEG

Von den Ernährungsbausteinen hat Fett die meisten Kalorien. Mäßige Mengen sind für unseren Körper lebensnotwendig – aber mehr als 60 bis 80 g Fett sollten wir pro Tag nicht essen. Hier Kalorien zu sparen ist be-

sonders sinnvoll und effektiv. Eine Ernährung, die reich an Kohlenhydraten ist, etwas Eiweiß enthält und sparsam ist mit Fett, ist nicht nur gesund, sondern verspricht auch den größten Erfolg beim Abbau unerwünschter Fettpolster. Kalorien können Sie vergessen: Sie brauchen nur noch die Fettpunkte im Auge zu behalten. Deshalb haben wir ein Fettpunktesystem entwickelt: Jeder Luftballon steht für etwa 4 Gramm Fett. Bei jedem unserer Rezepte finden Sie die betreffende Fettpunktezahl. Sie brauchen also nicht mit Grammangaben zu rechnen, sondern nur noch in Punkten. Auf unserem Poster haben wir außerdem die wichtigsten Lebensmittel mit den entsprechenden Fettpunkten aufgelistet – so können Sie auch auf eigene Faust nach dem family-System kochen oder kleine, fertige Snacks naschen. Eine große Anzahl von Lebensmitteln können Sie unbegrenzt nach Gusto essen, Obst, Gemüse und Brot zum Beispiel. Und

so kommen Sie zu Ihrem persönlichen Fettpunkte-Soll:

DIE INDIVIDUELLE FETTPUNKTE-SKALA

Der Energie- und auch der Fettbedarf sind je nach Alter und Geschlecht höchst unterschiedlich. Deshalb haben wir in der Tabelle männliche und weibliche Werte getrennt und Altersstufen gebildet. Suchen Sie die für sich zutreffende Zeile in unserer Tabelle. Dann haben Sie die Wahl zwischen unterschiedlich hohen Zahlen von Fettpunkten:

• Fettpunkte-Maximum: Es gibt an, wie viele Fettpunkte Sie höchstens pro Tag haben sollten, um gesund zu leben und Ihr Gewicht zu halten. Die richtige Zahl für alle Familienmitglieder, die nicht abnehmen wollen.

• Fettpunkte-family: Mit dieser Fettpunktezahl nehmen Sie optimal und schonend ab – auch über einen längeren Zeitraum ohne gesundheitliche Beeinträchtigung und ohne zu darben.

Alter	Person	Fettpunkte Maximum	Fettpunkte family	Fettpunkte Minimum
7–10 Jahre	Kind	20	15	12
10–13 Jahre	Kind	21	16	13
13–15 Jahre	Mädchen	19	14	12
13–15 Jahre	Junge	24	18	15
15–19 Jahre	Frau	22	16	13
15–19 Jahre	Mann	25	19	15
19–25 Jahre	Frau	18	14	11
19–25 Jahre	Mann	22	16	13
25–51 Jahre	Frau	17	13	10
25–51 Jahre	Mann	20	15	12
51–65 Jahre	Frau	15	11	9
51–65 Jahre	Mann	18	14	11
über 65 Jahre	Frau	15	11	9
über 65 Jahre	Mann	16	12	10

• Fettpunkte-Minimum: Vielleicht möchten Sie am Anfang etwas schneller abnehmen. Oder Sie sind ein so guter »Futterverwerter«, daß sich bei der family-Fettpunktezahl auf der Waage nichts tut. Dann dürfen Sie die Fettpunktezahl etwas reduzieren. Aber auf keinen Fall unter das Minimum gehen: Sie schaden sonst Ihrer Gesundheit.

Wie Sie schon gelesen haben, gibt es Unterschiede zwischen Stoffwechsel und Lebensgestaltung des einzelnen, die auch zu Unterschieden im Kalorienbedarf führen. Deshalb ist das wöchentliche Wiegen am wichtigsten. Es gibt Ihnen Rückmeldung, ob die Fettpunktezahl für Ihren Körper und Ihr Zielgewicht richtig ist. Wer sehr schnell abnimmt, kann sich einen Fettpunkt mehr genehmigen, wer zunimmt, muß Fettpunkte streichen – oder ein bißchen mehr sporteln; auch dafür bekommen Sie ein Gefühl.

VON DEN FETTPUNKTEN ZUM WOCHENPLAN

Jeder hat nun seine Fettpunkte – jetzt geht's an den Speisezettel. Auf der Rückseite unseres Posters finden Sie zwei Kopiervorlagen. Das eine ist der Wochenplan für die ganze Familie: Hier wird einmal pro Woche eingetragen, was die ganze Familie angeht. Daneben gibt es noch ein individuelles Tagebuch. Das wird von jedem, der abnehmen will, individuell geführt – auf Wunsch auch geheim! Ehrlich müssen Sie nur sich selbst gegenüber sein. Sorgen Sie für einen kleinen Vorrat an Kopien, denn das ist die Grundlage für die Gestaltung des Speisezettels in der Familie. Jeder, der abnehmen will, trägt ins eigene Tagebuch seine Fettpunktezahl ein. Dann werden die gemeinsamen Mahlzeiten für die ganze Woche geplant. Jeder darf einmal sein Lieblingsessen unterbringen. Vielleicht gibt es auch einmal eine Mahlzeit,

an der nur ein Teil der Familienmitglieder teilnimmt. Dann könnten Sie das auf dem Plan vermerken. Jeder kann das Essen mit den dazugehörigen Punkten in seinem Tagebuch eintragen – und die restlichen Zwischenmahlzeiten oder Außer-Haus-Essen grob planen. Mit Hilfe des Wochenplans wissen Sie, was eingekauft und gekocht werden muß. Nutzen Sie die Runde, um Aufgaben zu verteilen, wie Salat putzen, einkaufen oder Tisch decken. Tragen Sie das am besten auch ein. Hängen Sie den Wochenplan gleich an den Kühlschrank – so hat jeder sein Soll im Blick und kann für sich, evtl. mit Hilfe seines individuellen Tagebuchs, entscheiden, was er morgens, abends und zwischendurch verzehren will.

WAS NOCH AUF DEN WOCHENPLAN GEHÖRT: SPIEL UND SPASS

Wenn Sie schon zusammensitzen, überlegen Sie, was Sie gemeinsam unternehmen könnten. Wandern, radeln, schwimmen, aber auch ein Museumsbesuch oder ein Stadtbummel sind ideal. Auf Seite 9 können Sie nachlesen, wie viele Aktivpunkte jeder für sich eintragen sollte und was alles als Punkt zählt. Insgesamt sollten es 15 sein. Das notieren Sie in Ihrem eigenen Tagebuch. Da es sich eher um alltägliche Aktivitäten handelt, die nicht immer planbar sind, klappt das am besten abends im Rückblick. Machen Sie sich zunächst täglich die Notizen, sonst gerät die Bewegung in Vergessenheit. Doch wie die Fettpunkte soll Ihnen auch der neue, aktive Lebensstil selbstverständlich werden. Das merken Sie, wenn Sie nach einigen Wochen wie selbstverständlich keine Lücken in Ihrem Bewegungsplan haben. Das ist ein Zeichen dafür, daß mehr Bewegung und Sport für Sie selbstverständlich geworden ist. Sie können sich das Bewegungs-Tagebuch dann sparen. Wenn Sie merken, daß Sie wieder träge werden, holen Sie es wieder hervor. Die Gemeinschaftsaktionen kommen auf die Wochenübersicht, denn sie müssen je nach Terminkalender des einzelnen in der Runde abgestimmt werden. Aber das Minimum von einem Punkt werden Sie sicher erreichen. Sie werden sehen, daß nicht nur die Kinder sich darauf freuen. Das motiviert zu weiterer Aktivität.

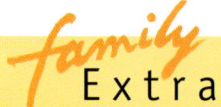

Extra

Kinder unter zehn Jahren können ihr Tagebuch noch nicht ganz selbständig führen. Am besten, sie machen das zusammen mit einer Person, der sie vertrauen und die das System kennt. Das muß nicht immer die Mutter sein. Trotzdem ist es wichtig, daß sich das Kind für seine Aktivitäts- und Fettpunkte verantwortlich fühlt. Mit der Zeit wird beides selbstverständlich, und das Tagebuch kann wieder im Schreibtisch verschwinden.

UND DIE DÜNNEN?

Wer sein Gewicht halten möchte, kann sich ein paar Fettpunkte zusätzlich über Zwischenmahlzeiten und Snacks verschaffen oder einfach etwas größere Portionen bekommen. Wer vielleicht ein paar Pfunde zulegen sollte, findet bei jedem Rezept einen kleinen, feinen und hochwertigen »Fettzuschlag«. Gerade bei Jugendlichen im Wachstum oder nach Krankheiten ist diese hochwertige Fettration wertvoll und oft notwendig. Denn es hat wenig Sinn, wenn der eine Teil der Familie nach der family-Diät ißt, der andere dagegen süße Kraftkost bunkert. Selbst wenn

die Dünnen bei der family-Küche nicht zunehmen, werden sie sich gesünder ernähren als zuvor und entsprechend mehr Abwehrkräfte und Ausdauer entwickeln.

WAS IST MIT KOHLENHYDRATEN UND EIWEISS?

Aus den vorderen Umschlagklappen mit dem Ernährungskreis wissen Sie bereits, wie sich Ihre Ernährung zusammensetzen sollte. In der Praxis reicht es, wenn Sie Ihre Fettpunkte unter Kontrolle haben. Denn eiweißreiche Lebensmittel sind meist auch fettreich – also durch die Fettpunkte begrenzt. Kohlenhydratreiche Lebensmittel sind dagegen so kalorienarm und bieten so viel Masse, daß Sie davon kaum dick werden können. Das können Sie schon bei unseren Top Twenty (vordere Umschlagklappen) nachlesen: Obst (außer Weintrauben, Bananen und Ananas) und Gemüse dürfen Sie unbegrenzt essen. Bei Nudeln, Müslis und Brot können Sie zuschlagen – behalten Sie aber den Ernährungskreis im Blick. Und bei Zucker heißt es Vorsicht – er liefert relativ konzentrierte Energie und kann das Gleichgewicht durcheinanderbringen. Essen Sie also besser Obst.

Der Ernährungskreis. So soll sich Ihre Energie verteilen: viel Kohlenhydrate, wenig Eiweiß, Fett und Süßes.

1. Getreide, Kartoffeln
2. Gemüse, Hülsenfrüchte
3. Obst
4. Getränke
5. Milch, Milchprodukte
6. Fisch, Fleisch, Eier
7. Fette, Öle

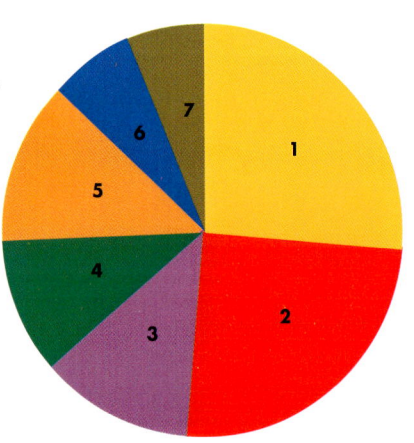

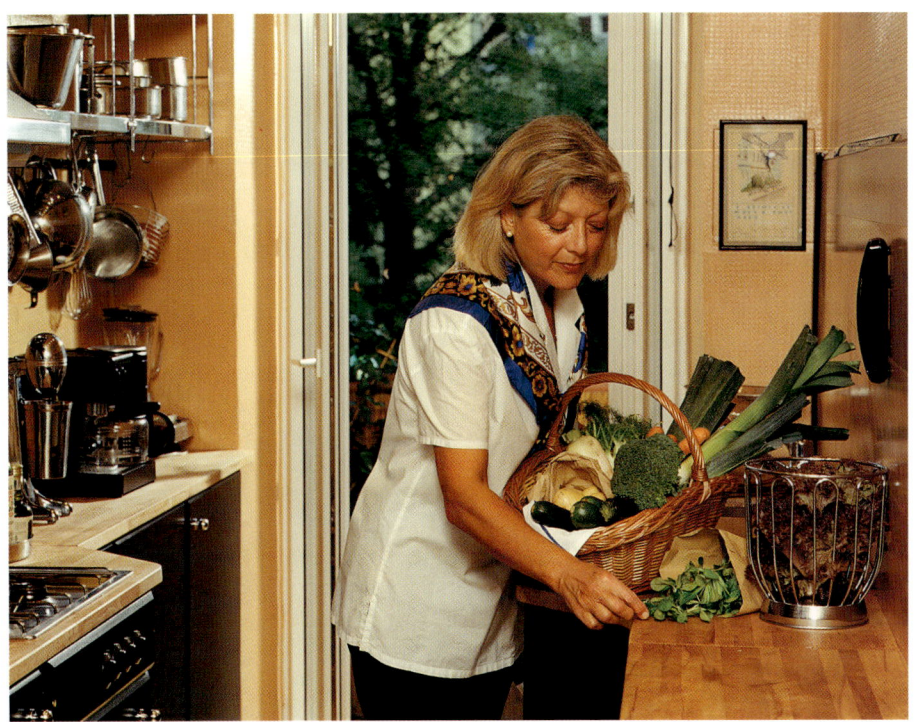

Einkauf kostet Zeit und Kraft. Und frisches Obst und Gemüse sollte nicht auf Vorrat gekauft werden – für Berufstätige oft ein Problem. Gute Nachbarschaft und selbständige Kinder können entlasten. Mehr Tips auf Seite 41.

DIE GESUNDE WAHL: HOHE NÄHRSTOFFDICHTE

Unsere Top Twenty und der Ernährungskreis vorne zeigen, wohin die Richtung geht: Die family-Diät bevorzugt Lebensmittel mit hoher Nährstoffdichte, d. h. einem hohen Gehalt an wertvollen Substanzen pro Kalorie. Da wir nur eine begrenzte Anzahl von Kalorien pro Tag brauchen, sollten diese viel Vitamine, Mineral- und Ballaststoffe enthalten. Der Vorteil dieser Lebensmittel: Sie sind in der Regel ziemlich fettarm. Und sie sind nicht so stark verarbeitet wie Fertigprodukte. Gemüse ist das Lebensmittel mit der höchsten Nährstoffdichte, gefolgt von Getreide und Obst. Danach kommen Milchprodukte, Ei, Fleisch und Fisch – je magerer, desto besser. Wenn Sie in unsere Rezeptliste schauen, werden Ihnen vor allem diese wertvollen, ganz normalen Grundnahrungsmittel begegnen. Denn bei der family-Diät haben wir auch an Geldbeutel und Einkaufsmöglichkeiten gedacht, die einer Durchschnittsfamilie zur Verfügung stehen.

FAMILY-DIÄT FÜR DIE GANZE FAMILIE

Ganz egal, ob Sie zu zweit, zu dritt, zu viert oder mehr sind: Bei der family-Diät bekommt keiner eine Extrawurst. Gekocht wird für alle (im Idealfall auch von allen ...), jeder bekommt einmal sein Lieblingsgericht und ist bei der Gestaltung des Speiseplans beteiligt. Wetten, daß die Meckerei am Mittagstisch aufhört, wenn alle mitreden (und mithelfen ...) dürfen? Vielleicht erfinden Sie auch neue family-Rezepte für Ihre Familie. Schicken Sie sie an unsere Redaktion – wenn genug zusammenkommen, gibt's vielleicht noch einen zweiten Rezepteband. Über die gemeinsame Planung und die Diskussionen werden Sie als Familie oder Paar viel mehr übereinander erfahren und mehr Spaß miteinander haben als zuvor! Denn die family-Diät will Sie ja nicht nur schlanker, sondern auch zufriedener machen.

family Extra

Die family-Diät lebt von der Möglichkeit, Dinge gemeinsam zu bewältigen. Wenn Sie Lust haben, können Sie das auch im Freundeskreis praktizieren. Alleinerziehende profitieren besonders von diesem erweiterten Kreis. Vielleicht wechseln Sie sich mit dem Kochen ab und essen mal hier, mal da? Für sportliche Unternehmungen ist ebenfalls eine größere Gruppe toll – und entlastend, wenn sich die alleinerziehenden Eltern gegenseitig auch einmal ablösen können.

DAS SOLLTEN SIE IM HAUS HABEN

Erschrecken Sie nicht über die umfangreiche Gewürz- und Kräuterliste. Das sind einmalige Anschaffungen, die sich bezahlt machen. Denn wenn Sie fettarm kochen, tut den Gerichten eine besonders raffinierte Würze gut. Dann merkt keiner, daß an Butter und Öl gespart wurde. Die übrigen Zutaten sind in einem Familienhaushalt sicher ohnehin vorhanden.

Gewürze:

Salz, Pfeffer aus der Mühle, geriebene Muskatnuß, Currypulver oder Currypaste, Chilipulver oder Chilipaste, Paprika edelsüß, Zimt, Koriander, Kumin (Kreuzkümmel), Safran (gemahlen), Lorbeerblätter, Wacholderbeeren, gekörnte Gemüsebrühe (Instant), Senf, milder Weißweinessig, Aceto Balsamico, Zitrone, Zucker (weiß und evtl. braun), Ingwerwurzel (oder getrockneter Ingwer).

Kräuter:

Petersilie, Schnittlauch, Salbei, Thymian, Rucola, Rosmarin, Basilikum, Zitronenmelisse, Dill, Kresse (am besten frisch – evtl. aus dem eigenen Garten/von der Fensterbank –, ersatzweise tiefgefroren oder getrocknet).

Fett:

Butter oder Margarine, Butterschmalz, kaltgepreßtes Olivenöl, Traubenkern-, Raps- oder Sonnenblumenöl.

Milchprodukte:

Milch (1,5 oder 3,4 % Fett), Joghurt (1,5 oder 3,4 % Fett), Quark (Magerstufe oder 20 % Fett), Crème fraîche (30 % Fett), Sahne, Schmelzkäse (30 % Fett), Schnittkäse (30 % Fett) wie z.B. Edamer oder Gouda, Parmesan (gerieben oder am Stück).

Cerealien:

Mehl (Type 405, 1050 oder Vollkornmehl nach Geschmack), Couscous-Grieß, Bulgur, parboiled Langkorn-Reis (nach Geschmack Basmati), Risotto-Rundkornreis (oder Milchreis), Spaghetti, Bandnudeln, Röhrennudeln.

Sonstiges:

Zwiebeln, Knoblauch, Rosinen, Eier, Kartoffeln, tiefgekühlte Erbsen, Toastbrot, passierte Tomaten (Fertigprodukt), eingelegte saure Gurken, Kapern, Oliven, getrocknete Tomaten, Agar-Agar, Gelatine.

KLEINE MENGENLEHRE

Unsere Rezepte berücksichtigen auch den kleinen Haushalt. Das Paar, der alleinerziehende Elternteil mit Kind, die frischgebackenen jungen Eltern, die Strohwitwe, die in der Woche mit Kind alleine ißt: sie alle finden die zutreffenden Mengenangaben in unseren Rezepten an erster Stelle. Sind Sie zu viert, finden Sie die passenden Mengen in den Klammern. Und wenn Sie zu dritt sind, können Sie immer genau das Mittel zwischen der Zahl vor und der Zahl in der Klammer nehmen. Sie sind zu fünft? Sind zwei der Kinder unter zehn Jahre, können Sie die Mengen in der Klammer zubereiten. Unsere Rezepte lassen sich aber auch leicht erweitern, wenn fünf Erwachsene und Jugendliche am Tisch sitzen. Schlagen Sie noch mal die Hälfte der ersten Mengenangabe auf die Angaben in Klammern drauf. Dabei ist der Zuschlag an Gemüse und Getreide unbegrenzt. Nur beim Fett müssen Sie die Fettpunkte im Auge haben.

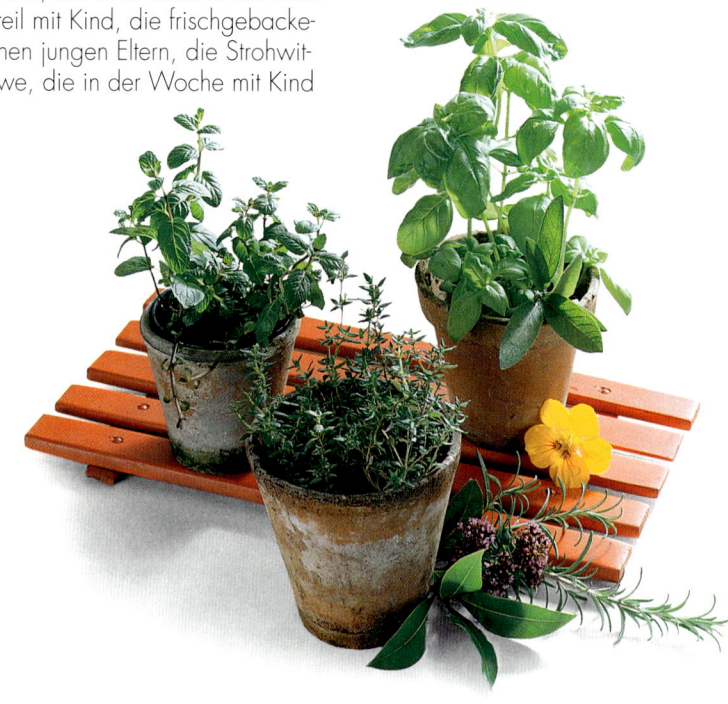

EINKAUF: SO FRISCH WIE MÖGLICH

Wer gesund kocht, hat's nicht so leicht: Obst, Kräuter und Gemüse bauen ab, wenn sie länger liegen. Getreide, Körner und Nüsse bekommt man nicht überall. Als Familie werden Sie wahrscheinlich einmal im Monat haltbare Lebensmittel auf Vorrat kaufen. Doch Gemüse und Obst sollten Sie mindestens zweimal pro Woche besorgen. Denn wenn es länger liegt, sinkt der Vitamingehalt (und nicht nur der) dramatisch. Denn Wärme, Sauerstoff aus der Luft und Licht setzen den wertvollen Inhaltsstoffen zu. Wer in der Stadt lebt, wird zwangsläufig häufiger im Supermarkt einkaufen müssen. Bevorzugen Sie einen Laden, in dem die Gemüseabteilung kühl und das Sortiment gepflegt ist. Manchmal gibt es auch fliegende Händler, die in einzelnen Stadtteilen Obst und Gemüse ab Hof direkt verkaufen. Kaufhäuser, aber auch kleine Tante-Emma-Läden liefern ab einem bestimmten Betrag frei Haus. Fragen Sie danach – auch wenn es Ihnen luxuriös erscheint. Schließlich kann auch Hilfe aus der Nachbarschaft kommen: Wechseln Sie sich beim Einkauf von Frischem mit einer anderen Familie ab. Und spannen Sie Ihre Kinder ein!

AM BESTEN OBST UND GEMÜSE DER SAISON

In den Rezepten sind zu vielen Zutaten Alternativen angegeben. Denn Sie müssen ja nicht unbedingt Erdbeeren im Winter und Orangen im Sommer zubereiten. Wenn Sie Obst und Gemüse der Saison wählen, sparen Sie eine Menge Geld und haben in der Regel besonders frische Ware. Doch in der gemüsearmen Jahreszeit von Dezember bis April kann es schon mal knapp werden mit dem lokalen Angebot. Greifen Sie dann zu tiefgefrorenem Gemüse. Für berufstätige Mütter sind Tiefkühl-Heimdienste eine große Entlastung. Auch die etwas exotischeren Zutaten können Sie variieren: Anstatt mit Ingwerwurzel schmeckt's auch mit Ingwerpulver, Thymian und Basilikum dürfen auch getrocknet sein, Petersilie und Dill können tiefgefroren sein. Auch wenn Sie mal

eine Zutat nicht im Haus haben, scheitert daran nicht das ganze Rezept – es schmeckt nur eine Idee anders.

SO BLEIBT FRISCHKOST WIRKLICH FRISCH

Gemüse, vor allem Blattgemüse, sollte immer im Kühlschrank im Gemüsefach lagern, denn dort sind die Temperaturen ideal. Ausnahme: Tomaten oder Paprikaschoten, die nachreifen sollen. Entfernen Sie nach dem Kauf das Grün von Radieschen, Bundmöhren oder Kohlrabi. Das Blattwerk verbraucht nämlich die Energie der Wurzel bzw. Knolle. Dadurch wird das, was Sie eigentlich verwerten wollen, schnell welk und fade. Kräuter keinesfalls wie Blumen ins Wasser stellen: Sie bauen dann schnell ab und welken. Besser in einer dicht schließenden Plastikbox in den Kühlschrank stellen. Das bremst den Abbau und hält die Blättchen knackig. Im Winter hält eine eigene kleine Sprossenzucht Sie und die Familie fit. Saat mit Schalen oder Boxen gibt es im Reformhaus und im Naturkostladen.

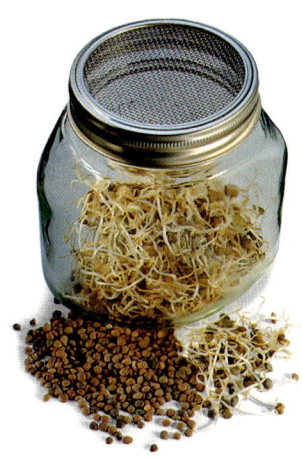

Sprossen lassen sich auch im Einmachglas mit Gazehäubchen zum täglichen Spülen ziehen.

DIE GESUNDE, SCHLANKE KÜCHE

Vitamine, Mineralstoffe und biologisch aktive Substanzen sind vor allem in Rohkost enthalten. Luft, Licht, Wärme und Flüssigkeit schaden ihnen. Deshalb reduziert jedes Zerkleinern, Garen und Aufbewahren den Gehalt an diesen Substanzen. Gleichzeitig macht das Garen aber andere Nahrungsbausteine besser verwertbar für uns. Bei der family-Diät kommt es darauf an, möglichst schonend und fettarm zu kochen. Mit der richtigen Technik ist das kein Problem. Flüssigkeit schwemmt Nährstoffe aus, große Hitze setzt ihnen zu, Sauerstoff zerstört sie. Ideal ist also ein Garen fast ohne Flüssigkeit, bei kleiner Hitze und ohne viel Luftkontakt, also Dünsten, Pfannenrühren, Dämpfen oder Überbacken.

DIE FAMILY-GARMETHODEN

• Dünsten: Gerade wasserreiches Gemüse läßt sich fast ohne Flüssigkeitszugabe dünsten. Günstig ist ein Andünsten in wenig Fett, denn je schneller eine Speise die Temperatur von 70 Grad erreicht, desto mehr Vitamine bleiben erhalten. Bei 70 Grad werden Enzyme zerstört, die Vitamine abbauen.

• Dämpfen: Nicht im, sondern über dem kochenden Wasser gart das Gemüse. Der aufsteigende Wasserdampf sorgt für die nötige Hitze. Biß, Farbe, Vitamine und Mineralstoffe bleiben in hohem Maße erhalten. Für alle, die fast fettfrei leben müssen, ist dies die ideale Garmethode. Für Familien, die öfter so garen, lohnt sich ein Elektrodämpfer mit zwei Dämpfschalen

übereinander. Sie stellen die Garzeit ein – er schaltet automatisch ab und gibt ein Klingelsignal. In der Zwischenzeit haben Sie also auf dem Herd freie Bahn, und nichts kann anbrennen oder verkochen. Wenn Sie nicht so häufig dämpfen: Ein flexibler Dämpfkorb aus Edelmetall paßt in jeden Kochtopf und reicht für unsere Rezepte völlig aus.

• Pfannenbraten: Von den Chinesen haben wir gelernt, daß Braten nicht fett und ungesund sein muß. Kleingeschnittene Zutaten werden unter ständigem Rühren bei mittleren Temperaturen gegart. Die Flüssigkeit verdampft dabei ständig – dadurch bleibt das Gemüse knackig. Sie brauchen keinen Wok dazu – eine große beschichtete Pfanne mit hohem Rand tut's auch.

• Überbacken kommt fast ohne Fett aus, das Gemüse etc. gart unter einer Haube aus Käse, Semmelbröseln oder Sauce schonend und fettarm. Für die Familie ist Überbacken ideal, denn Sie können den Auflauf morgens vorbereiten, in den Kühlschrank stellen und, wenn Sie nach Hause kommen, in den Ofen schieben.

• Garen in Verpackung (Alufolie, gefettetes Pergament, Bratschlauch) ist ein Dünsten, Dämpfen oder Schmoren im eigenen Saft. Bei dieser Methode bleiben der Eigengeschmack und die ursprüngliche Form erhalten. Untersuchungen ergaben, daß Salz bei diesen Methoden bis zu 75 Prozent eingespart werden kann. Außerdem wird das Entstehen schädlicher Röststoffe verhindert. Die wertvolle Garflüssigkeit bleibt erhalten und bildet eine prima Saucengrundlage.

TIPS FÜR DIE FETTARME KÜCHE:

• Verwenden Sie Töpfe mit dicht schließendem Deckel und dicken Böden, damit Flüssigkeit nicht zu schnell verdunstet und die Hitzeverteilung gleichmäßig ist.

• Pfanne oder Wok sollten beschichtet und nicht zu leicht sein – sonst brennt's schnell an.

• Meist reicht zum Andünsten soviel Fett, daß der Topfboden gerade benetzt ist. Erhitzen Sie das Fett leicht, bis es sich gleichmäßig auf dem Boden verteilt hat. Erst dann die übrigen Zutaten dazugeben.

• Wer fettarm brät, sollte das bei mittlerer bis kleiner Hitze tun, sonst leiden Topf und Pfanne und die Gerichte brennen an.

• Elektroplatten können eine milde Hitze halten. Bei Gas brauchen Sie ein Zwischenstück, denn die direkte Flamme ist zu heiß.

• Salzen Sie vor dem Andünsten; dann tritt der Gemüsesaft schneller aus und das Gericht brennt nicht an.

• Beim Pfannenbraten mit Sojasauce statt mit Salz würzen – die verteilt sich am schnellsten.

• Lieber zu kurz garen als zu lang.

• Der Pürierstab ersetzt die Mehlschwitze und Sahne: Kleingeschnittenes, gedünstetes Gemüse ergibt eine cremige Sauce, wenn sie mit dem Pürierstab cremig gemust wird. Sie können diese Sauce mit etwas Sahne abschmecken.

LIEBER ÖFTER, ABER WENIGER ...

Sie wissen selber: Wer Heißhunger hat, ißt oft über den Appetit und fühlt sich nachher schlapp und träge. Besser, Sie lassen es gar nicht soweit kommen. Das soll nicht heißen, daß ständig genascht wird. Doch fünf bis sechs kleine Mahlzeiten am Tag sind günstiger als die traditionellen drei großen.

• Sie können durch einen kleinen, kohlenhydratreichen Snack (belegte Brote, Müsli oder Salat oder einen der Snacks) ein Leistungstief abfangen. Dann hat Ihr Blutzuckerspiegel keine extremen Schwankungen.

• Ihr Verdauungssystem wird nicht plötzlich überfordert, sondern kann kontinuierlich arbeiten.

• Sie verlieren nicht die Kontrolle über Ihren Appetit und erzeugen keinen Zeitdruck. Denn wenn der Hunger erst einmal zu groß ist, greift man in der Verzweiflung eben doch zur Schokolade!

• Im Berufsalltag lassen sich die kleinen Mahlzeiten oft besser einbauen als die große Mittagsmahlzeit.

• Schließlich: Sie haben mehr vom Essen. Denn fünfmal genossen ist eben besser als dreimal!

UND WIE SOLLTEN SICH DIE MAHLZEITEN AUFTEILEN?

Das Frühstück sollten Sie nie ganz streichen. Doch ob Sie ein kräftiges Müsli oder eine pikant belegte Vollkornschnitte essen oder nur eine Bananenmilch trinken, bleibt Ihnen überlassen. Ein zweites Frühstück sollte das erste ergänzen. Greifen Sie zu Vollkornbrot, Milchprodukten, Obst oder Salaten.

Eine warme Hauptmahlzeit sollte deshalb sein, weil bestimmte Nahrungsmittel nur gegart verzehrt werden, wie z.B. Kartoffeln, Eier und Hülsenfrüchte. Ob die warme Mahlzeit abends oder mittags gegessen wird, ist dabei nicht wichtig. Doch sollte sie nicht zu spät am Tag eingenommen werden. Unsere Salatrezepte sind so zusammengestellt, daß sie auch abends nicht schwer im Magen liegen.

Die dritte, kalte Hauptmahlzeit sollte immer vorwiegend Rohes enthalten, mit Vollkornbrot, Butter, Käse und anderen gesunden Brotaufstrichen ergänzt. Die übrigen zwei Snacks können Sie – je nach individuellem Lebensrhythmus – nachmittags und abends einnehmen. Sie können auch nur aus einem frisch gepreßten Saft oder einem Glas Milch bestehen.

family Extra

Schulkinder sollten nicht ohne eine Kleinigkeit aus dem Haus gehen – ideal ist ein Müsli. Je nachdem, wie üppig das Frühstück ausfällt, wird das Schulbrot portioniert. Denken Sie an Getränke – ideal ist eine Fruchtsaftschorle oder ein mit Saft gesüßter Früchtetee. Hat Ihr Kind Gewichtsprobleme und einen großen Hunger, geben Sie ihm reichlich Obst, Knabbergemüse oder trockenes Brot zusätzlich mit – so kommt kein Heißhunger auf.

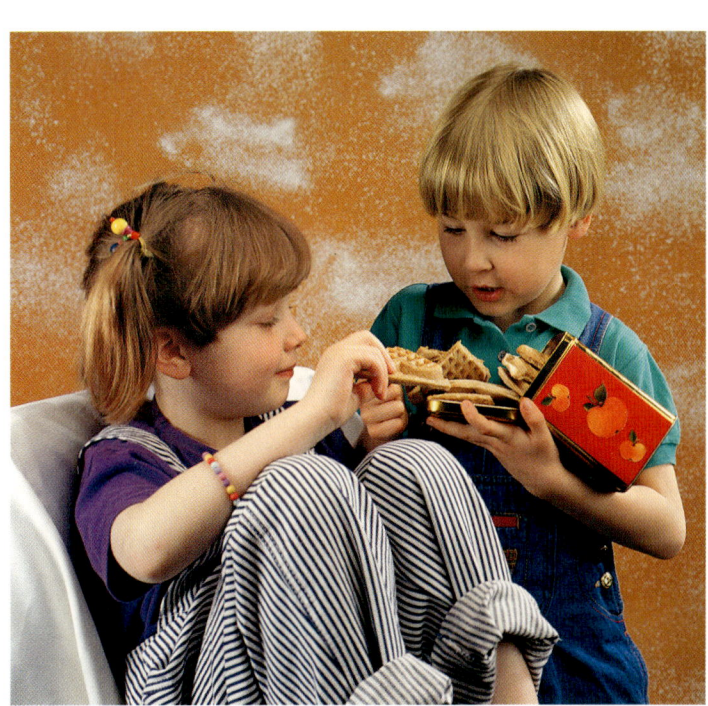

Aller guten Dinge sind drei, wenn's (nicht nur) Kindern schmecken soll: Eine entspannte Atmosphäre, nette Gesellschaft und leckere Häppchen machen Appetit.

WAS MACHE ICH, WENN ...

Alles schön und gut. Aber häufig kommen Sie in Situationen, die alle guten Vorsätze umwerfen. Auf den folgenden Seiten geben wir Empfehlungen, wie Sie sie umgehen. Und daß kleine Seitensprünge bei der family-Diät wirklich kein Problem sind.

... Gäste kommen?

Sie haben Gäste? Kein Problem – die family-Rezepte passen immer. Sie können aus diesem Kochbuch kochen – und keiner wird merken, daß es eine Diät ist! Wir haben Vorschläge für Menüs und Buffets für Sie zusammengestellt:

MENÜ 1 FÜR KINDER

Blattsalate mit Garnelen (S. 88)
Hähnchenkeulen mit Sesam (S. 153)
Obstgeleetörtchen (S. 164)

Punkte pro Portion: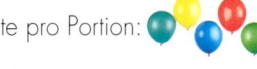

MENÜ 2 FESTLICH

Spaghetti-Variation
(1/2 Portion; S. 122)
Gemischter Salat mit Kräutersauce (S. 78)
Rinderbraten in Rotweinsauce (S. 151)
Vanillecreme mit Erdbeeren (S. 167)

Punkte pro Portion: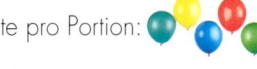

MENÜ 3 OHNE FLEISCH

Minestrone (S. 97)
Zanderfilet (S. 158)
Bananen-Zitronen-Creme (S. 167)

Punkte pro Portion:

MENÜ 4 VEGETARISCH

Crostini (S. 74)
Tomatensuppe ohne Grießnocken (S. 91)
Lasagne mit Pilzen (S. 115)
Buttermilch-Törtchen mit Himbeersauce (S. 170)

Punkte pro Portion:

Für die Buffets rechnen Sie pro Portion: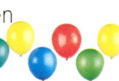

BUFFET 1

Nudelsalat mit Gemüse und Thunfisch (S. 84)
Bohnensalat (S. 87)
Paprikasalat (S. 86)
Pizza light (S. 117)
Himbeermousse (S. 166)
Obst

BUFFET 2

Blattsalate mit Vinaigrette und Joghurtsauce (S. 78/79)
Gefüllte Tomaten (S. 109)
Spargelsalat (S. 89)
Lasagne mit Pilzen (S. 115)
Vanille- und Schokoladencreme mit Erdbeeren (S. 167)

BUFFET 3

Quiche (S. 116)
Kartoffelsalat mit Pilzen (S. 85)
Hirsesalat mit buntem Gemüse (S. 82)
Möhrensalat (S. 83)
Linsentopf mit Gemüse (S. 95)
Obstbiskuit (S. 165)

BUFFET 4

Lachstatar (mit Baguette statt Rösti; S. 154)
Blattsalate mit Garnelen (S. 88)
Kartoffel-Lauchsuppe (S. 96)
Quiche (S. 116)
Geschmorte Birnen (S. 169)
Obstgeleetörtchen (S. 164)

... wir ausgehen?

Schon die Auswahl stellt die Weichen. Im China-Restaurant sind Sie bestens aufgehoben – und natürlich beim Japaner. Die Nouvelle Cuisine wird Ihnen guttun, und beim guten Italiener werden Sie ebenfalls fündig. Zum Essen dürfen Sie ein Gläschen Rot- oder Weißwein oder Champagner trinken. Hier sind die fettärmsten Gerichte:

• Salate, am besten mit Gemüse und Sprossen, ohne Dressing – lassen Sie sich Essig und Öl an den Tisch bringen;

• pochierter Fisch – lassen Sie sich die Sauce extra servieren;

• gegrillte Scampi oder Szepia ohne Dip;

• gegrillte Steaks – ohne Kräuterbutter;

• Baked Potatoes mit Kräuter-Joghurt-Dip;

• mariniertes Gemüse;

• Grillgemüse mit Baguette;

• alle China-Gerichte – Vorsicht nur bei Ente und Nüssen oder Mandeln;

• klare Bouillon oder Essenz mit Gemüseeinlage;

• Pizza – möglichst schlicht;

• Sushi;

• Pesto-Pasta oder Pasta mit anderem Sugo;

• Spargel mit neuen Kartoffeln – nur mit ein paar Löffeln Spargelfond;

• pochierte Poularde mit viel Gemüse;

• Früchte zum Dessert;

• Sorbets.

🎈 ... Wenn wir privat eingeladen sind?

Freuen Sie sich, blenden Sie die Fettpunkte für den Abend einfach aus. Denn unsere Diät funktioniert nicht nach dem »Alles-oder-nichts«-Prinzip. Versuchen Sie tagsüber und am nächsten Tag Fettpunkte einzusparen und mehr Obst und Gemüse zu essen. Ein Trick: Essen Sie langsam, dann wird Ihnen nicht so schnell die nächste Portion aufgetragen. Und trinken Sie neben dem Wein Mineralwasser – dann reicht Ihnen ein Viertel für den ganzen Abend.

🎈 ... mein Kind zum Kindergeburtstag – oder selber feiert?

Vielleicht entdeckt Ihr Kind sein Herz für einen unserer Kuchen. Aber auch mit selbstgebackenen Waffeln fahren Sie gut – Sie müssen nur die Fettpunkte berechnen. Das gilt auch für die bewährte Familien-Geburtstagstorte. Meist lieben Kinder trockene Kuchen und Mohrenköpfe – und die sind in der Regel nicht so fettreich. Ist Ihr Kind eingeladen, sollte es genießen dürfen. Dafür wird eben das Abendessen mager ausfaslln – und am nächsten Tag werden vielleicht ein bis zwei Fettpunkte weniger verzehrt.

🎈 ... ich bei meinen Fettpunkten immer noch hungrig bin?

Eigentlich dürfte das bei der family-Diät nicht passieren. Vielleicht haben Sie sich auf zu schmale Kost gesetzt. Unterschreiten Sie auf keinen Fall unser Fettpunkte-Minimum auf der Fettpunkte-Skala. Wenn Sie gut abnehmen, können Sie

getrost 2–3 Fettpunkte dazugeben. Sorgen Sie für viel Ballast in Ihrer Nahrung: Rohes Gemüse können Sie knabbern, bis Sie platzen. Das füllt auf gesunde, schlanke Art Ihren Magen. Aber auch Obst oder eine knusprige Knäckebrotscheibe sind ideal. Sie dürfen auch die Nudel- und Kartoffelportion bei den entsprechenden Rezepten erweitern, ohne die übrigen Zutaten zu erhöhen. Dann bleibt die Fettpunktezahl gleich. Vor allem:

Lenken Sie sich mit Aktivitäten, die nichts mit Essen und Trinken zu haben, ab. Manchmal erzeugt schon die Idee, eine Diät zu machen, Hunger ...

🎈 ... mich die süße Lust überkommt?

Süßhunger kann verschiedene Ursachen haben: ein Absinken des Blutzuckerspiegels, Hormonumstellung innerhalb des weiblichen Zyklus, seelische oder nerv-

Feiern mit Fettpunkten? Kein Problem: Sie können mit unseren Rezepten ein ganzes Buffet bestücken. Sind Sie zu Gast, wählen Sie leichte Gerichte und sparen Sie tagsüber vorher einige Fettpunkte ein.

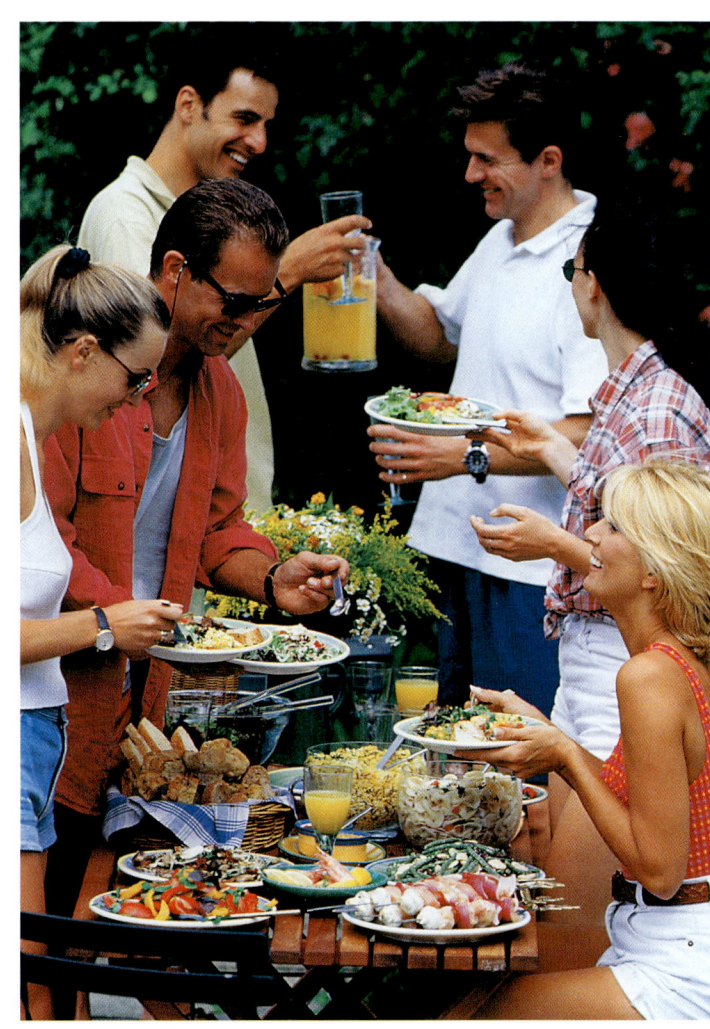

liche Belastungen. Das ist eigentlich kein Problem bei der family-Diät. Wenn Sie zu fetten Süßigkeiten wie Schokolade, Nougat oder Marzipan greifen, müssen Sie die Fettpunkte berechnen. Doch Obst, Trockenfrüchte und Gummibärchen sind frei von Fett und können ohne Berechnung zwischendurch gegessen werden. Nehmen Sie sich Zeit zum Naschen, genießen Sie jeden Happen – dann merken Sie rechtzeitig, wann Ihr süßer Hunger gestillt ist.

🎈 ... ich immer wieder vergesse, Fettpunkte aufzuschreiben?

Vielleicht hilft Ihnen dieser Trick: Machen Sie sich einen Musterplan, der Ihren Gewohnheiten und Ihrem Tagesablauf entspricht. Zum Beispiel: kleines Frühstück, üppiges zweites Frühstück, Essen im Büro, nachmittags eine Kleinigkeit und Abendessen zu Hause. Überlegen Sie sich bestimmte, austauschbare Standards zu jeder kalten Mahlzeit wie belegte Brote, Müsli, Salat. Dann bleibt Ihnen für die warme Mahlzeit eine bestimmte Fettpunktezahl, nach der Sie sich beim Kochen richten können. Wenn Sie in der Woche bei Ihren Standards bleiben, müssen Sie sie nicht mehr jeden Tag notieren. Nur wenn der übliche Rhythmus unterbrochen wird, z. B. am Wochenende, sollten Sie wieder genauer nachrechnen. Nach einiger Zeit haben Sie Ihr Kontingent ohnehin im Gefühl.

Diese Fett-Trenn-Kanne eignet sich zum Entfernen von Bratenfonds und Brühen: Das Fett schwimmt oben, der Gießer setzt am Boden der Kanne an.

🎈 ... ich oder die Familie Lust auf ein Lieblingsgericht haben?

Auf dem Poster finden Sie die Fettpunkte für die wichtigsten Lebensmittel. Beim Kochen müssen Sie jetzt die fetthaltigen Zutaten ausnahmsweise abwiegen oder -messen. Notieren Sie alles, was Sie verbrauchen, und am Ende wissen Sie, wie viele Fettpunkte das Essen hat (wenn Sie die Mengen aufschreiben, auch für die Zukunft). Dann können Sie Ihr Lieblingsessen unbesorgt in Ihren Speiseplan einbauen.

🎈 ... ich Gerichte, die wir gerne essen, »entfetten« möchte?

Viele Gerichte lassen sich leichter zubereiten, ohne dabei an Geschmack zu verlieren:

• Achten Sie beim Kauf auf mageres Fleisch und Geflügel.

• Entfetten Sie den Bratenfond (z.B. bei Ente oder Schweinebraten): Nach dem Ablöschen in einen Fettabtrenner (spezielle Kanne) geben und das Fett abtrennen. Sie können es aufheben und löffelweise nach Rezept zum Kochen verwenden.

• Statt süßer Sahne mit 30 % Fett Kaffeesahne mit 10 % Fett verwenden.

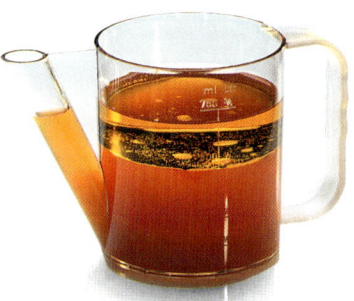

• Statt Crème fraîche können Sie auch Sauerrahm mit 20 % Fett verwenden. Sauerrahm mit 10 % ist in kalten Saucen ein guter Ersatz. Bei heißen Gerichten vorsichtig einrühren, sonst gerinnt er.

• Statt Sauerrahm in Salatdressings Joghurt mit 3,5 % Fett verwenden – dafür etwas weniger Säure (Zitrone/Essig) dazugeben.

• Bei Käse immer eine Fettstufe niedriger wählen.

• Fettreduzierte Butter oder Margarine ist zum Garen überflüssig – nur als Brotaufstrich sinnvoll.

• Kochtips von Seite 42 beachten.

• Statt in der Pfanne kann man viele Puffer oder Gemüse unter dem Backofengrill braten – und nur mit Fett dünn einpinseln.

• Fettgebackenes immer auf Küchenpapier abtropfen lassen.

🎈 ... ein Familienmitglied »fette« Vorräte anlegt in Form von Pralinen, Schokolade, Chips oder Salznüssen?

Besprechen Sie das Thema in der Runde. Finden Sie eine Lösung: Kaufen die »Dünnen« etwas Fettes, sollen sie es am besten an Ort und Stelle essen, aber nicht bunkern. Das wäre unfair gegenüber dem Rest der Familie, der abnehmen will. Aber kauft z.B. Ihr übergewichtiges Kind Schokolade, sagen Sie ihm, daß es die Schokolade essen kann – aber die Punkte berechnet werden. Vielleicht tauscht es sie auch gegen Gummibärchen ein?

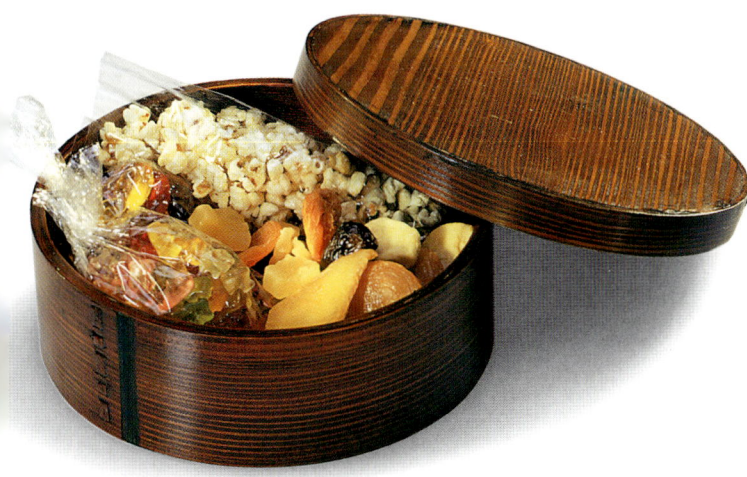

Hier ist Naschen erlaubt, denn diese Naschereien sind fast fettfrei. Ein Ersatz für ein Pausenbrot oder einen Apfel ist der Doseninhalt aber natürlich nicht. Er soll nur den Süßhunger sättigen.

🎈 ... mein Kind oder Partner immer wieder nascht?

Basteln Sie zusammen zwei Naschkisten. Auf eine malen Sie einen Luftballon und schreiben die wichtigsten Naschsachen samt Fettpunkte als Liste auf. Die werden dann dort aufbewahrt. Die andere Kiste verzieren Sie ebenso liebevoll – aber ohne Ballon. Und schreiben drauf: »Naschen erlaubt!« Wie in einer Collage können Sie Bilder von Gummibärchen, sauren Drops, Marshmellows, Popcorn, Puffreis, Trockenfrüchten aufkleben. Dann weiß jeder, was hineingehört.
Natürlich sollte Ihr Kind sich an diesen Dingen nicht satt essen. Fröhliche, gemeinsame Mahlzeiten, die ihm schmecken, können das sicher verhindern.

🎈 ... ich regelmäßig in der Kantine essen muß?

Wahrscheinlich können Sie den Küchenchef nicht nach Fettgehalten fragen. Beweisen Sie deshalb Augenmaß:

• Salatbuffets sind ideal: Nehmen Sie Essig und Öl und rohe Produkte – keine Fertigsalate.

• Klare Suppen sind in der Regel fettärmer als gebundene.

• Sichtbare Fettränder an Fisch und Fleisch abschneiden, evtl. fette Haut bei Geflügel, Panierungen bei Fettgebackenem entfernen.

• Lassen Sie die Saucen am besten weg – oder extra reichen und löffelweise abmessen.

• Aufläufe sind köstlich, aber oft wahre Fettgruben – lieber Gemüsebeilage pur als Doppelportion.

• Pellkartoffeln sind Spitze. Wechseln Sie mit Reis und Nudeln ab. Pommes, Bratkartoffeln oder Rösti lieber nicht.

🎈 ... ich überhaupt nicht weiter abnehme?

Stagnation zwischendurch sollten Sie nicht so schwer nehmen: Vielleicht haben Sie mehr Muskelmasse gebildet – messen Sie einmal mit dem Maßband nach. Oder Ihr Körper gönnt sich eine Verschnaufpause. Gedulden Sie sich noch zwei Wochen. Erst, wenn sich dann nichts tut, können Sie aktiv werden:

• Haben Sie Ihre Fettpunktezahl im family-Bereich, können Sie vielleicht noch ein bis zwei Punkte heruntergehen.

• Effektiver ist es, den Körper zu einem höheren Stoffwechselumsatz zu animieren. Erhöhen Sie Ihre Aktivpunktezahl.

• Lenken Sie sich vor allem ab: Unternehmungen mit der Familie oder Freunden, Kino, Stadtbummel – je eher Sie auf andere Gedanken kommen, desto besser.

Versuchen Sie aber nicht, Ihren Fettbedarf immer weiter herunterzuschrauben. Sonst klappt die Jo-Jo-Falle zu: Ihr Körper spart und spart, und Sie nehmen letzten Endes wieder zu!

🎈 ... mein Kind sich immer zu dünn findet?

Vergleichen Sie das Gewicht Ihres Kindes mit unseren Richtwerten. Liegt sein Gewicht im oberen Bereich, hat es vielleicht recht. Es sollte nicht abnehmen, aber sein Gewicht eine längere Zeit halten: Unterstützen Sie Ihr Kind dabei, auch wenn es Ihnen schwerfällt. Liegt das Gewicht im unteren Bereich, ist Ihr Kind im Alter zwischen 13 und 16 und ein Mädchen, läßt es sich vielleicht vom Twiggy-Trend verrückt machen. Das kann harmlos sein, aber auch in Extremen enden. Versuchen Sie, ihr eine andere Möglichkeit zu eröffnen, modisch und chic zu sein. Nur dagegen ankämpfen hilft nichts. Kommen Sie mit ihren Freunden ins Gespräch. Nimmt Ihr Kind vielleicht sogar ab, müssen Sie ärztliche Hilfe suchen.

🎈 ... ich nachts wach werde und einen unbändigen Hunger habe?

Dann gehen Sie in die Küche und essen einen Joghurt oder ein belegtes Brot oder saure Gurken. Je nachdem, auf was Sie Lust haben. Denn keiner sagt, daß Sie nachts nicht essen dürfen. Sie sollten nicht das Gefühl von »Sünde« haben. Merken Sie sich die Fettpunkte und zählen Sie sie am nächsten Tag mit. Wenn sich die nächtlichen Hungerattacken wiederholen, richten Sie vielleicht schon einen kleinen Snack für die Nacht oder füllen einen beruhigenden Tee in eine Thermoskanne. Hören Sie auf Ihren Körper und versuchen Sie nicht, alle Wünsche zu unterdrücken.

🎈 ... meine Familie vor dem Kühlschrank steht?

Keep cool! Und überlegen Sie, ob Ihre Familiensitzung ein Diktat Ihrerseits war oder wirklich von der ganzen Familie mitgetragen wurde. Haben Sie sich »nur« durchgesetzt, wird Ihre Familie die family-Diät torpedieren. Ist der Entschluß durch eine gemeinsame Entscheidung gefallen, wäre es gut, alle daran zu erinnern. Vielleicht hat der Einkauf nicht geklappt – oder die Portionen sind zu klein (das kann bei Kindern in der Pubertät pas-

sieren). Gut, wenn Sie fettarme Snacks auf Lager haben, um Ihre Lieben vom Kühlschrank wegzulocken. Wenn Sie dann noch eine Runde »Mensch ärgere Dich nicht« in Aussicht stellen ...

🎈 ... die übrigen Familienmitglieder gar nicht abnehmen müssen?

Machen Sie klar, daß alle anderen bei Frühstück und kalten Mahlzeiten weiter so essen können, wie sie wollen. Stellen Sie außerdem klar, daß sich für Sie etwas ändern muß, wenn Sie sich weiter wohl fühlen sollen. Sprechen Sie Dinge an, die in der Familie vielleicht trotz Normalgewicht nicht so gut laufen – schaffen Sie sich so Verbündete in Ihrer Familie. Bitten Sie alle um Hilfe. Lassen Sie Ihre Familie den Rezeptteil durchblättern und Wünsche äußern. Denn Ihre family-Diät soll auch für den Rest der Familie keine harte, sondern schöne Zeit werden. Auf die Dauer funktioniert das Zusammenleben nämlich nur gut, wenn alle Mitglieder mit sich und ihrer Situation zufrieden sind.

🎈 ... mein Blutdruck in den Keller sinkt?

Die Ernährungsumstellung kann für Menschen mit Bluthochdruck positiv sein. Wer jedoch zu schnell seine Energiezufuhr herunterschraubt und ohnehin einen niedrigen Blutdruck hat, kann vorübergehend Probleme bekommen. Geben Sie sich ein bis zwei Fettpunkte mehr und legen Sie großen Wert auf die Bewegung. Denn das stabilisiert Ihren Kreislauf mehr als alles andere. Schwarzer Tee und Kaffee in Maßen wirken ebenfalls stimulierend.

🎈 ... meine Haare ausfallen?

Die family-Diät tut Ihren Haaren gut, weil sie unglaublich viele Vitamine liefert. Vielleicht ist der Haarausfall eine Reaktion auf die Veränderung – oder Sie kasteien sich mit zu wenigen Fettpunkten. Bevorzugen Sie Hirse als Getreide. Und geben Sie ab und zu einen Löffel Hefeflocken (Reformhaus) an Saucen oder Suppen: Sie enthalten viel Biotin. Kieselsäure (auch Reformhaus) stärkt ebenfalls die Haarstruktur.

🎈 ... meine Haut schlaff wird?

Wenn Sie schnell abnehmen und keine 20 mehr sind, kann tatsächlich die Haut etwas »weit« werden. Aber es ist wie nach der Entbindung: Nach einiger Zeit normalisiert sich der Zustand. Je älter Sie sind, desto länger dauert das – aber es passiert. Denn unsere Haut ist unglaublich anpassungsfähig. Abgeschwächt wird das Erschlaffen durch viel Bewegung und Gymnastik – dann strafft der darunterliegende Muskel die Haut. Viel Vitamin C in Obst und Gemüse stärkt das Bindegewebe ohnehin bei der family-Diät. Machen Sie keine derben Bürstenmassagen. Ein Peeling oder eine leichte Ölmassage tun gut. Und langsames Abnehmen läßt dieses Problem erst gar nicht entstehen.

🎈 ... meine Familie die Lust verliert?

Das ist normal. Machen Sie offiziell einen Monat Pause: Keiner muß sein Tagebuch führen, die Speiseplansitzungen fallen unter den Tisch. Kochen Sie ganz locker weiter nach der family-Diät, kaufen Sie weiter nach Fettpunkten ein – aber sprechen Sie einfach nicht darüber. Schlagen Sie weiterhin gemeinsame Aktionen vor, halten Sie Ihre Lieben auf Trab. Nach dem Monat gibt's ein »meeting«. Vielleicht stellen Sie fest, daß Ihre Familie viele Dinge in ihren Alltag aufgenommen hat und mag. Und daß der gewünschte Abnehmerfolg bei den Betroffenen zumindest teilweise eingetreten ist. Das ist die Änderung des Lebensstils, die nötig war. Aber machen Sie klar, daß Mitverantwortung ein Teil dieses Stils ist und nicht wieder alle Verantwortung und Arbeit an Ihnen hängenbleiben darf.

🎈 ... ich wieder zunehme?

Das kann passieren. Resümieren Sie: Was hat die family-Diät für Sie und Ihre Familie, Ihren Partner verändert? Schreiben Sie alles auf, was Ihnen einfällt. Die positiven Ergebnisse sind wichtiger als jedes Pfund! Darauf können Sie sich erst einmal ausruhen: Ihre Anstrengung hat sich gelohnt. Und jetzt zu Ihrem Gewicht. Gönnen Sie sich einen Monat Pause. Kochen Sie mit den Fettpunkten im Hinterkopf, aber nicht unbedingt nach Rezept. Konzentrieren Sie sich auf Gebiete jenseits von Kochen und Essen. Genießen Sie die neue Freizeit mit Ihrer Familie oder Ihrem Partner. Gehen Sie ins Kino, wandern Sie, radeln Sie. Stellen Sie sich einen Monat lang nicht auf die Waage. Sie werden danach sehen: Sie haben Ihr Gewicht gehalten, wenn nicht sogar abgenommen. Und nun geht's weiter.

WAS MACHE ICH NACH DER FAMILY-DIÄT?

Das ist die große Frage. Wissenschaftlich begleitete Abnehmprogramme befragten die Teilnehmer nach fünf, sechs oder sieben Jahren und stellten fest: Je schneller der Erfolg war, je extremer die Umstellung, desto dicker waren die Teilnehmer nach dieser Zeit. Nur wenige konnten ihr Gewicht stabilisieren. Es gibt viele Gründe für Übergewicht und deshalb ganz unterschiedliche Prognosen. Wer durch eine Lebenskrise dick wird, hat nach einer Phase der Stabilisierung wahrscheinlich keine Probleme mehr. Wenn der Lebensstil Auslöser für Übergewicht war, kann nur eine dauerhafte Veränderung eine neue Gewichtszunahme verhindern. Der springende Punkt: Das »neue Leben« muß mehr Spaß machen als die alten Gewohnheiten. Das liegt an Ihnen. Wir geben Anstöße – Sie müssen selber herausfinden, was zu Ihnen und Ihrer Familie paßt. Suchen Sie sich die »Rosinen« heraus, verwerfen Sie, was nicht zu Ihnen paßt. Dann können Sie auch ohne Aktiv- und Fettpunkte gesund und schlank bleiben. Die family-Diät ist der Anfang einer bewußteren Lebensweise. Wenn Sie zwischendurch abschweifen, werden Sie das irgendwann bemerken und wieder zurückkehren können. Jederzeit.

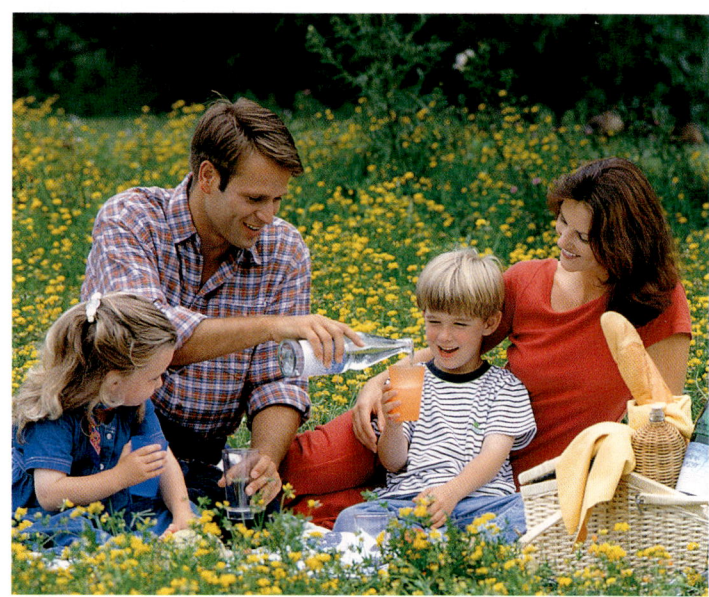

Essen und Trinken, Freizeit und Natur, Bewegung und Spaß gehören zusammen und sind für Gesundheit und Wohlbefinden wichtig. Zu viert macht das alles viermal soviel Freude!

Wegweiser zum richtigen Rezept

Um Ihnen die Zusammenstellung Ihres Tagesmenüs zu erleichtern und Ihnen beim Rechnen zu helfen, finden Sie hier alle Rezepte aus diesem Buch mit Fettpunkten.

Snacks und Frühstück

Ob zum Frühstück oder für zwischendurch, hier finden Sie kleine Snacks, raffinierte Sandwiches und kernige Müslis.

		Fettpunkte
Kleinigkeiten für zwischendurch	S. 64	0–1
Belegte Brote und Brötchen	S. 66	1–2
Sandwich mit Käsecreme	S. 70	1
Sandwich mit Tomaten und Mozzarella	S. 70	2
Überbackenes Baguette mit Käse	S. 71	1
Überbackenes Baguette mit Hackfleisch	S. 71	2
Filettoast mit Gemüse	S. 72	2
Gemüsetoast	S. 73	2
Crostini mit Tomaten	S. 74	1
Crostini mit Leber und Pilzen	S. 74	2
Crostini mit Gemüse und Mozzarella	S. 74	2
Crostini mit Birne und Gorgonzola	S. 75	2
Cremiges Dinkelmüsli	S. 76	1
Reismüsli	S. 76	1
Obstmüsli mit Amaranth	S. 77	1
Fitneßmüsli	S. 77	2

Salate

Schnelle feine Salate als Beilagen oder – mit einem Stück Baguette – als leichtes Hauptgericht.

		Fettpunkte
Gemischter Salat mit Joghurtsauce	S. 78	1
Blattsalat mit Vinaigrette	S. 79	2
Gemischter Salatteller mit Putenstreifen	S. 80	3
Warmer Linsensalat	S. 81	1
Hirsesalat mit buntem Gemüse	S. 82	2
Möhrensalat mit Zuckerschoten	S. 83	1
Nudelsalat mit Gemüse und Thunfisch	S. 84	1
Kartoffelsalat mit Pilzen	S. 85	2
Saftiger Paprikasalat	S. 86	1
Bohnensalat	S. 87	1
Blattsalate mit Garnelen	S. 88	2
Spargelsalat	S. 89	2

Suppen und Eintöpfe

Feine Suppen als Vorspeisen und deftige Eintöpfe zum Sattessen.

		Fettpunkte
Fleischbrühe mit Gemüse	S. 90	1
Tomatensuppe mit Grießnocken	S. 91	2
Grünkerncremesuppe mit Gemüsen	S. 92	2
Gemüsecremesuppe	S. 93	1
Schnelle Nudelsuppe mit Gemüse	S. 94	1
Linsentopf mit Gemüse	S. 95	1
Kartoffel-Lauchsuppe	S. 96	1
Minestrone	S. 97	1

Bunte Gemüse

Ob klassisch oder ein bißchen exotisch: hier finden Sie raffinierte Gemüsegerichte – nicht nur für Vegetarier.

		Fettpunkte
Gemüseküchlein mit Joghurt-Kräuter-Sauce	S. 98	3
Frühlingsgemüse	S. 99	1
Gebratener Spargel	S. 100	1
Buntes Pfannengemüse	S. 101	2
Gemüsecurry indisch	S. 102	2
Gemüsepfanne karibisch	S. 103	1
Wirsing mit Safran	S. 104	1
Rosenkohl mit Parmesan	S. 105	2
Honigmöhren mit Sprossen	S. 106	2
Gurken in süß-saurer Dillsauce	S. 107	1
Gefüllte Kohlrabi mit Kräutersauce	S. 108	2
Gefüllte Tomaten	S. 109	2

Aus dem Ofen

Aufläufe und Soufflés, Lasagne, Quiche und Pizza – die beliebtesten Ofengerichte sind hier vertreten.

		Fettpunkte
Soufflé mit Brokkoli	S. 110	3
Gratiniertes Pfannengemüse	S. 111	2
Gratinierte Pilznudeln mit Gemüse	S. 112	3
Kartoffel-Zucchini-Gratin	S. 113	3
Tortellini-Gratin mit Spinat	S. 114	4
Lasagne mit Steinpilzen	S. 115	4
Quiche mit Lauch und Schinken	S. 116	4
Pizza light	S. 117	2

Fettpunkte

– gebraten, gerollt, gefüllt und
aus dem Backofen.

		Fettpunkte
Hähnchenschnitzel mit Spinatsauce	S. 145	3
Rindersteak mit Senfrahm und Gemüse	S. 146	4
Putenröllchen mit Gemüsereis	S. 147	3
Geflügelspieße mit Gemüse	S. 148	3
Geschmorte Putenkeulen mit Kräutern	S. 149	4
Rinderrouladen mit Lauchfüllung	S. 150	3
Rinderbraten in Rotweinsauce	S. 151	2
Lammragout mit Gemüse	S. 152	4
Hähnchenkeulen mit Sesam	S. 153	2

Leichtes mit Fisch

Ideal für die schlanke Küche:
Fisch in allen Variationen.

		Fettpunkte
Lachstatar auf Mini-Rösti	S. 154	3
Sardinen auf Zucchini und Weinzwiebeln	S. 155	3
Kräuterforelle auf Gemüse	S. 156	3
Fischröllchen mit Kräutersauce	S. 157	3
Zanderfilet mit Zitronen-Kapern-Sauce	S. 158	2
Viktoriabarsch mit Sommergemüse	S. 159	2
Fischfilet mit Tomaten-Knoblauchsauce	S. 160	2
Goldbarschfilets in Pfeffersauce mit Fenchel	S. 161	3
Fisch mit Gemüse in Ingwersauce	S. 162	3
Variante mit Fleisch	S. 163	3
Variante mit anderem Gemüse	S. 163	3

Süßes

Leichte, verführerische Desserts,
denn auf Süßes brauchen Sie
bei der schlanken Küche nicht
zu verzichten.

		Fettpunkte
Obstgeleetörtchen mit Vanillesauce	S. 164	1
Schneller Obstbiskuit	S. 165	1
Himbeermousse	S. 166	4
Aprikosen-Kompott	S. 166	0
Vanillecreme mit Erdbeeren	S. 167	1
Schokocreme	S. 167	2
Bananen-Zitronen-Creme	S. 167	2
Gratinierter Apfelreis	S. 168	1
Geschmorte Birnen	S. 169	2
Buttermilch-Törtchen mit Himbeersauce	S. 170	0
Quarkcreme mit Früchten	S. 171	0

Fettpunkte auf einen Blick

Wenn Sie nicht nur die Rezepte im Buch, sondern auch Ihre persönlichen Lieblingsrezepte nach der »low-fat«-Methode zubereiten möchten, dann sind die folgenden Tabellen für Sie interessant. Sie zeigen Ihnen auf einen Blick, wieviel Fett in den wichtigsten fetthaltigen Nahrungsmitteln enthalten ist. Damit es noch einfacher wird, ist auch gleich die Umrechnung in Fettpunkte angegeben. Wenn Sie gerne kreativ kochen, können Sie das Plakat in Ihre Küche hängen. So können Sie die Fettpunkte für Ihre selbst zusammengestellten Gerichte leicht feststellen und aufschreiben. Sie werden sehen, nach kurzer Zeit denken und kochen Sie ganz automatisch »fettbewußt«.

Besonders fettreich

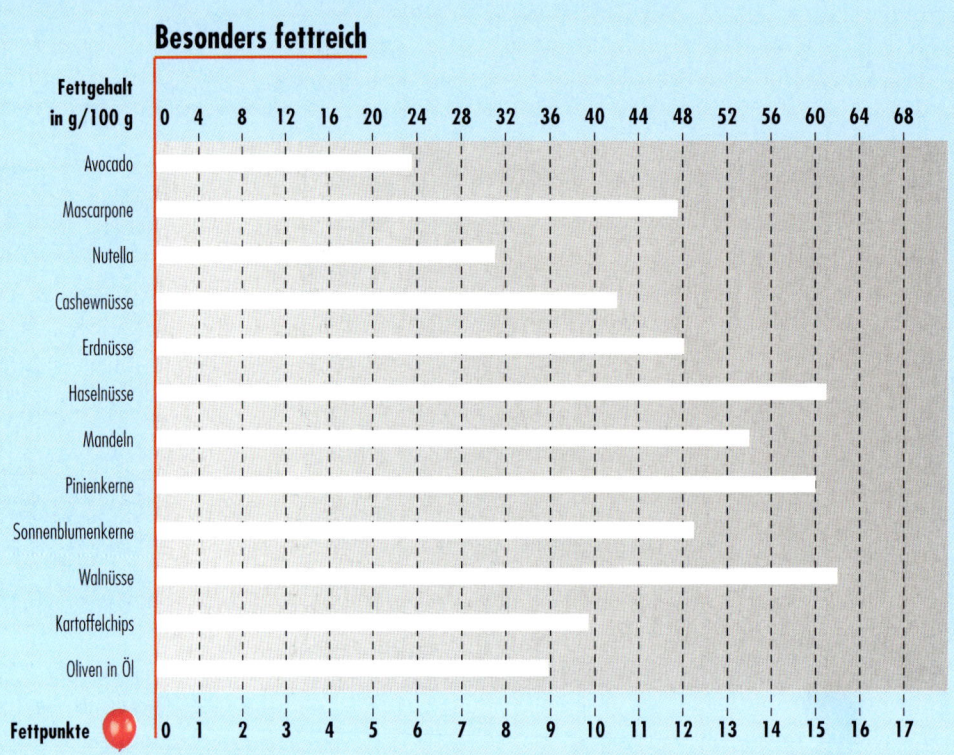

Kleinmengen

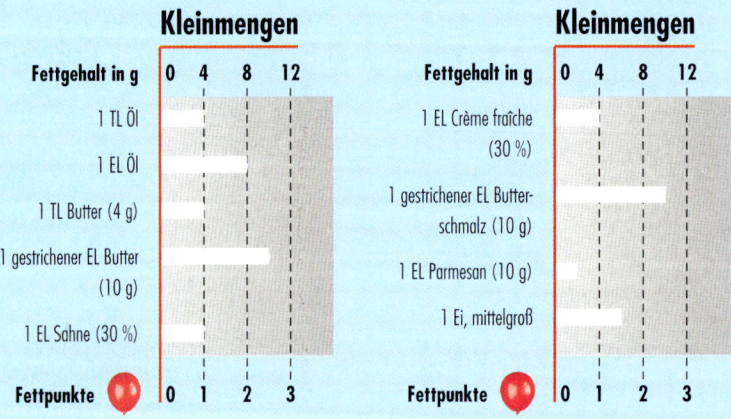

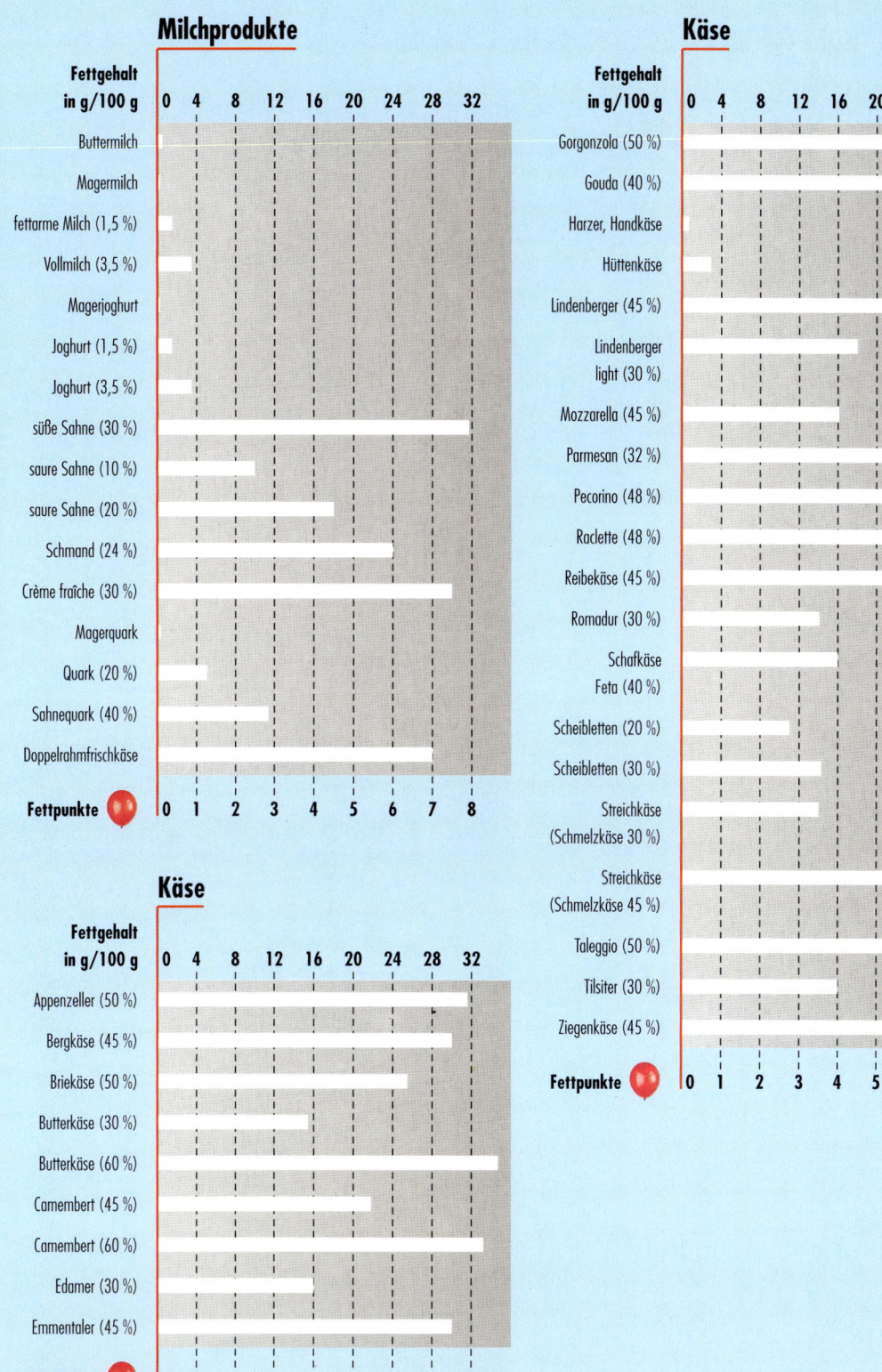

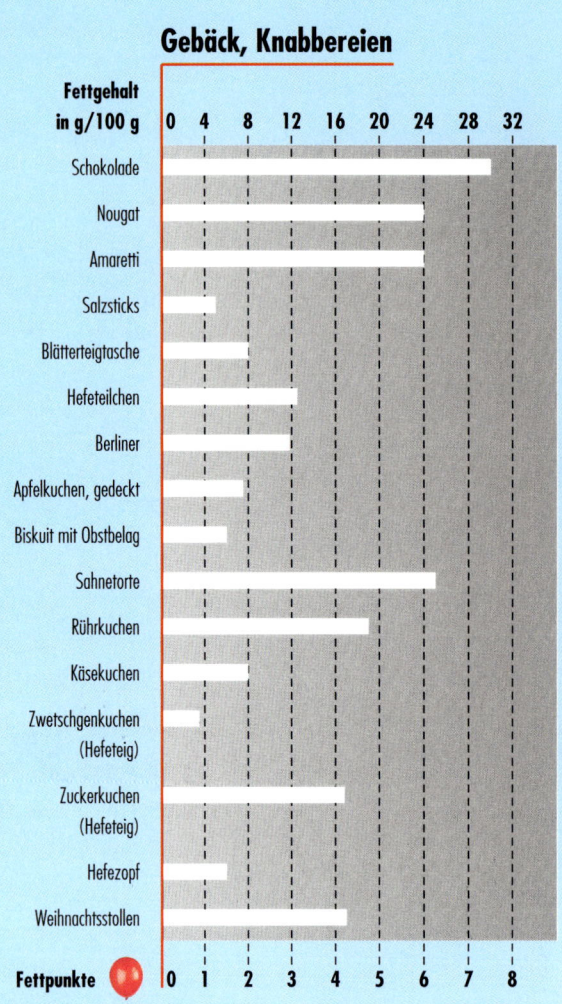

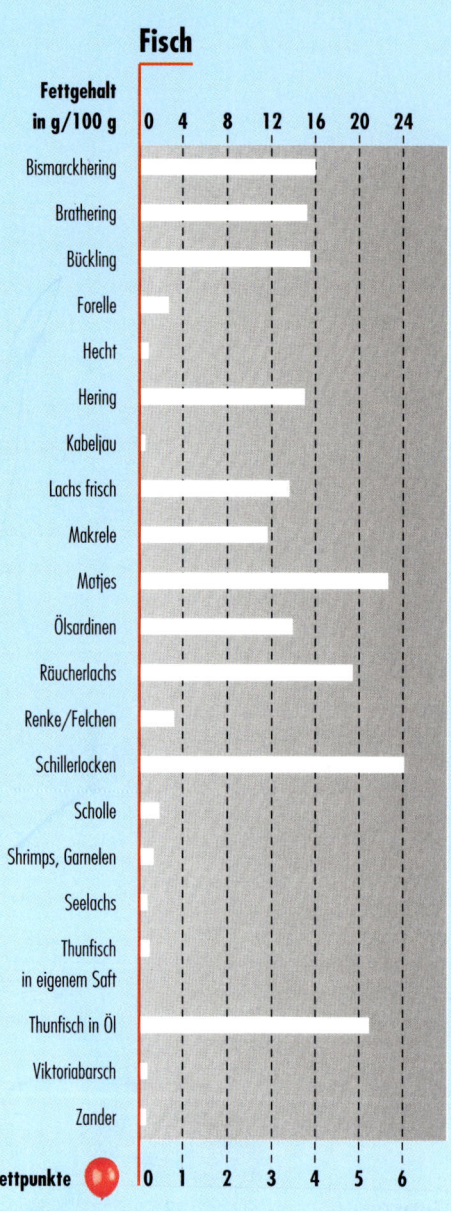

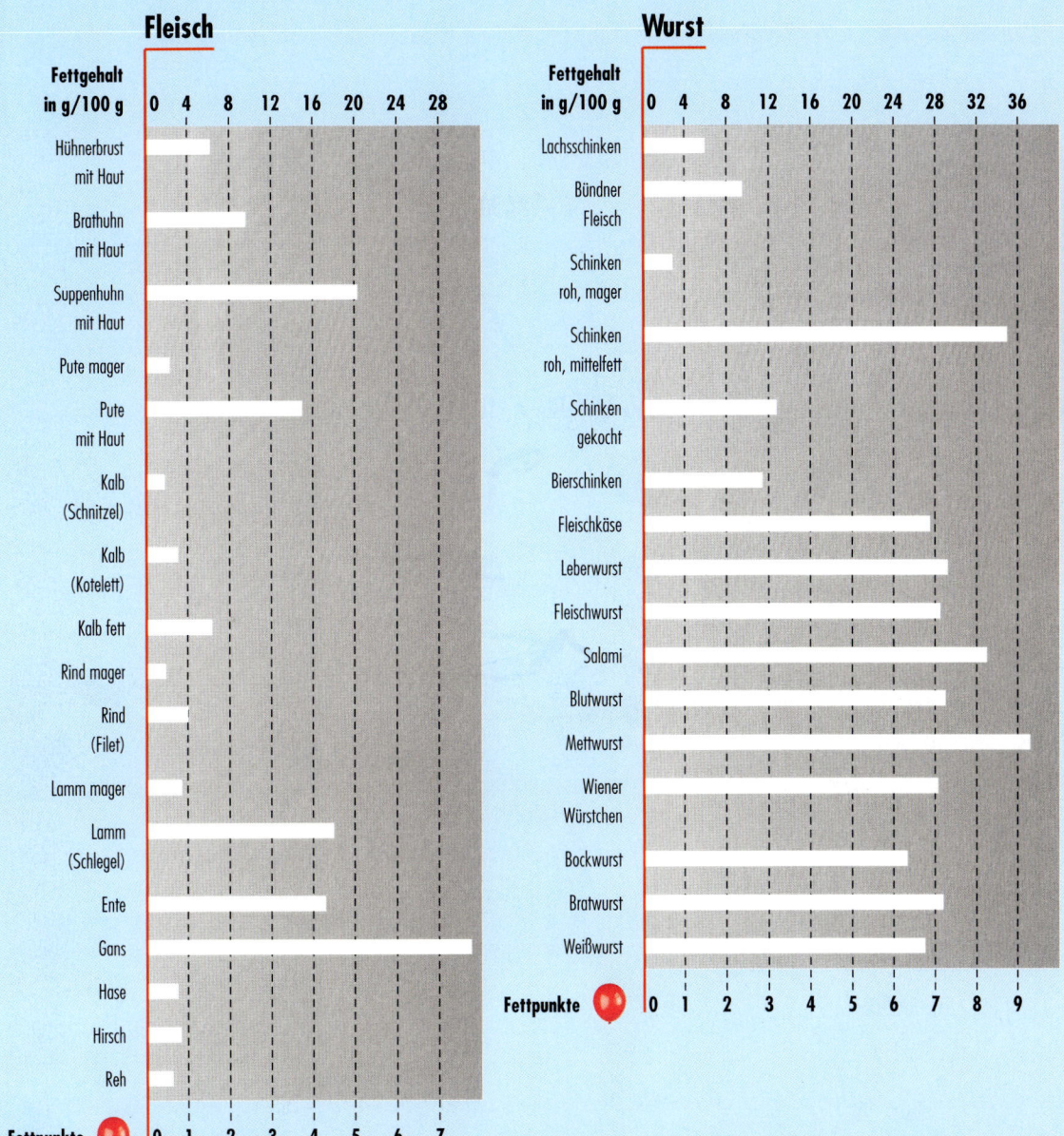

Fleisch

Fettgehalt in g/100 g 0 4 8 12 16 20 24 28

- Hühnerbrust mit Haut
- Brathuhn mit Haut
- Suppenhuhn mit Haut
- Pute mager
- Pute mit Haut
- Kalb (Schnitzel)
- Kalb (Kotelett)
- Kalb fett
- Rind mager
- Rind (Filet)
- Lamm mager
- Lamm (Schlegel)
- Ente
- Gans
- Hase
- Hirsch
- Reh

Fettpunkte 0 1 2 3 4 5 6 7

Wurst

Fettgehalt in g/100 g 0 4 8 12 16 20 24 28 32 36

- Lachsschinken
- Bündner Fleisch
- Schinken roh, mager
- Schinken roh, mittelfett
- Schinken gekocht
- Bierschinken
- Fleischkäse
- Leberwurst
- Fleischwurst
- Salami
- Blutwurst
- Mettwurst
- Wiener Würstchen
- Bockwurst
- Bratwurst
- Weißwurst

Fettpunkte 0 1 2 3 4 5 6 7 8 9

Super-Schlank-Rezepte

Bevor Sie mit der family-Diät beginnen, können Sie einen oder zwei »Umschalttage« einplanen, damit der Körper für die geänderte Ernährung sensibel wird. Ideal sind diese Entlastungstage auch, wenn Sie einige Tage geschlemmt haben.

FASTEN

Nur milde Kräutertees und/oder stilles, natriumarmes Mineralwasser oder Leitungswasser trinken – bis zu drei Liter täglich.

SAFTFASTEN

Täglich etwa 1,5 Liter kochsalzfreien Gemüsesaft, frisch gepreßt oder aus dem Reformhaus oder Naturkostladen, im Verhältnis 1:1 mit Leitungswasser verdünnt, trinken. Den Saft eine Weile im Mund behalten und langsam trinken.

OBSTTAG

Reichlich Kräutertee oder Wasser, mit Gerstenwasser (Rezept S. 62) gemischt, trinken. Zusätzlich 1 kg Obst (möglichst eine Sorte, außer Bananen) bis gegen 15 Uhr und als Abendessen 2 Bananen, 2 Pellkartoffeln oder Obstkompott essen.

ANANASKUR

Wenn Sie Südfrüchte-Fan sind, essen Sie einen bis drei Tage lang nur Ananas, dazu trinken Sie Ananassaft.

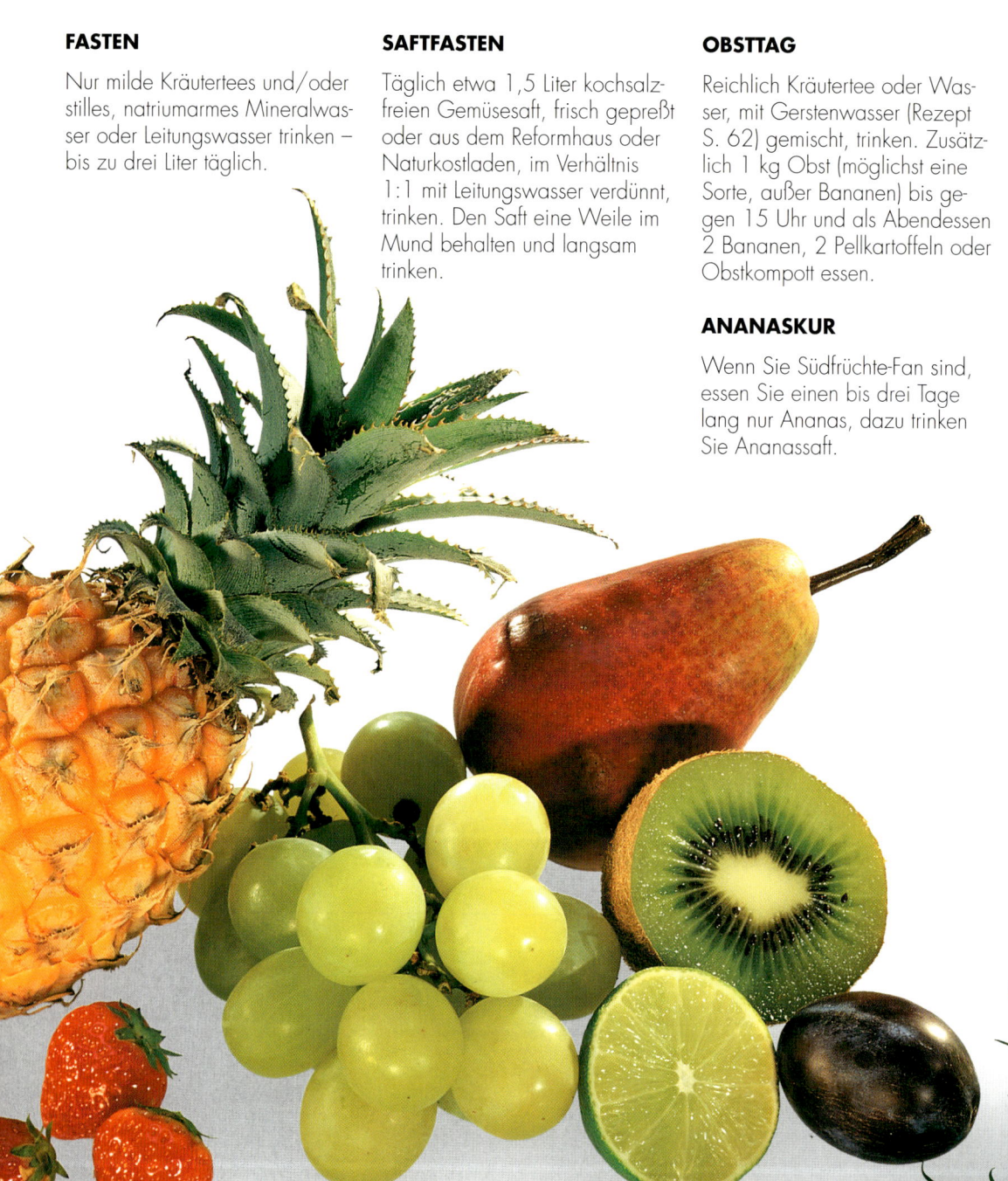

SALAT-UND-GEMÜSE-TAG

Trinken Sie reichlich und essen Sie nur rohe oder gekochte Salate, je nach Geschmack und Saison, in beliebiger Menge. Verzichten Sie beim Zubereiten möglichst auf Öl und nehmen Sie statt dessen Gemüsebrühe.

TRAUBENKUR

Essen Sie über den Tag verteilt 2 bis 4 kg reife, gut gewaschene Trauben, nach Möglichkeit aus biologischem Anbau.

QUARKTAG

Nehmen Sie an einem Tag nur 700 g Magerquark zu sich, nach Belieben mit Kräutern verfeinert, und trinken Sie reichlich. Das schwemmt viel Flüssigkeit aus dem Körper.

GEMÜSESUPPE OHNE FETT

Bereiten Sie aus 1 kg Weißkohl, 500 g Möhren, 300 g Sellerie oder Kartoffeln, 1 Dose Tomaten, 1 Dose Bohnenkerne, 1 kleinen Stange Lauch, 2 Zwiebeln, 2 l Wasser, Kümmel, Piment, Nelken und Thymian eine Gemüsesuppe zu.
Die Gemüse dafür waschen, putzen, in Streifen oder Würfel schneiden, grob zerkleinern und 30 Min. kochen lassen. Nur sehr sparsam salzen, dafür mit reichlich Kräutern würzen. Diese Suppe nehmen Sie nach einem leichten Frühstück über den Tag verteilt zu sich.

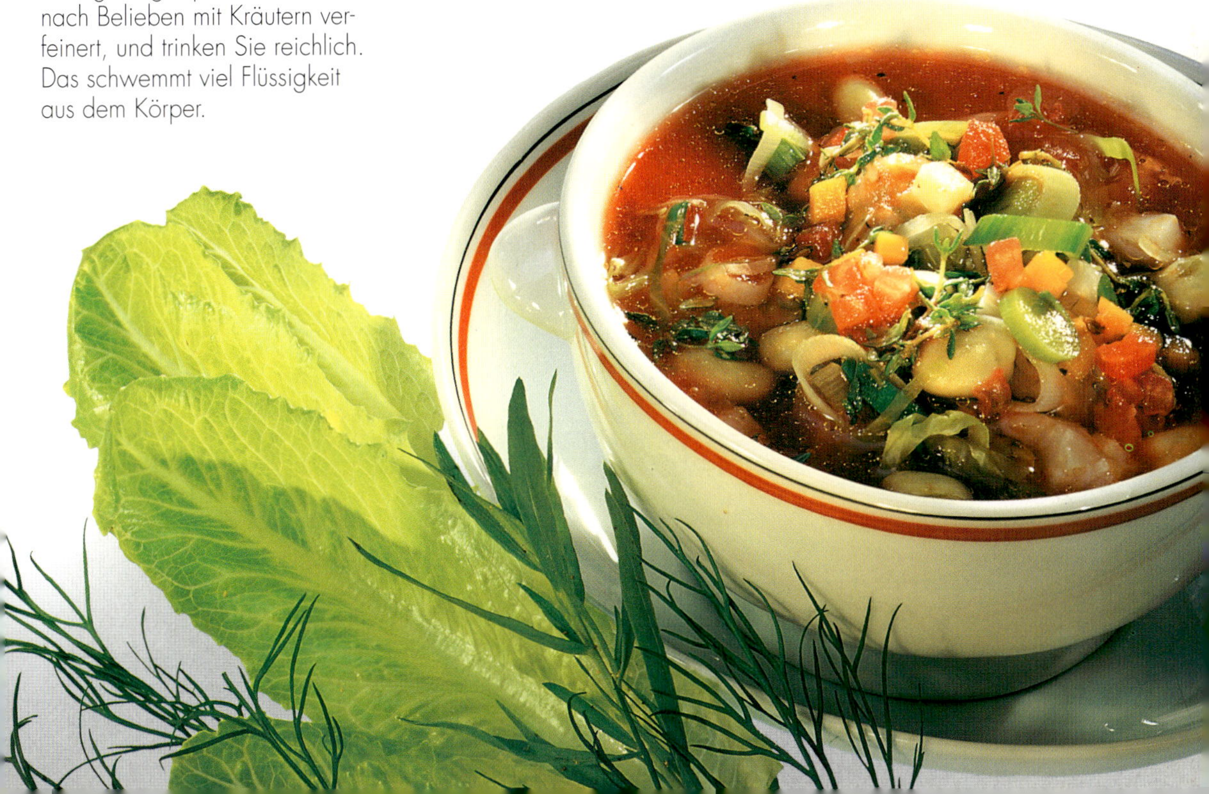

EXTRAS FÜR DÜNNE
Ergänzen Sie die Portionen mit Butter oder Sahne und nach Belieben mit einem Würstchen als Suppeneinlage. Als Beilage paßt ein Brötchen.

Entlastungstag mit Reis

Punkte pro Portion:

Ein Reistag ist ideal, wenn Sie nach einem üppigen Wochenende oder nach Feiertagen Ihren Körper einmal etwas entlasten möchten.

Sie kochen an diesem Tag eine Reismenge für drei Mahlzeiten. Pro Person brauchen Sie für den ganzen Tag 3 Tassen gekochten Reis, das sind 1 1/2 Tassen ungekocht. (Reis waschen, in einen Topf geben und so viel Wasser dazugießen, daß es 1 cm über dem Reis steht. Aufkochen lassen und zugedeckt 8–10 Min. ausquellen lassen. Vollkornreis braucht dazu etwa 40 Min.) Wählen Sie geschälte Reissorten, wie Basmati oder parboiled Reis, oder den kräftig schmeckenden Vollkornreis. Für jede Mahlzeit ergänzen Sie die Tasse gekochten Reis mit unterschiedlichen Zutaten.

FRÜHSTÜCK ODER ZWISCHENMAHLZEIT

2 (4) Bananen
2 (4) Äpfel oder beliebige andere Früchte
2 (4) Tassen gekochter Reis
2–4 EL Apfelsaft nach Belieben

Zubereitungszeit: 5 Min.

Die Bananen schälen und fein würfeln. Die Äpfel oder die anderen Früchte waschen und ebenfalls fein würfeln. Das Obst mit dem Reis vermischen. Eventuell noch etwas Apfelsaft einrühren.

GEBRATENER REIS MIT GEMÜSE

1 (2) Zucchino
1 (2) rote Paprikaschote oder
1 (2) Möhre
2 (4) Tassen tiefgekühlte Erbsen
2 (4) Tassen gekochter Reis
1 (2) TL Öl
1 (2) EL gehackte Kräuter
1 (2) TL Sojasauce oder
1 Prise Curry
Salz, Pfeffer

Zubereitungszeit: 15 Min.

Den Zucchino und die Paprikaschote oder Möhre waschen, putzen und in kleine Würfel schneiden. 1 Tasse Wasser in einem Topf zum Kochen bringen und die Gemüsewürfel darin in 5 Min. nicht zu weich dünsten. Die Erbsen erst nach 2–3 Min. dazugeben. Den Reis, das Öl, die Kräuter und die Sojasauce oder den Curry einrühren, salzen und pfeffern.

REISSALAT MIT GEMÜSE UND PILZEN

1 (2) Zwiebel
1 (2) mittelgroßer Zucchino
100 (200) g Champignons
1 (2) TL Öl
1 (2) TL Aceto Balsamico
2 (4) Tassen gekochter Reis
2 (4) EL gehackte Petersilie oder Schnittlauch
Salz, Pfeffer

Zubereitungszeit: 10 Min.

1. Die Zwiebel schälen und fein hacken. Den Zucchino und die Pilze waschen, putzen und in feine Scheiben schneiden. Das Öl in einer Pfanne erhitzen, die Zwiebel darin glasig dünsten, dann Zucchino und Pilze dazugeben und 5 Min. zugedeckt dünsten.

2. Den Essig, den Reis, die Kräuter und die Gewürze einrühren und den Salat pikant abschmecken.

REISPFANNE MIT SHRIMPS

1 (2) rote Paprikaschote
1 (2) Stange Lauch
1/2 (1) Tasse Weißwein oder Wasser
1 (2) TL Zitronensaft
200 (400) g tiefgekühlte Shrimps
2 (4) Tassen gekochter Reis
2 (4) TL Olivenöl
1 (2) EL gehackte Kräuter
Salz
Pfeffer

Zubereitungszeit: 15 Min.

1. Die Paprikaschote waschen, putzen und in kleine Würfel schneiden. Den Lauch putzen, längs durchschneiden, waschen und quer in schmale Streifen schneiden.

2. Wein oder Wasser mit Zitronensaft zum Kochen bringen und das Gemüse darin in 5 Min. nicht zu weich dünsten. Die Shrimps, den Reis, das Öl und die Kräuter einrühren und die Reispfanne mit Salz und Pfeffer abschmecken.

REISSALAT MIT FISCHFILET

200 (400) g Seelachs oder
anderes Fischfilet
1 Zitrone
Salz
1 (2) EL milder Weißweinessig
250 (500) g Zucchini
2 (4) Tassen gekochter Reis
2 (4) TL Sonnenblumenöl
2 (4) EL Magerjoghurt
1/2 (1) TL Currypulver oder
Currypaste
2 (4) EL gehackte Kresse oder
andere gehackte Kräuter

Zubereitungszeit: 20 Min.

1. Die Fischfilets abspülen und abtrocknen. Die Zitrone auspressen, die Filets mit dem Saft beträufeln und salzen.

2. In einer Kasserolle 1 Tasse Wasser mit dem Essig zum Kochen bringen, die Filets hineinlegen und zugedeckt bei mittlerer Hitze in 5–6 Min. garen. Die Filets herausnehmen und leicht abkühlen lassen.

3. Die Zucchini waschen, in Juliennes raspeln und in dem Fischsud zugedeckt 4–5 Min. dünsten.

4. Inzwischen den Fisch in kleine Stücke zerpflücken und mit dem Reis in eine Schüssel geben. Zucchini mit dem Sud dazugeben. Das Öl, den Joghurt und den Curry einrühren und den Salat abschmecken. Die Kräuter untermischen oder über den Salat streuen.

EXTRAS FÜR DÜNNE

Die Rezepte können Sie einfach durch 1 EL hochwertiges kaltgepreßtes Öl, geriebenen Käse oder Sahne anreichern.
In die pikanten Reisgerichte passen auch gut 1–2 EL durchwachsene Speckwürfel, mit etwas Zwiebel und Knoblauch angebraten.
Oder reichen Sie dazu eine kleine Fleisch- oder Fischbeilage mit einer sahnigen Sauce, zum Beispiel das Steak mit Senfrahmsauce von Seite 146.

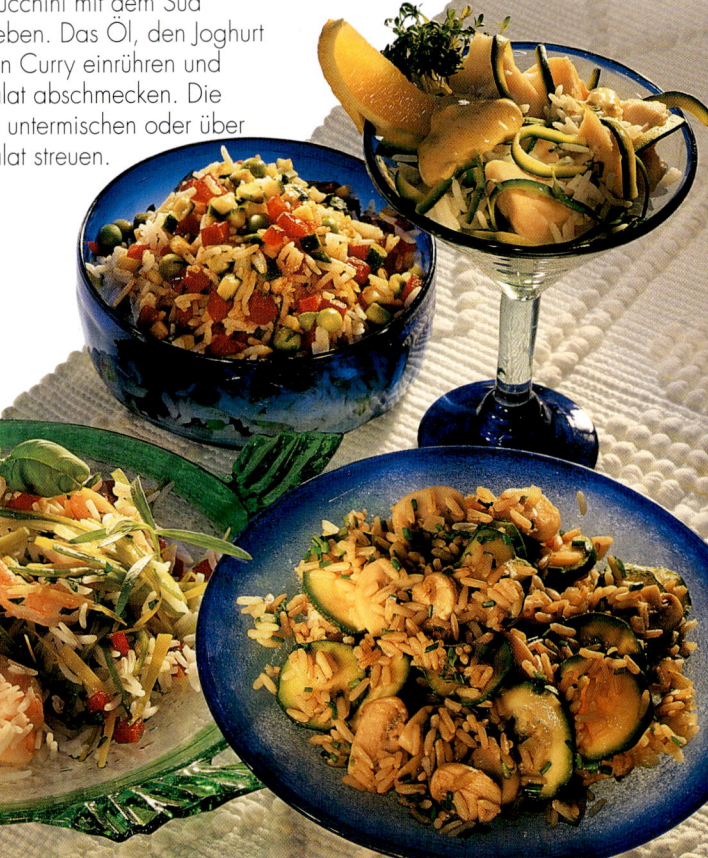

Getränke

Wenn Sie abnehmen wollen, sollten Sie auch auf das Trinken achten. Flüssigkeit ist wichtig, damit der Stoffwechsel reibungslos funktioniert und weniger Hungergefühle aufkommen. Durch die Wahl der richtigen Getränke können Sie verhindern, daß der Körper übersäuert wird. Gewöhnen Sie sich an, jede Stunde 1 Glas Flüssigkeit zu trinken. Wenn Sie Durst empfinden, ist dies schon ein Notsignal.

WASSER

Wasser vertreibt den Hunger und macht fit. Am besten ist Wasser ohne Kohlensäure, zum Beispiel Leitungswasser oder stille Mineralwässer (die auch wenig Mineralien und Salze enthalten sollten), denn auch die Kohlensäure im Wasser trägt zur Übersäuerung des Körpers bei.

TRINKTIP!

Kochen Sie pro Tag 1 l Leitungswasser ab, füllen es in eine Thermoskanne und trinken Sie von diesem warmen Wasser morgens und vor jeder Mahlzeit 1–2 Gläser. Dies wirkt sich positiv auf Ihren Stoffwechsel aus.

Neben Wasser können Sie auch leichte Kräutertees trinken (Heilkräutertees nur bei Bedarf!). Besonders neutral wirken sich auf den Basenhaushalt Maishaar- oder Orangenblütentee aus, die sehr gut miteinander gemischt schmecken und ideal als Tagesgetränk sind. Grüner Tee, Schwarztee und Kaffee nur in kleinen Mengen trinken, da sie anregend wirken. Matetee regt an, ohne aufzuregen, ist daher auch empfehlenswert. Obst- und Gemüsesäfte sollten am besten mit Wasser, Sprudel oder Tee verdünnt getrunken werden.

Neben Brennesseltee, Tomatensaft (ohne Salz!) und Spargelsud ist Gerstenwasser ideal zur Entwässerung und zur Aktivierung des Fettabbaus.

GERSTENWASSER

100 g Nacktgerste
1 1/2 l Wasser
1 Prise Zimt
3–4 Gewürznelken
2 cm frische Ingwerwurzel
1–2 TL abgeriebene Schale einer unbehandelten Zitrone

1. Die Gerste mit dem Wasser in einem Topf geben und einige Std. oder über Nacht einweichen.

2. Das Wasser zum Kochen bringen. Zimt, Nelken und Ingwer dazugeben und bei mittlerer Hitze 1–2 Std. kochen lassen.

3. Gerste und Ingwer absieben und anderweitig verwenden (siehe Tip). Das Gerstenwasser mit etwa 1/2 l Apfelsaft aufgießen.

TIP
Trinken Sie Gerstenwasser über den Tag verteilt. Gerstenwasser schmeckt solo, aber auch gut mit verschiedenen Obstsäften gemischt. Die restlichen Gerstenkörner können Sie z. B. mit Obst und Zitronensaft gemischt als Dessert servieren.

BANANENMILCH

1 reife Banane
1 Becher Buttermilch (500 g) oder 1/2 l fettarme Milch
1 Prise Zimt oder Kakao
1 Zitrone

Die Banane mit einer Gabel zerdrücken und in die Milch einrühren. Mit Zimt oder Kakao würzen. Die Zitrone auspressen und den Saft mit der Bananenmilch verrühren.

ERDBEERMILCH

500 g Erdbeeren, frisch oder tiefgefroren
1 unbehandelte Zitrone
1 TL Traubenzucker
1 Becher Buttermilch (500 g)

Die Erdbeeren waschen, putzen und pürieren. Die Zitrone waschen und halbieren. 2 dünne Scheiben abschneiden und zur Dekoration verwenden. Die Zitronenhälften auspressen und den Saft mit dem Traubenzucker und der Buttermilch verrühren.

GRAPEFRUIT-KEFIR-DRINK

1 Becher Kefir (500 g)
1 TL Honig
1 Grapefruit

Den Kefir mit dem Honig verrühren. Die Grapefruit halbieren, auspressen und einrühren.

MÖHRENSAFT-ORANGEN-MIX

1 Möhre oder 1/8 l Möhrensaft
1 Orange
1 TL Honig
1/4 l Apfelsaft

Die Möhre fein raspeln. Die Orange schälen, quer halbieren und die Kerne entfernen. Die Orange grob zerteilen und in einen Mixer geben. Die Möhrenraspel oder den Möhrensaft dazugeben. Den Honig und den Apfelsaft dazugeben und alles mixen.

OBSTESSIG-SCHORLE

1–2 TL Obstessig
1/2 TL Honig
1/2 l Mineralwasser

Den Essig mit dem Honig vermischen. Das Mineralwasser dazugießen und alles gut verrühren.

TIP
Bereiten Sie in einer Schraubflasche gleich eine größere Menge der Essig-Honig-Mischung zu und gießen Sie sie bei Bedarf nur noch mit Mineralwasser auf.

TRINKMÜSLI

5–6 EL feine Haferflocken
(ersatzweise Hirseflocken)
2 EL Mandeln
1 Orange
1 Banane
1/4 l Apfelsaft
2 EL Weizenkeime
1 Tasse Buttermilch nach Belieben

Flocken und Mandeln in einen Mixer geben und fein zerkleinern. Orange und Banane schälen, in grobe Stücke zerteilen und dazugeben. Den Apfelsaft dazugießen, die Weizenkeime einstreuen und alles mixen. Nach Belieben noch die Buttermilch einrühren. Trinken Sie das Müsli langsam und in kleinen Schlucken.

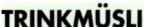

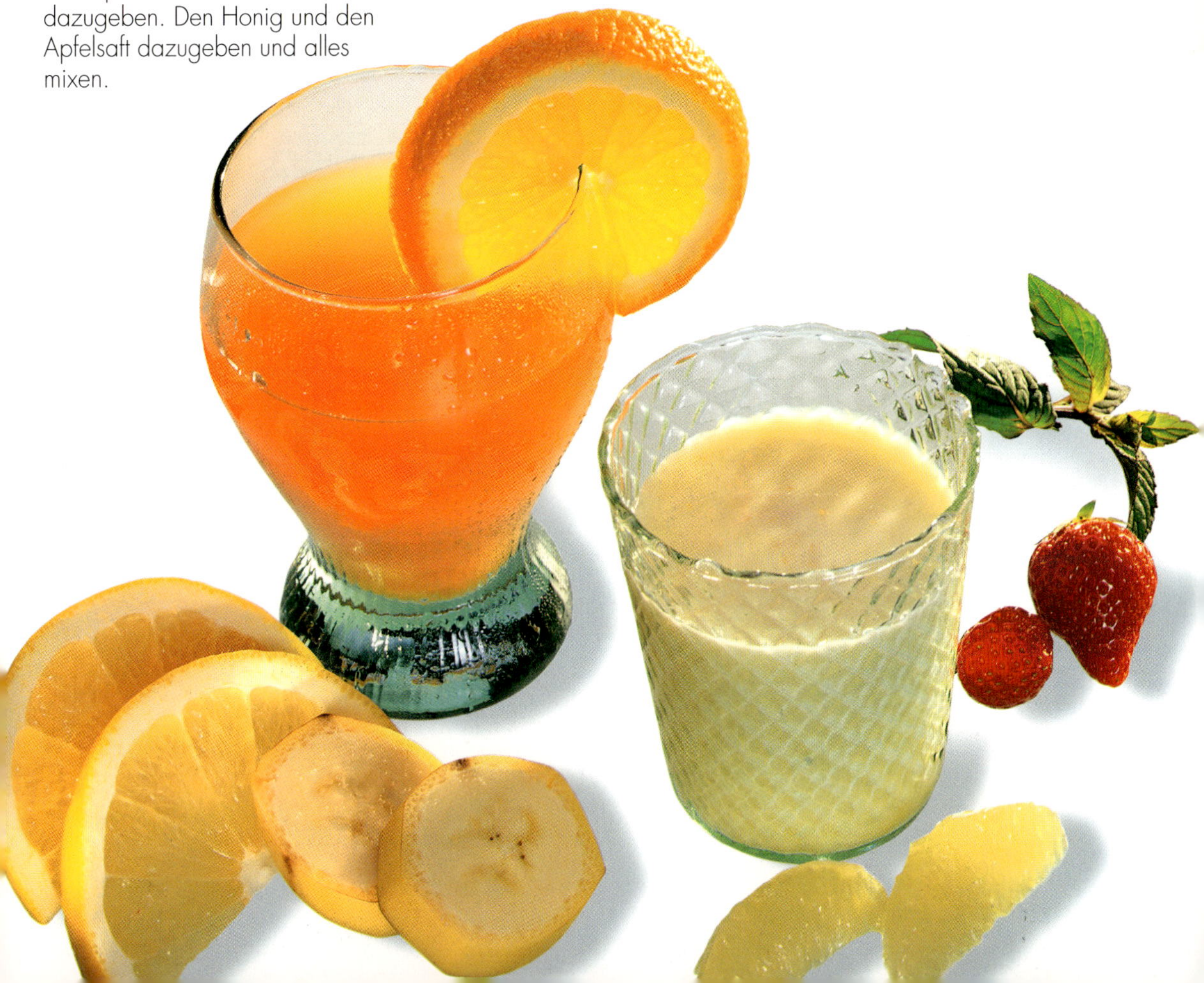

Kleinigkeiten für zwischendurch

Da diese Snacks für den kleinen Hunger keinen beziehungsweise nur einen Fettpunkt enthalten, dürfen Sie über den Tag verteilt ruhig öfter mal genüßlich zugreifen. Die schnell gemachten Happen machen satt, ohne Ihr Fettpunkte-Konto zu belasten – ideal für die family-Diät!

Für jeweils 2 (4) Personen

Obst, je nach Saison; Trockenobst; rohe Gemüse, zum Beispiel Gurken oder Radieschen; saure Gurken; Mixed Pickles; Magerjoghurt; Knäckebrot; Reiswaffeln; Popcorn.

Keine Fettpunkte

1 EL Mandeln oder Nüsse
1 Becher Joghurt (150 g)
50 g Quark
1 Becher Hüttenkäse (150 g)
50 g Salzstangen

Punkte pro Portion: 🎈

GURKENSCHEIBEN MIT SHRIMPS

1 Stück Salatgurke (etwa 10 cm)
2 EL fettarmer Frischkäse
1 EL gehackter Dill
4 (8) kleine Shrimps
Salz
Pfeffer

Die Gurke in 4 (8) Scheiben schneiden. Den Frischkäse mit dem Dill verrühren, auf die Gurkenscheiben streichen und die Shrimps darauf setzen. Mit Salz und Pfeffer würzen.

Punkte pro Portion: 🎈

GEFÜLLTE TOMATEN MIT HÜTTENKÄSE

2 (4) Tomaten
50 (100) g Hüttenkäse
1 TL Senf
1 TL gehacktes Basilikum
Salz
2 (4) Salatblätter

Die Tomaten waschen, von den Stielansätzen befreien und halbieren. Die Kerne entfernen, das Fruchtfleisch mit einem kleinen Löffel herauslösen und fein würfeln. Den Hüttenkäse mit den Tomatenstückchen, Senf und Basilikum verrühren und mit Salz abschmecken. Die Creme in die Tomaten füllen und diese auf den Salatblättern anrichten.

Punkte pro Portion: 🎈

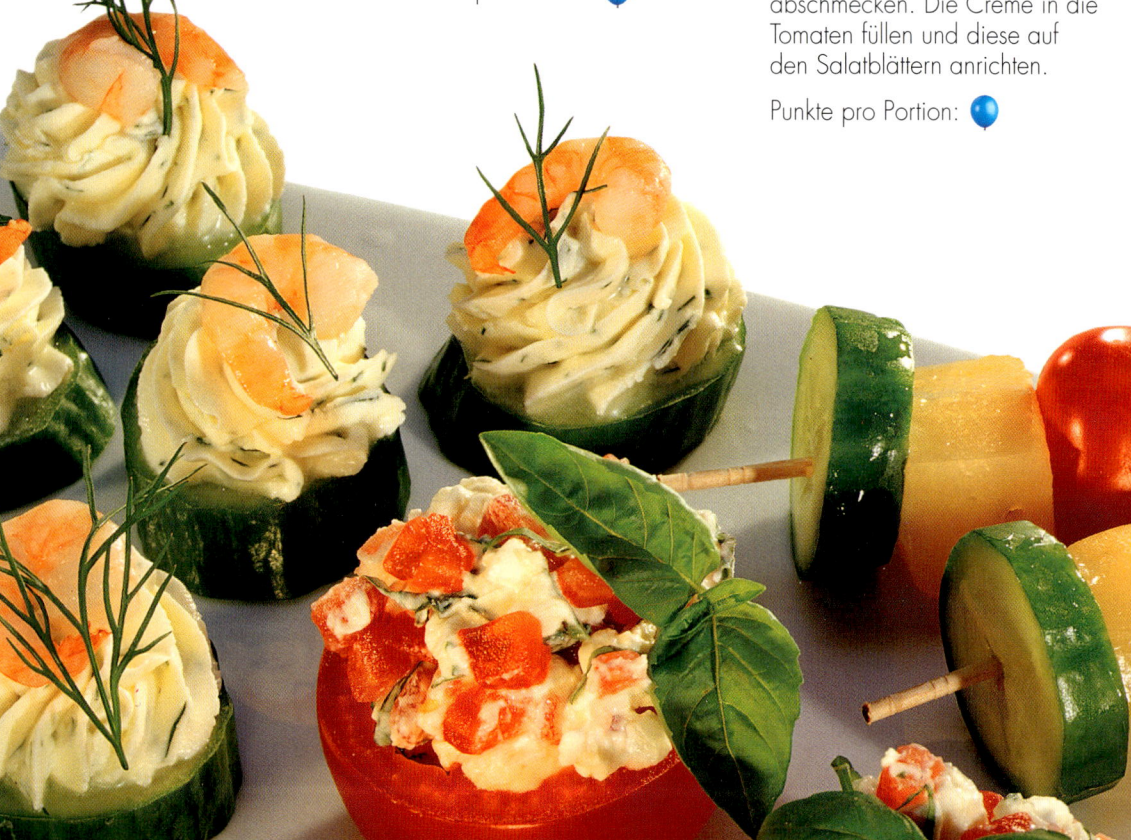

VARIANTE

Sie können die Creme auch auf Stücke von Paprikaschoten, Stangensellerie oder Kohlrabischeiben streichen und diese zusammen mit den gefüllten Tomaten auf einer Platte als Vorspeise oder zum Aperitif reichen.

GEFÜLLTE GURKEN

1/2 (1) Salatgurke
125 (250) g Magerquark
Salz
Pfeffer
1 (2) EL gehackter Schnittlauch
2 (4) Salatblätter

Die Gurke waschen und in 4 (8) gleich dicke Stücke schneiden, dabei Stiel und Blütenansatz entfernen. Die Gurkenstücke aushöhlen. Den Quark mit Salz, Pfeffer und Schnittlauch vermischen. Das Gurkenfruchtfleisch fein hacken und unterrühren. Die Creme noch mal abschmecken und damit die Gurkenstücke füllen. Die gefüllten Gurken auf Salatblättern anrichten.

Punkte pro Portion:

DEFTIGE KÄSESPIESSCHEN MIT TOMATEN

1/2 (1) Handkäse in Rollenform
1 Stück Salatgurke, (etwa 10 cm, ersatzweise 1 Essiggurke)
8 (16) Kirschtomaten
8 (16) Zahnstocher

Den Käse in Scheiben und diese in Viertel schneiden. (Wenn der Käse sehr reif ist, die Käsescheiben vorher abwaschen und trocknen.) Die Gurke waschen und in Scheiben schneiden. Die Tomaten waschen. Auf jedem Käsestück jeweils 1 Gurkenscheibe und 1 Tomate mit Holzspießchen feststecken. Dazu paßt ein kräftiges Brot oder Pumpernickelscheiben.

Keine Fettpunkte

VOLLKORNBROT MIT LACHSTATAR

2 (4) EL Hüttenkäse
1 (2) EL geraspelte Salatgurke
Salz
Pfeffer
4 (8) kleine runde Scheiben dunkles Vollkornbrot
25 (50) g Lachs
1 (2) TL feingeschnittener Schnittlauch

Den Hüttenkäse mit der geraspelten Gurke verrühren, mit Salz und Pfeffer würzen und auf die Brotscheiben verteilen. Den Lachs würfeln, auf dem Belag verteilen und den Schnittlauch darüber streuen.

Punkte pro Portion:

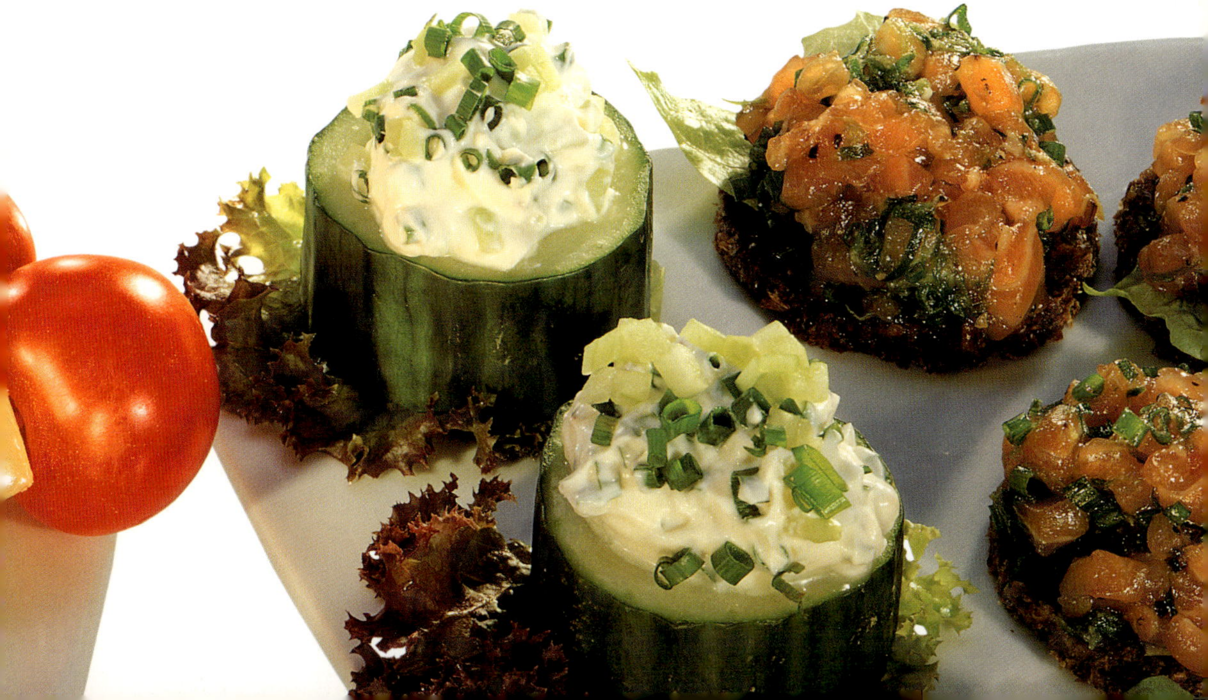

Für jeweils 2 (4) Personen

Belegte Brote und Brötchen

Ob zum Frühstück, für zwischendurch oder zum Abendessen, diese belegten Brote mit den vielen Variationsmöglichkeiten passen für viele Gelegenheiten. Wählen Sie die Brotsorte nach Ihrem persönlichen Appetit und den Belag nach Ihrem individuellen Fettpunkte-Konto. Und wenn das Konto überzogen ist, essen Sie das Brot eben einmal ohne Belag oder nur mit Magerquark.

HONIG- ODER MARMELADENBROT

2 (4) Scheiben Brot oder Brötchen
2 (4) EL Quark
2 (4) TL Honig oder Marmelade

Die Brotscheiben oder Brötchen mit dem Quark und Honig oder Marmelade bestreichen.

Punkte pro Portion:

AVOCADOBROT

2 (4) Scheiben Brot oder Brötchen
2 (4) EL Magerquark
1/2 (1) reife Avocado, geschält, vom Kern befreit und fein- gewürfelt
2 EL Kresse oder andere Kräuter

Die Brotscheiben oder Brötchen mit dem Quark bestreichen, mit den Avocadowürfeln belegen und mit Kräutern garnieren.

Punkte pro Portion:

SCHINKENBROT

2 (4) Scheiben Brot oder Brötchen
2 (4) TL Butter
50 (100) g magerer roher oder gekochter Schinken
etwas Petersilie

Die Brotscheiben oder Brötchen mit der Butter bestreichen, mit Schinkenscheiben belegen und mit Petersilie garnieren.

Punkte pro Portion:

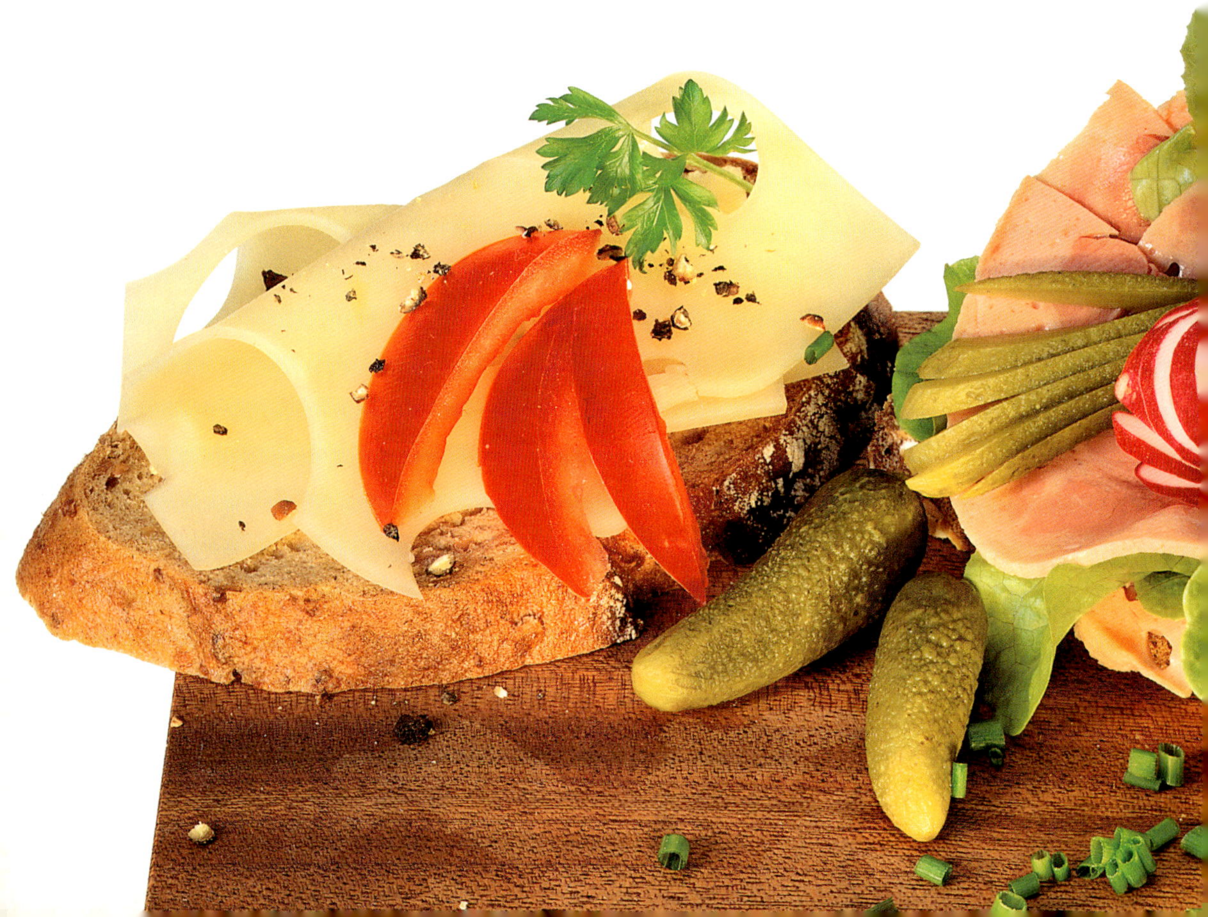

EXTRAS FÜR DÜNNE

Bei den Broten dürfen die Dünnen jeweils etwas mehr von dem Aufstrich oder dem Belag wählen.

WURSTBROT

2 (4) Scheiben Brot oder Brötchen
2 (4) EL Crème fraîche oder
1 (2) TL Butter
2 (4) Scheiben Puten-Bier-schinken (je 20 g)
4 Radieschen
1 Essiggurke

Die Brote oder Brötchen mit der Crème fraîche oder Butter bestreichen und mit den Wurstscheiben belegen. Die Radieschen und die Gurke in Scheiben schneiden und die Brote damit garnieren.

Punkte pro Portion:

SCHNITTLAUCHBROT

2 (4) Scheiben Brot oder Brötchen
2 (4) EL Hüttenkäse
1 (2) EL gehackter Schnittlauch
1 (2) Tomate
Salz
Pfeffer

Die Brote oder Brötchen mit Hüttenkäse bestreichen und den Schnittlauch darüber verteilen. Die Tomate waschen, vom Stielansatz befreien und in Scheiben schneiden. Die Brote damit garnieren. Etwas Pfeffer und Salz darüber streuen.

Punkte pro Portion:

KÄSEBROT

2 (4) Scheiben Brot oder Brötchen
2 (4) TL Crème fraîche
2 (4) Scheiben Schnittkäse, zum Beispiel Emmentaler (je 20 g)

Die Brote oder Brötchen mit der Crème fraîche bestreichen und mit den Käsescheiben belegen.

Punkte pro Portion:

TIP
Ein »Doppeldecker-brot« hat nicht mehr Punkte, wenn Sie die zweite Brotscheibe nicht bestreichen.

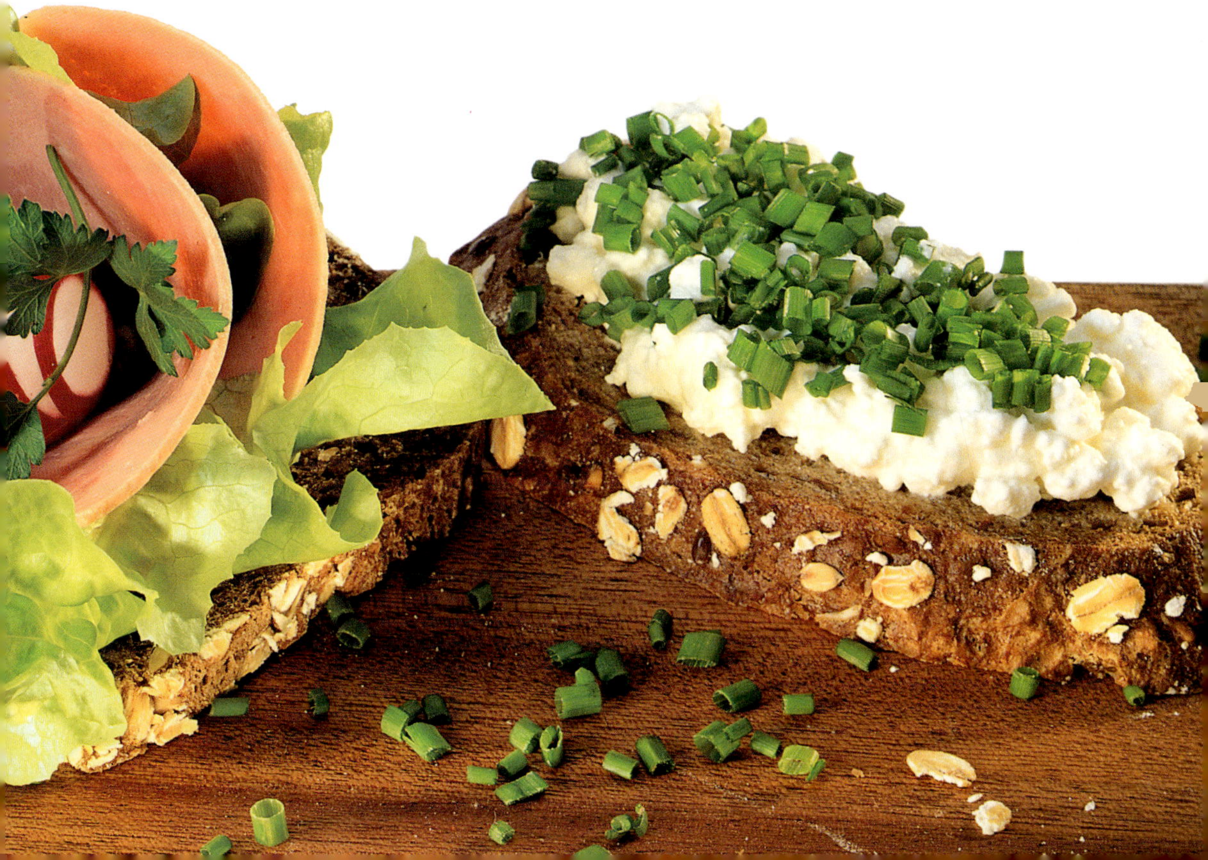

Sandwich-Variationen

Punkte pro Portion:

Die beliebten Doppeldecker mit getoasteten Brotscheiben sind ein idealer schneller Imbiß. Man kann sie sehr gut aus der Hand essen und vielseitig abwandeln.

Für jeweils 2 (4) Personen

KÄSE-SANDWICH

4 (8) Scheiben Vollkorn-Toast
2 (4) Salatblätter
2 (4) EL Kresse
2 (4) Tomaten
1 (2) EL Quark
2 (4) Scheiben Edamer
(30 % Fett) oder Tilsiter

Zubereitungszeit: 10–20 Min.

1. Die Brotscheiben toasten. Salatblätter, Kresse und Tomaten waschen und abtropfen lassen. Die Tomaten in Scheiben schneiden, dabei die Stielansätze entfernen.

2. Die Hälfte der Brotscheiben mit dem Quark bestreichen, mit den Salatblättern, Käse, Tomaten und Kresse belegen. Die zweite Toastscheibe jeweils darauf legen.

SCHINKEN-SANDWICH

4 (8) Scheiben Vollkorn-Toast
2 (4) Salatblätter
2 (4) Zweige Petersilie
2 (4) Radieschen
2 (4) Essiggurken
1 (2) EL Schmand
2 (4) Scheiben gekochter Schinken (je 20 g)

Zubereitungszeit: 10–20 Min.

1. Die Brotscheiben toasten. Salatblätter, Petersilie und Radieschen waschen und abtropfen lassen. Radieschen und Gurken in feine Scheiben schneiden.

2. Die Hälfte der Brotscheiben mit dem Schmand bestreichen, mit Salatblättern, Schinken, Radieschen, Gurke und Petersilie belegen. Die zweite Toastscheibe jeweils darauf legen.

EXTRAS FÜR DÜNNE

Nehmen Sie anstelle des Quarks bzw. Schmands Crème fraîche oder Butter zum Bestreichen der Brotscheiben.

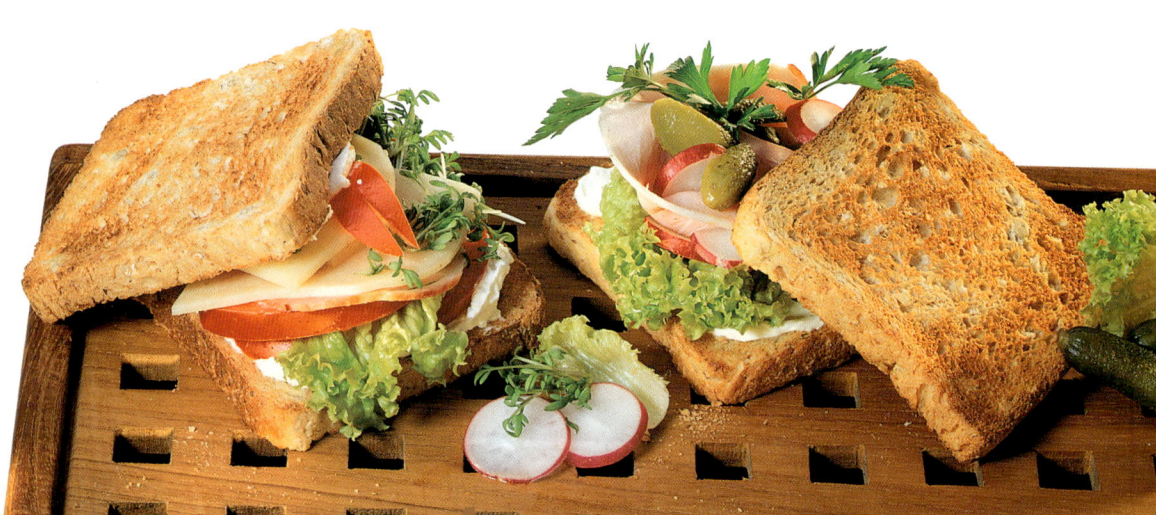

SANDWICH MIT HÜHNERBRUST

4 (8) Scheiben Vollkorn-Toast
100 (200) g Hähnchenbrustfilet
1 Tasse Weißwein oder Wasser
2 (4) Salatblätter
2 (4) EL Kresse oder
2 (4) Zweige Petersilie
2 (4) Tomaten
1 (2) EL Magerquark
einige Gurken- oder
Radieschenscheiben
2 (4) EL Joghurt
1 (2) TL Senf

Zubereitungszeit: 10–20 Min.

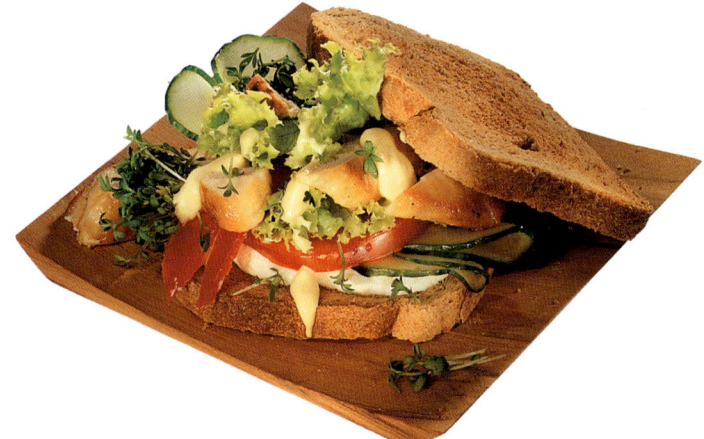

1. Die Brotscheiben toasten. Die Hähnchenbrustfilets waschen, abtrocknen und in einer beschichteten Pfanne kurz anbraten, dann mit Weißwein oder Wasser aufgießen und 10 Min. zugedeckt bei kleiner Hitze dämpfen.

2. Salat waschen, Kresse oder Petersilie ebenfalls waschen, Petersilie fein schneiden. Tomaten waschen, ohne Stielansätze in Scheiben schneiden.

3. Die Hälfte der Brotscheiben mit dem Quark bestreichen und mit der Salatgarnitur und dem zusätzlichen Gemüsebelag belegen.

4. Die Hähnchenbrust leicht abkühlen lassen, dann in feine Streifen schneiden und auf die belegten Toasts legen. Den Joghurt mit dem Senf verrühren und auf das Hähnchenfleisch geben. Die zweite Brotscheibe jeweils darauf setzen.

SERVIERTIP

Wenn Sie die Sandwiches in kleinen Portionen servieren wollen, schneiden Sie sie zweimal diagonal durch und setzen Sie sie dekorativ auf eine Platte.

EXTRAS FÜR DÜNNE

Anstelle des Quarks nehmen Sie Butter zum Bestreichen. Zusätzlich oder statt Joghurt 1 Klecks Crème fraîche oder Mayonnaise daraufgeben oder zusätzlich pro Person 1/4 Avocado oder 1 gekochtes Ei, geschält und in Scheiben geschnitten, dazwischen legen.

TIPS ZUM MITNEHMEN

Damit die Brote nicht durchweichen, packen Sie Brot und Belag getrennt ein und belegen das Sandwich erst am Arbeitsplatz.

Baguettes

Die knusprigen Sandwich-Varianten mit dem saftigen Belag sind schnelle, dekorative Snacks und eignen sich zum Mitnehmen fürs Picknick oder für die Mittagspause. Die überbackenen Baguettes können Sie auch servieren, wenn überraschend Gäste kommen, denn sie sind schnell gemacht und machen satt.

Für jeweils 2 (4) Personen

SANDWICH MIT KÄSECREME

50 (100) g Schmelzkäse
(30 % Fett)
1 (2) EL Magerquark
1 (2) Essiggurke
1/4 (1/2) rote Paprikaschote
1 (2) EL feingehackter
Schnittlauch
1/2 (1) Baguette

Zubereitungszeit: 5–10 Min.

1. Den Käse mit dem Quark in einer kleinen Schüssel verrühren. Gurke und gewaschene, geputzte Paprikaschote fein würfeln und mit dem Schnittlauch in die Käsecreme einrühren.

2. Das Baguette in 2 (4) Stücke schneiden. Die Stücke quer aufschneiden, die Unterteile mit der Creme bestreichen und die oberen Hälften darauf legen.

Punkte pro Portion:

VARIANTEN

Anstelle der Paprika schmecken auch gehackte frische Champignons oder Kapern sehr gut auf diesem Sandwich.

SANDWICH MIT TOMATEN UND MOZZARELLA

2 (4) Tomaten
2 (4) EL Basilikumblätter
1/2 (1) Kugel Mozzarella
(50 bzw. 100 g)
1/2 (1) Baguette
2 (4) TL Olivenöl
Salz
Pfeffer

Zubereitungszeit: 5–10 Min.

1. Tomaten waschen und in Scheiben schneiden. Basilikumblätter waschen und abtropfen lassen. Mozzarella in dünne Scheiben schneiden.

2. Das Baguette in 2 (4) Stücke schneiden und diese quer halbieren. Mozzarella- und Tomatenscheiben abwechselnd dachziegelartig auf die unteren Brothälften legen. Das Öl darüber träufeln, die Basilikumblätter darauf legen und mit der oberen Baguette-Hälfte abdecken.

Punkte pro Portion:

EXTRAS FÜR DÜNNE

Bestreichen Sie die Baguettes zusätzlich mit 1 TL Butter oder 1 EL Crème fraîche und beträufeln Sie die Tomaten mit der doppelten Menge Öl. Sie können auch noch 1 Scheibe Salami oder Schinken dazwischen legen.

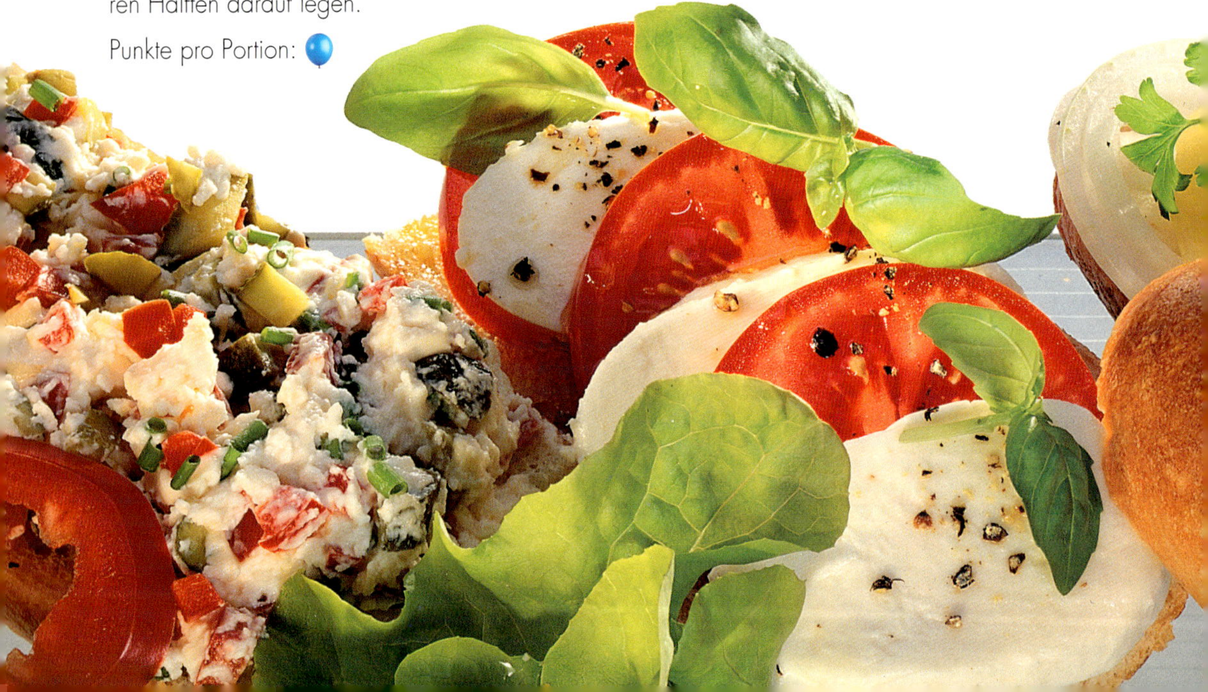

ÜBERBACKENES BAGUETTE MIT KÄSE

2 (4) Zwiebeln
1/2 (1) Baguette
50 (100) g Edamer (30 % Fett)
oder Tilsiter in Scheiben
2 (4) Zweige Petersilie

Zubereitungszeit: 20 Min.

1. Zwiebeln in feine Ringe schneiden und untere Baguette-Hälften mit Zwiebeln und dem Käse belegen.

2. Backofen auf »Grill« oder 200° vorheizen. Belegte Baguette-Stücke auf einem Rost in den Ofen (Mitte, Umluft 180°) geben. Die Deckel mit der Schnittseite nach oben daneben legen, 5–7 Min. grillen, bis der Käse zerlaufen ist.

3. Gewaschene Petersilie und Deckel darauf legen.

Punkte pro Portion: 🔵

EXTRAS FÜR DÜNNE

Bestreichen Sie die Brote mit Butter oder Olivenpaste und nehmen Sie die doppelte Menge Käse oder einen Käse mit höherem Fettgehalt. Sie können auch 1 Scheibe Schinken unter den Käse legen.

ÜBERBACKENES BAGUETTE MIT HACKFLEISCH

1/2 (1) Baguette
1 (2) kleine Zwiebel
50 (100) g Zucchini
1 (2) Tomate
100 (200) g Puten- oder Rinderhackfleisch
50 (100) g Edamer (30 % Fett)
oder Tilsiter
Salz
Pfeffer
2 (4) feingehackte Salbeiblätter
2 (4) Zweige Petersilie

Zubereitungszeit: 30 Min.

1. Das Baguette längs aufschneiden und halbieren, den Backofen auf »Grill« oder 200° einstellen und die Brothälften darin auf einem Rost (Mitte, Umluft 180°) 5 Min. leicht rösten.

2. Inzwischen die Zwiebel schälen und fein würfeln. Die Zucchini waschen und in feine Streifen schneiden oder raspeln. Die Tomate waschen, vom Stielansatz befreien und würfeln.

3. Das Hackfleisch in eine Schüssel geben und mit Zwiebel, Zucchini und Tomatenwürfeln vermischen. Den Käse fein würfeln oder reiben und daruntermischen. Mit Salz, Pfeffer und Salbei würzen.

4. Die Hackfleischmasse flach auf die Brothälften streichen und 20 Min. im Ofen überbacken. Mit den gewaschenen Petersilienzweigen garnieren.

Punkte pro Portion:

EXTRAS FÜR DÜNNE

Auf die fertigen Baguette-Stücke pro Portion noch 2 Scheiben Gouda oder Mozzarella legen und noch mal 2–3 Min. im Ofen überbacken.

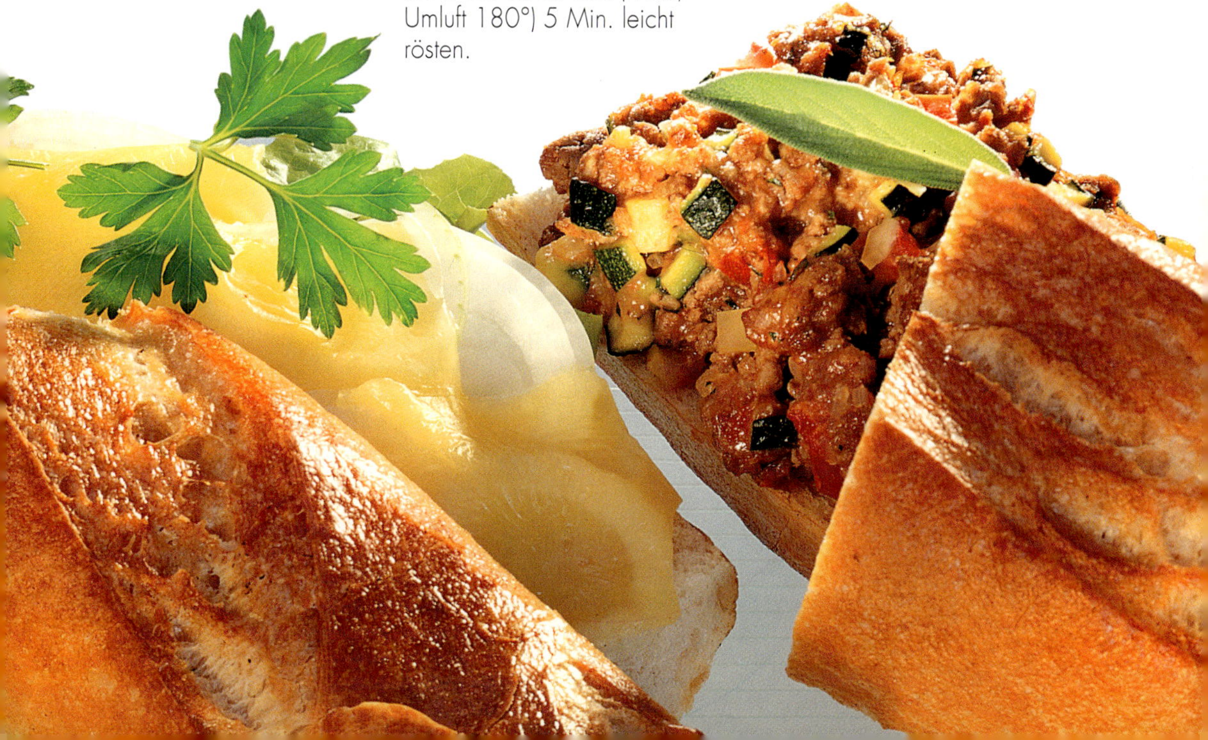

Für jeweils 2 (4) Personen

Filettoast mit Gemüse

Punkte pro Portion:

Dieser schnelle Toast ist ideal für Einladungen, da er schnell zubereitet ist und dekorativ aussieht. Als Beilage und Dekoration paßt ein kleiner Blattsalat.

Für 2 (4) Personen

1 **(2) Zwiebel**
1 **(2) EL Öl**
1 **(2) kleine rote Paprikaschote**
1/2 **(1) Tasse gepalte Erbsen, frisch oder tiefgefroren**
Salz
Pfeffer
2 **(4) Scheiben Schweine- oder Rinderfilet, 1 1/2–2 cm dick**
2 **(4) Scheiben Vollkorn-Toast**
2 **(4) TL Quark**
1 **(2) EL Aceto Balsamico**
1 **(2) EL feingehackte Petersilie**
2 **(4) TL Schmand (ersatzweise Crème fraîche)**
2 **(4) Scheiben Edamer (30 % Fett) oder Toast-Käse**

Zubereitungszeit: 30 Min.

1. Die Zwiebel schälen, halbieren und in feine Halbringe schneiden. In einer beschichteten Pfanne die Hälfte des Öls erhitzen und die Zwiebel darin unter gelegentlichem Rühren glasig dünsten.

2. Die Paprikaschote waschen, putzen und in kleine Würfel schneiden. Die Paprikawürfel und die Erbsen zur Zwiebel geben, unter Rühren 3–4 Min. braten, mit Salz und Pfeffer würzen. Die Gemüsemischung auf einen Teller geben und zugedeckt warm halten.

3. Das restliche Öl in die Pfanne geben und die Fleischscheiben darin auf beiden Seiten jeweils 3–4 Min. braten.

4. Inzwischen die Brotscheiben toasten und mit dem Quark bestreichen. Die Filetscheiben mit dem Essig ablöschen und beiseite stellen.

5. Die Petersilie unter das Gemüse rühren. Die Hälfte des Gemüses auf die Toastscheiben setzen, dann die Fleischscheiben, das restliche Gemüse, den Schmand und die Käsescheiben darauf legen. Die Filettoasts für 3–4 Min. unter dem Grill überbacken, bis der Käse geschmolzen ist.

EXTRAS FÜR DÜNNE

Statt Quark nehmen Sie Butter oder Crème fraîche zum Bestreichen. Und zusätzlich setzen Sie noch 1 Klecks Crème fraîche auf das Gemüse.

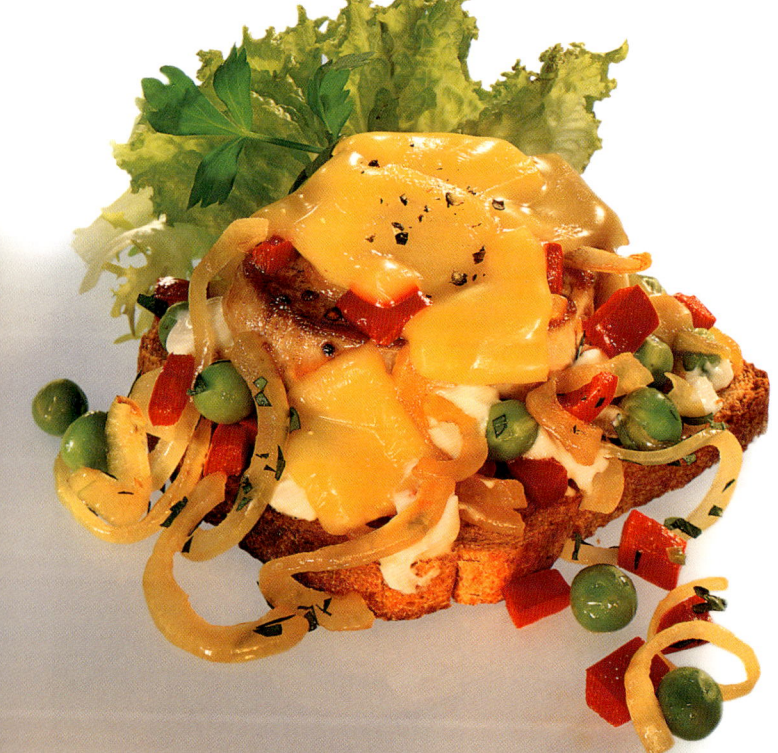

TIP
Wenn Sie zum Überbacken einen fettarmen Toast-Käse wählen, sparen Sie einen Fettpunkt ein.

Gemüsetoast

Punkte pro Portion:

Diese vegetarische Toast-Variante ist ein schnelles kleines Abendessen, mit dem Sie auch Überraschungs-
gäste bewirten können.

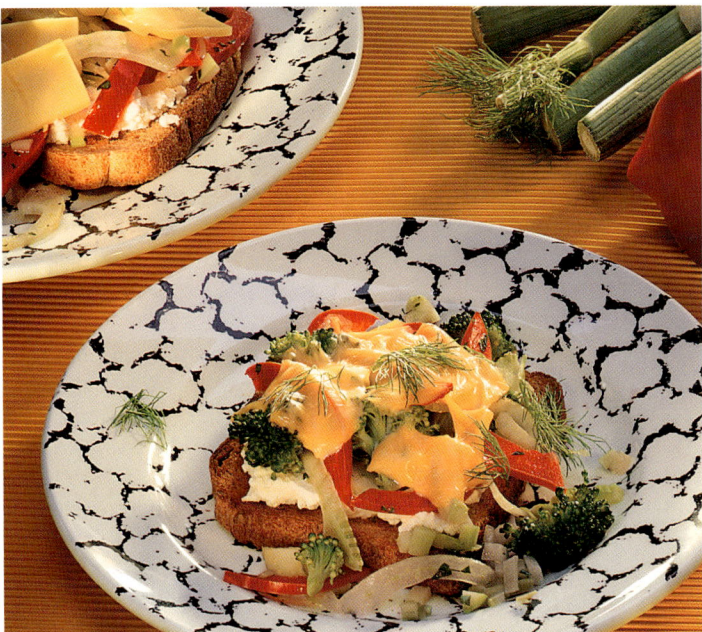

1 (2) Fenchelknolle
1 (2) kleine rote Paprikaschote
250 (500) g Brokkoli
2 (4) TL Olivenöl
Salz
Pfeffer
2 (4) Scheiben Vollkorn-Toast
2 (4) TL Quark
1 (2) EL Petersilie
2 (4) Scheiben Edamer
(30 % Fett) oder Toast-Käse

Zubereitungszeit: 30 Min.

Für 2 (4) Personen

EXTRAS FÜR DÜNNE

Statt Quark nehmen Sie Butter
oder Crème fraîche zum Bestreichen. Zum Überbacken 2 Käsescheiben darauf legen oder das
Gemüse mit 50 g Taleggio, in
Stücke oder Scheiben geschnitten, überbacken.

VARIANTEN

Statt Fenchel können Sie auch
1/2 (1) kleine Stange Lauch verwenden. Den Lauch erst zusammen mit den Brokkoliröschen in
die Pfanne geben, da er eine
kürzere Garzeit als Fenchel hat.
Anstelle der Paprikaschote eignen sich auch sehr gut Tomaten.
Diese werden gewaschen, von
den Stielansätzen befreit, in
Würfel geschnitten und mit dem
vorgedünsteten Gemüse vermischt.

1. Die Fenchelknolle waschen,
putzen und in sehr feine Scheiben hobeln. Die Paprikaschote
waschen, putzen und in feine
Streifen schneiden. Den Brokkoli
waschen, in mittelgroße Röschen
zerteilen, die groben Strunkteile
schälen und fein würfeln.

2. In einer großen beschichteten
Pfanne das Öl erhitzen, Fenchel
und Strunkstücke vom Brokkoli
einrühren und bei mittlerer Hitze
5 Min. zugedeckt dünsten. Brokkoliröschen dazugeben und
eventuell mit 1 Tasse Wasser
weitere 8–10 Min. zugedeckt
dünsten. Paprikaschote dazugeben, noch 3–5 Min. dünsten,
dabei die Flüssigkeit verdunsten
lassen. Salzen und pfeffern.

3. Den Backofen auf »Grill« einstellen. Die Brotscheiben toasten
und mit dem Quark bestreichen.
Das Gemüse auf die Toastscheiben setzen und die Käsescheiben darauf legen.

4. Die Toasts für 3–4 Min. unter
dem Grill überbacken, bis der
Käse geschmolzen ist.

Crostini-Varianten

Die beliebten getoasteten Brotscheiben mit pikantem Belag begeistern nicht nur Fans der italienischen Küche. Bei größeren Mengen Crostini lohnt es sich, die Brotscheiben auf einem Gitterrost im Backofen bei 200° (Mitte, Umluft 180°) in 4–5 Min. goldbraun zu rösten.

Für jeweils 2 (4) Personen

CROSTINI MIT TOMATEN

**4 (8) Scheiben Baguette (ersatz-
weise Toastbrot)**
2 (4) Tomaten
2 (4) TL Olivenöl
1 (2) EL gehacktes Basilikum
Salz
Pfeffer
1 (2) Knoblauchzehe

Zubereitungszeit: 15 Min.

1. Die Brotscheiben toasten. Die Tomaten waschen, von den Stielansätzen befreien und kleinschneiden. In einer beschichteten Pfanne das Öl erhitzen, die Tomatenstücke darin 1–2 Min. erhitzen, dann leicht abkühlen lassen. Das Basilikum unter die Tomaten rühren und mit Salz und Pfeffer würzen.

2. Knoblauch halbieren, Brote damit einreiben. Die Tomatenmischung darauf verteilen.

Punkte pro Portion:

EXTRAS FÜR DÜNNE

Die Brotscheiben mit 1 TL Olivenöl beträufeln, mit Olivenpaste bestreichen oder gehackte Oliven unter die Tomaten mischen.

CROSTINI MIT LEBER UND PILZEN

100 (200) g Hühnerleber
100 (200) g Champignons
1 (2) Lauchzwiebel
1 (2) Knoblauchzehe
2 (4) TL Olivenöl
2 (4) gehackte Salbeiblätter
1 (2) TL Aceto Balsamico
Salz
Pfeffer
**4 (8) Scheiben Baguette (ersatz-
weise Toastbrot)**

Zubereitungszeit: 25 Min.

1. Die Leber waschen, abtupfen und fein hacken. Die Champignons kurz abspülen und fein würfeln. Die Lauchzwiebel putzen, waschen und in feine Ringe schneiden. Die Knoblauchzehe schälen und hacken.

2. In einer beschichteten Pfanne das Öl erhitzen. Nacheinander Knoblauch, Zwiebeln, Leber und Pilze hineingeben und bei starker Hitze unter Rühren anbraten, bis die Flüssigkeit verdunstet ist. Salbei und Essig einrühren und die Mischung mit Salz und Pfeffer würzen.

3. Gleichzeitig das Brot im Toaster oder im Backofen leicht rösten. Die Leber-Pilz-Mischung noch lauwarm auf den Brotscheiben verteilen.

Punkte pro Portion:

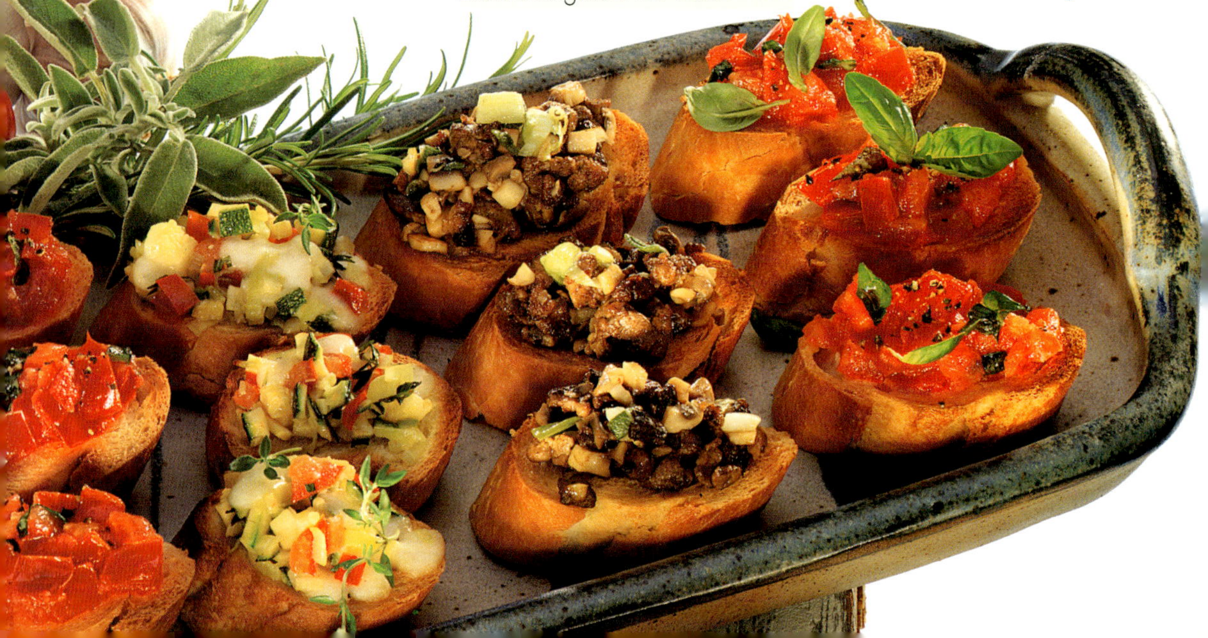

CROSTINI MIT GEMÜSE UND MOZZARELLA

4 (8) Scheiben Baguette (ersatzweise Toastbrot)
100 (200) g Zucchini
1 (2) Tomate
1 (2) Lauchzwiebel
1 (2) Knoblauchzehe
2 (4) TL Olivenöl
1/2 (1) TL getrockneter Thymian (ersatzweise Rosmarinblättchen)
Salz
Pfeffer
1/2 (1) Kugel Mozzarella (50 bzw. 100 g)

Zubereitungszeit: 30 Min.

1. Die Brotscheiben toasten. Zucchini waschen und fein würfeln. Die Tomate waschen und ohne Stielansatz ebenfalls fein würfeln. Die Lauchzwiebel waschen und fein schneiden. Den Knoblauch schälen und fein hacken.

2. In einer beschichteten Pfanne das Öl erhitzen, den Knoblauch darin 1–2 Min. anbraten, dann die Zucchini dazugeben und 2–3 Min. anbraten. Lauchzwiebel und Tomate dazugeben und alles mit Thymian, Salz und Pfeffer würzen. Das Gemüse kurz aufkochen lassen, bis die Flüssigkeit verdunstet ist.

3. Die Gemüsemasse leicht auskühlen lassen. Den Mozzarella würfeln und untermischen. Die Masse auf den Brotscheiben verteilen und für 2–3 Min. unter dem Grill überbacken.

Punkte pro Portion:

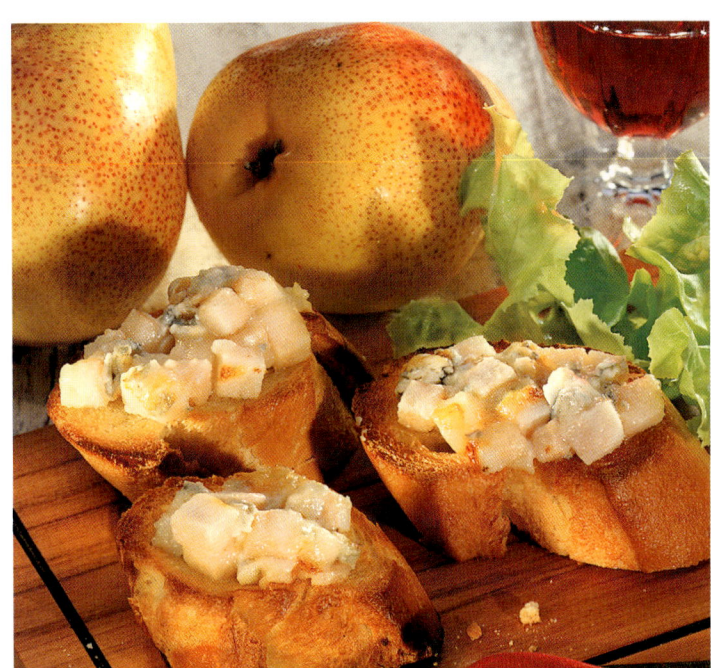

EXTRAS FÜR DÜNNE

Ergänzen Sie die Gemüsemischung mit feingeschnittenem Schinken, etwas gekochtem Hühnerfleisch oder ein paar Oliven.

VARIANTEN

Statt Zucchini können Sie die gleiche Menge Auberginen verwenden. Und die frischen Tomaten können Sie durch getrocknete oder eingelegte Tomatenstücke ersetzen. Da diese Öl enthalten, müssen Sie jedoch noch 1/2 Punkt dazurechnen.

CROSTINI MIT BIRNE UND GORGONZOLA

2 (4) Scheiben Toastbrot
2 (4) reife Birnen
50 (100) g Gorgonzola

Zubereitungszeit: 10 Min.

1. Die Brotscheiben toasten. Die Birnen schälen und klein würfeln. Den Käse ebenfalls in Würfel schneiden und mit den Birnen mischen.

2. Den Backofen auf »Grill« oder 220° vorheizen.

3. Die Brotscheiben mit der Birnen-Käse-Mischung belegen. Im Ofen (Mitte, Umluft 180°) überbacken, bis der Käse geschmolzen ist.

Punkte pro Portion:

Müsli-Variationen

Müslis versorgen Sie mit vielen wertvollen Nährstoffen und sättigen lange. Die folgenden leichten Varianten sorgen als Frühstück für einen gesunden Start in den Tag – Sie können sie aber ebensogut auch mal zwischendurch essen.

Für jeweils 2 (4) Personen

CREMIGES DINKELMÜSLI

1/4 (1/2) l Magermilch
2 (4) EL Rosinen
1 Msp. Zimt
50 (100) g Dinkelgrieß
1 (2) Birne
1 (2) EL gehackte Mandeln

Zubereitungszeit: 15 Min.

1. In einem Topf die Milch mit Rosinen und Zimt erhitzen. Den Dinkelgrieß in die Milch streuen und unter Rühren aufkochen lassen. Die Herdplatte ausschalten und den Grieß noch 5 Min. ausquellen lassen.

2. Die Birne schälen, der Länge nach vierteln, ohne Kerngehäuse in dünne Scheiben schneiden und in den Grieß einrühren. Die Mandeln darüber streuen.

Punkte pro Portion:

EXTRAS FÜR DÜNNE

Nehmen Sie die doppelte Menge Mandeln oder auch Sonnenblumenkerne, rösten Sie diese in Butter goldbraun an und streuen Sie sie über das Müsli.

REISMÜSLI

1/2 (1) l Apfelsaft
1 Msp. Zimt
1 Msp. abgeriebene Schale einer unbehandelten Zitrone
100 (200) g Milchreis
2 (4) Äpfel
1 (2) EL Sahne
2 (4) EL Himbeeren oder Erdbeeren
1 (2) TL gehackte Mandeln

Zubereitungszeit: 30 Min.

1. Apfelsaft mit Zimt und Zitronenschale erhitzen. Den Reis darin bei mittlerer Hitze zugedeckt in 20 Min. ausquellen lassen.

2. Die Äpfel schälen und fein würfeln. Die Äpfel und die Sahne in den Reis einrühren und 2–3 Min. bei schwacher Hitze erwärmen. Die Beeren waschen, putzen und darüber verteilen. Die Mandeln über das Müsli streuen.

Punkte pro Portion:

EXTRAS FÜR DÜNNE

Pro Portion 1–2 EL Nußmus, geschlagene Sahne und gehackte Nüsse dazugeben.

VARIANTEN

Anstelle der Äpfel passen Birnen, Aprikosen oder Pfirsiche sehr gut in dieses Müsli.

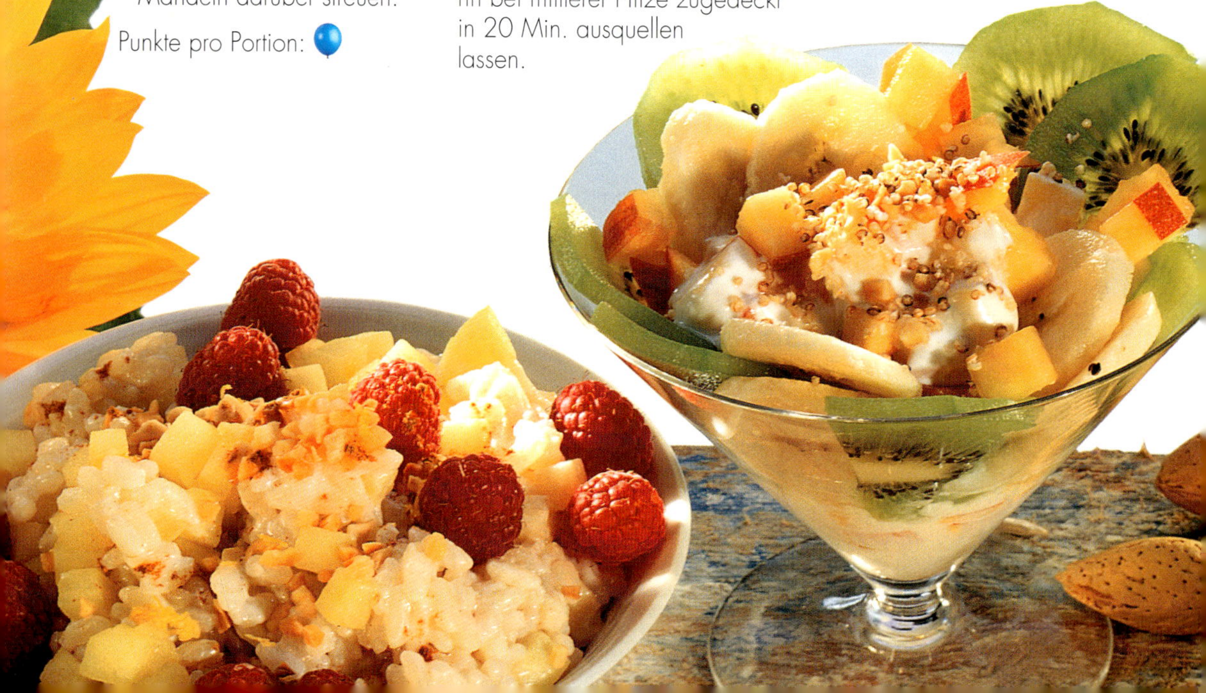

OBSTMÜSLI MIT AMARANTH

1 (2) Banane
1 (2) Kiwi
2 (4) Pfirsiche
1 (2) Becher Magerjoghurt
(150 g beziehungsweise 300 g)
4 (8) EL gepuffter Amaranth
(aus dem Reformhaus; ersatz-
weise geröstete Haferflocken)
1 (2) EL gehackte Mandeln

Zubereitungszeit: 10 Min.

1. Die Banane und die Kiwi schälen und in Scheiben schneiden. Die Pfirsiche waschen, halbieren, von den Kernen drehen und fein würfeln. Die Obstscheiben und -stücke in einer Schüssel mit dem Joghurt vermischen.

2. Den Amaranth und die gehackten Mandeln über die Fruchtmischung streuen.

Punkte pro Portion: 🔵

EXTRAS FÜR DÜNNE

Pro Portion 1 Klecks geschlagene Sahne darauf setzen und/oder 1–2 EL in Butter geröstete Kokosflocken über das Müsli streuen.

TIP

Gepufften Amaranth können Sie auch selbst herstellen: Erhitzen Sie eine Pfanne (ohne Beschichtung), geben Sie 1 EL Amaranthsamen hinein und legen Sie sofort den Deckel auf. In wenigen Sekunden ist der Puff-Amaranth fertig.

FITNESSMÜSLI

4 (8) getrocknete,
ungeschwefelte Aprikosen
200 (400) g Magerjoghurt
2 (4) EL Rosinen (ersatzweise
blaue Trauben)
4 (8) EL Haferflocken
2 (4) Bananen
2 (4) Äpfel
2 (4) EL Sonnenblumenkerne

Zubereitungszeit: 10 Min.

1. Die Aprikosen fein würfeln. Den Joghurt mit den Rosinen, den Aprikosen und den Flocken in eine Schüssel geben.

2. Die Bananen schälen und fein schneiden. Die Äpfel waschen, vierteln und dabei die Kerngehäuse entfernen. Die Apfelschnitze würfeln oder grob raspeln. Bananen und Äpfel in die Schüssel zur Aprikosenmischung geben und alles gut verrühren. Die Sonnenblumenkerne darüber streuen.

Punkte pro Portion:

EXTRAS FÜR DÜNNE

Nehmen Sie statt des Magerjoghurts normalen Joghurt und geben Sie zusätzlich pro Portion 2 EL Sahne und grobgehackte Walnüsse dazu.

VARIANTEN

Dieses Rezept können Sie auch mit Ihrer Lieblings-Müsli-Mischung statt der neutralen Haferflocken zubereiten.

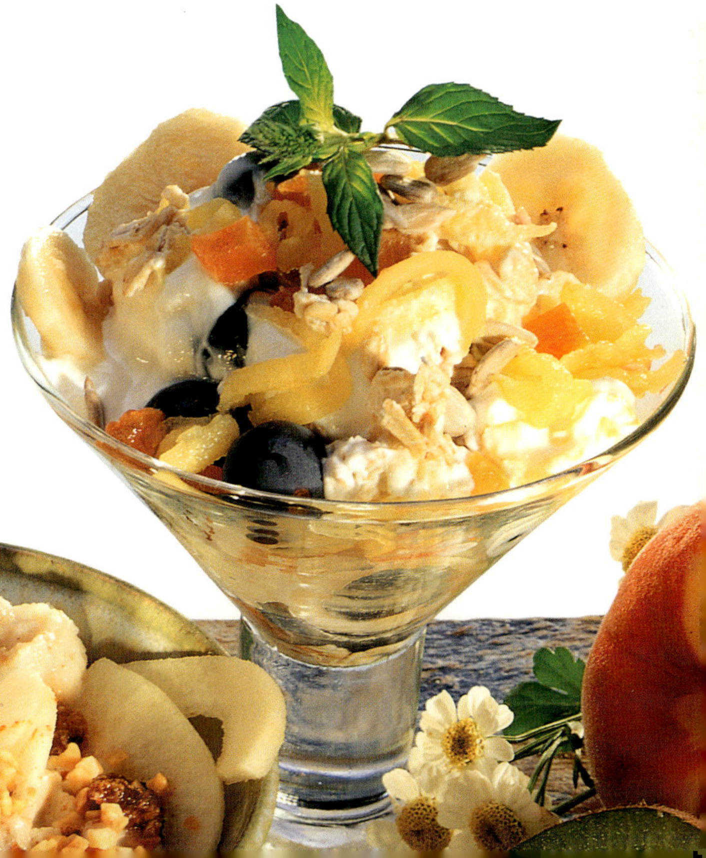

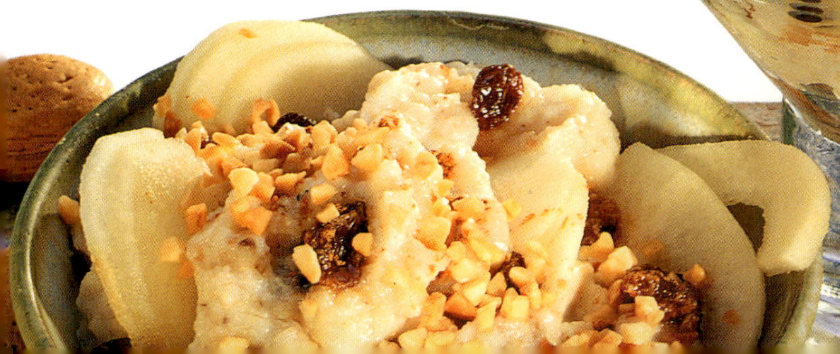

Für jeweils 2 (4) Personen

Gemischter Salat mit Joghurtsauce

Punkte pro Portion:

Salate sollten mindestens einmal pro Tag auf den Tisch kommen. Rohkostsalate sind tagsüber besonders bekömmlich, die gedünsteten Salatvarianten sind dagegen am Abend leichter verdaulich.

Für 2 (4) Personen

**1/2 (1) Becher Magerjoghurt
(75 g beziehungsweise 150 g)
1 (2) TL Senf (ersatzweise
Tomatenmark)
Salz
Pfeffer
2 (4) TL kaltgepreßtes Öl
1 (2) Lauchzwiebel
1/2 (1) Bund Radieschen
1/2 (1) Kopf grüner Blattsalat,
beispielsweise Kopfsalat oder
Eichblattsalat
1/2 (1) Kästchen Kresse
2 (4) EL gehackte Petersilie
2 (4) EL gehackter Schnittlauch**

Zubereitungszeit: 30 Min.

1. Joghurt, Senf, Salz, Pfeffer und Öl in einer Schüssel zu einer Marinade verrühren. Die Lauchzwiebel und Radieschen waschen, putzen, fein schneiden und in die Marinade geben.

2. Den Blattsalat putzen, waschen und abtropfen lassen. Die Salatblätter in mundgerechte Stücke zerpflücken und in die Schüssel geben. Die Kresse waschen, abtropfen lassen und zusammen mit Petersilie und Schnittlauch unter den Salat mischen.

VARIANTEN

Statt Radieschen können Sie geraspelten Rettich, Kohlrabi, Gurke oder Möhre verwenden. Sehr gut schmecken auch feingehackte Rucola- oder Spinatblätter als Kräutereinlage. Den Joghurt können Sie durch Buttermilch ersetzen.

EXTRAS FÜR DÜNNE

Geben Sie in den Salat pro Portion 1–2 EL Schinkenstreifen, hartgekochtes Ei, Avocadostücken oder Schafkäsewürfel und streuen Sie Kürbis- oder Sonnenblumenkerne darüber. Auch ein Butter- oder Schmalzbrot ist eine gute Ergänzung, die satt macht.

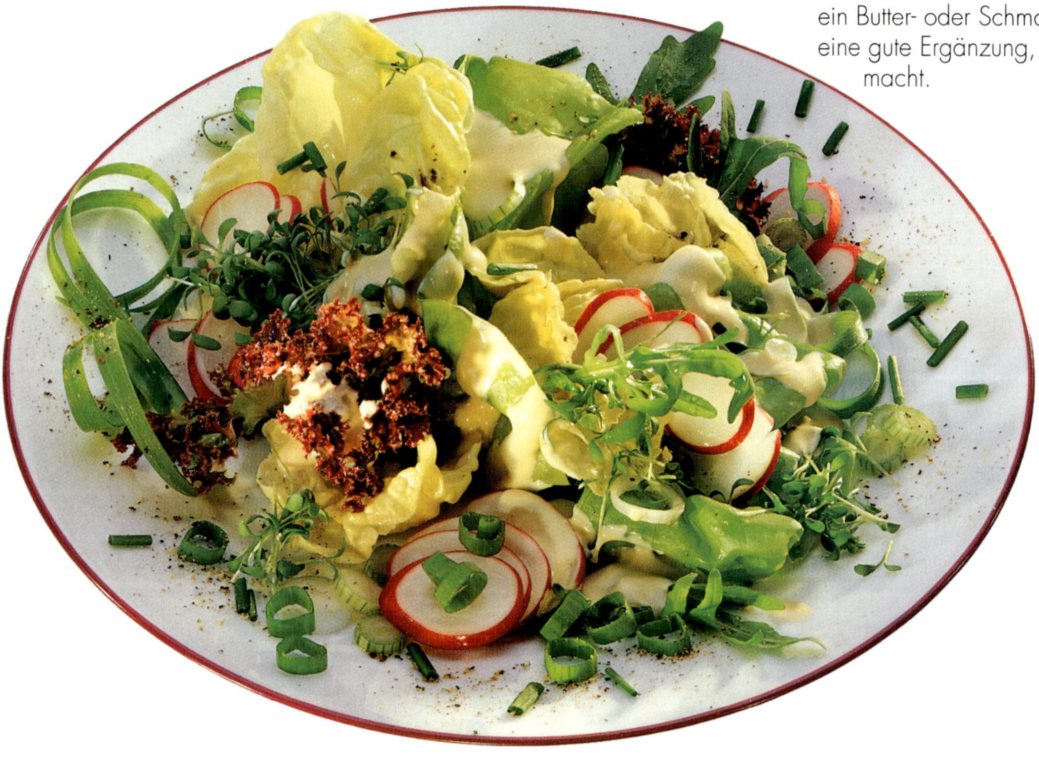

Blattsalat mit Vinaigrette

Punkte pro Portion:

Besonders attraktiv wirken Blattsalate, wenn Sie verschiedenfarbige Blätter dekorativ auf großen Tellern anrichten und die Sauce darüber träufeln.

1. Essig, Senf, Salz, Pfeffer, Öl, Zwiebel und Schnittlauch in einer Schüssel zu einer Marinade verrühren.

2. Den Blattsalat putzen, waschen und abtropfen lassen. Den Salat kurz vor dem Servieren mit der Marinade vermischen.

VARIANTE

Auf Blattsalate passen sehr gut halbierte Cocktailtomaten, Tomatenscheiben, hauchdünn gehobelte Gurkenscheiben, Paprikaringe, Kohlstreifen, Apfel- oder Orangenstückchen.

INFO ESSIG UND ÖL

Wählen Sie den Essig nach Ihrem Geschmack. Besonders beliebt sind der helle Apfelessig und der dunkle Aceto Balsamico. Verwenden Sie für helle Blattsalate zum Säuern jedoch überwiegend Zitronensaft oder helle Essige und nur wenige Tropfen Aceto Balsamico.
Salatöle sollten unbedingt kaltgepreßt sein. Gönnen Sie sich die beste Qualität, denn diese Öle sind besonders geschmacksintensiv und enthalten wertvolle Fettsäuren.

EXTRAS FÜR DÜNNE

Reichern Sie den Salat mit 1 zusätzlichen EL Öl, etwas Crème fraîche, Mozzarella- oder Schafkäsewürfeln oder feingewürfelten eingelegten getrockneten Tomaten an. Sehr gut schmeckt der Salat auch mit gerösteten Pinien- oder Sonnenblumenkernen, ausgelassenen Speckwürfeln oder gebratenen Pilzscheiben.

1 (2) EL Essig
1 (2) TL Senf
Salz
Pfeffer
4 (8) TL Olivenöl oder Sonnenblumenöl
1 (2) EL gehackte Zwiebel
1 (2) EL gehackter Schnittlauch
1/2 (1) Kopf Blattsalat, beispielsweise Eichblattsalat, Lollo Rosso oder 50 (100) g Feldsalat

Zubereitungszeit: 15 Min.

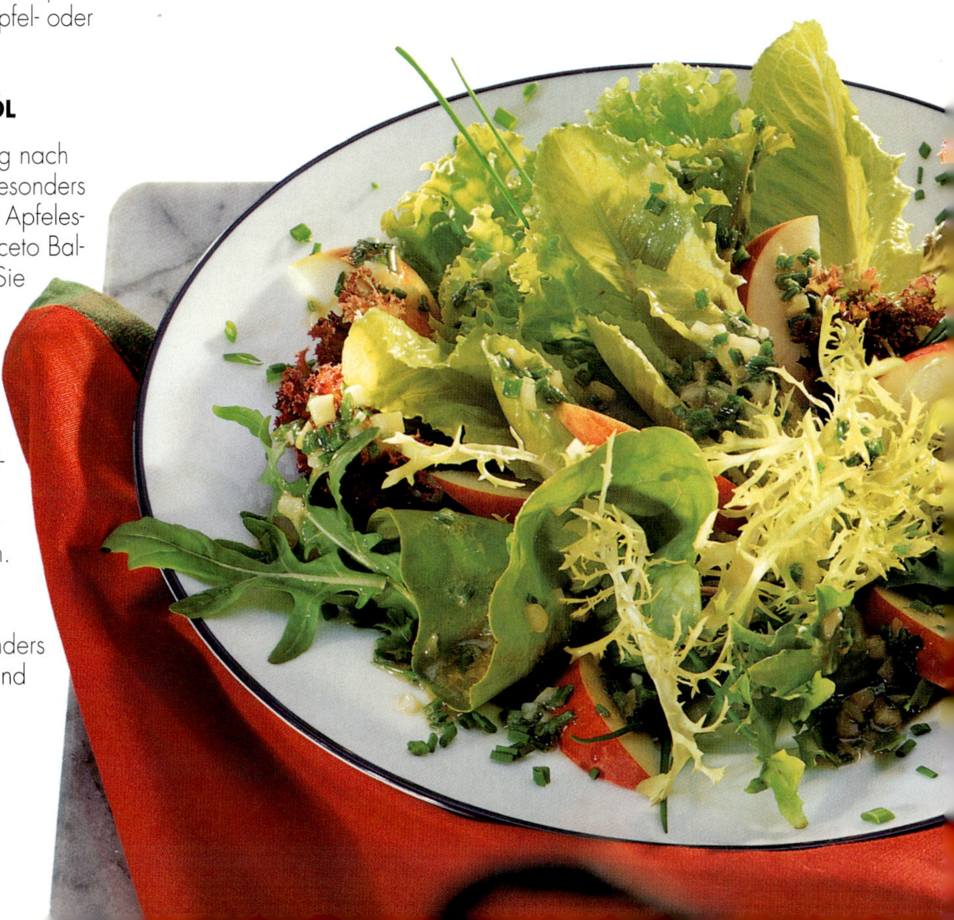

Für 2 (4) Personen

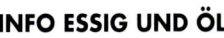

Gemischter Salatteller mit Putenstreifen

Punkte pro Portion:

Mit dieser Kombination aus knackigen Salaten, gebratenem Gemüse und Fleischstreifen bieten Sie Ihrer Familie einen raffinierten Salat, den Sie vielseitig variieren können.

Für 2 (4) Personen

1 (2) kleiner Kopf Eichblattsalat, Eissalat oder Lollo Rosso
1 (2) kleine Salatgurke
1 (2) Bund Radieschen
1 (2) TL Obstessig
2 (4) TL Olivenöl
Salz
1 (2) Lauchzwiebel
100 (200) g Champignons
100 (200) g Putenfleisch (ersatzweise Hühnerbrustfleisch)
2 (4) TL Sonnenblumenöl
1 (2) EL Aceto Balsamico
1 (2) EL gehackte Petersilie
Pfeffer

Zubereitungszeit: 30 Min.

1. Den Blattsalat putzen, waschen und abtropfen lassen. Die Gurke waschen, nach Belieben schälen und in dünne Scheiben hobeln. Die Radieschen waschen, putzen und fein schneiden. Essig, Öl und Salz in einer Schüssel verrühren, Blattsalat, Gurke und Radieschen hineingeben und vermischen.

2. Lauchzwiebel und Pilze putzen, waschen und fein schneiden. Das Fleisch in feine Streifen schneiden. In einer beschichteten Pfanne das Sonnenblumenöl erhitzen und die Fleischstreifen darin 2–3 Min. anbraten. Die Pilze dazugeben und weitere 1–2 Min. braten. Die Lauchzwiebel unterrühren und noch 2–3 Min. mitdünsten. Mit Aceto Balsamico ablöschen. Die Pfanne von der Kochstelle nehmen, die Petersilie einrühren und mit Salz und Pfeffer abschmecken.

3. Den marinierten Salat portionsweise auf Teller geben und die noch warme Fleisch-Gemüse-Mischung darauf verteilen.

EXTRAS FÜR DÜNNE

In der Pfanne 1–2 EL Öl erhitzen und darin 1 gepreßte Knoblauchzehe, 1–2 EL Sonnenblumen- oder Kürbiskerne und eine Handvoll Brotwürfel goldbraun rösten und über dem Salatteller verteilen.

VARIANTEN

Anstelle des Geflügels schneiden Sie pro Portion 100 g Seelachs- oder Kabeljaufilet in Würfel und braten es wie das Fleisch an. Probieren Sie auch andere Gemüsesorten, beispielsweise Zucchini, Paprikaschoten, Auberginen oder vorgegarte Brokkoliröschen, als kurzgebratene Gemüsebeilage auf diesem bunten Salat.

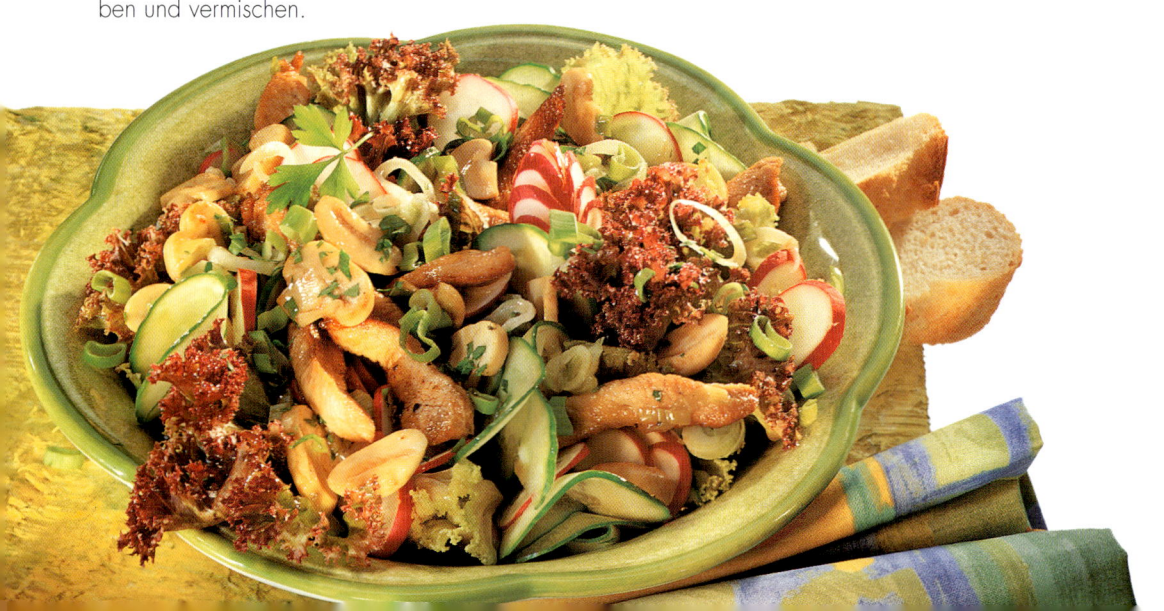

Warmer Linsensalat

Punkte pro Portion:

Dieser raffinierte Salat ist schnell gemacht, er läßt sich vielseitig abändern und ist darüber hinaus auch sehr preiswert.

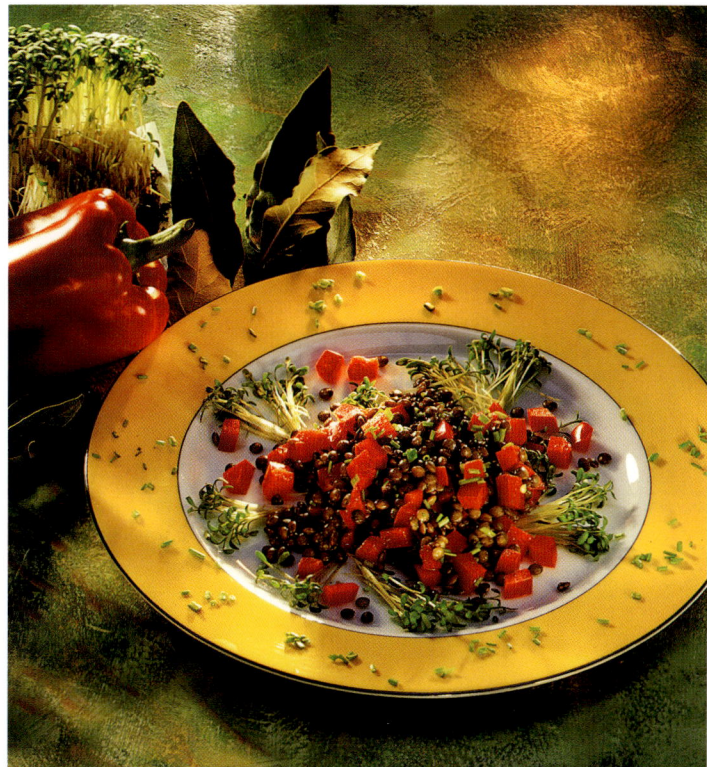

125 (250) g Berglinsen
1 (2) kleine Zwiebel
je 1 (2) Lorbeerblatt und Nelke
1 (2) Möhre
1 (2) EL Sherry-Essig
1 (2) EL Aceto Balsamico
2 (4) TL Sonnenblumenöl
Salz
Pfeffer
1 (2) kleine rote oder gelbe Paprikaschote
1 (2) Frühlingszwiebel
2 (4) EL Kresse

Zubereitungszeit: 45 Min., davon 30 Min. Kochzeit

Für 2 (4) Personen

EXTRAS FÜR DÜNNE

Sehr gut passen zu diesem Salat pro Person 1/2 Avocado, geschält und gewürfelt, oder 50 g feingeschnittene geräucherte Enten- oder Gänsebrust, gebratene Hackfleischbällchen, in Butter gebratene Hühnerleber oder Schafkäsewürfel.

INFO LINSEN

Für Linsensalat eignen sich am besten die kleinen dunkelgrünen Berglinsen. Diese sind auch ohne Einweichen in 30 Min. weich gekocht, zerfallen nicht so leicht und sind sehr aromatisch.

TIP
Es lohnt sich, nach diesem Rezept gleich die doppelte Menge Linsen zuzubereiten und die restliche Menge, mit beliebigen Gemüsen gemischt, als kleine Vorspeise zu servieren.

1. Die Linsen verlesen, abspülen und in einen Topf geben. Etwa 1/2 l Wasser aufgießen. Die Zwiebel schälen, das Lorbeerblatt mit der Nelke auf der Zwiebel befestigen, zusammen mit der Möhre zu den Linsen geben und alles 25–30 Min. kochen lassen. Die Flüssigkeit durch kurzes, starkes Kochen verdunsten lassen oder abgießen.

2. Für die Marinade beide Essigsorten mit dem Öl, Salz und Pfeffer verrühren und in den Salat einrühren.

3. Die Paprikaschote waschen, halbieren und in 5 mm feine Würfel schneiden. Die Frühlingszwiebel putzen, waschen und in feine Ringe schneiden. Die Zwiebel mit Nelke und Lorbeer aus den Linsen nehmen. Paprika und Frühlingszwiebel in den noch heißen Salat einrühren. Die Kresse waschen und auf die Teller streuen und den Salat darauf verteilen.

Hirsesalat mit buntem Gemüse

Punkte pro Portion:

Der körnige Salat ist eine vollwertige Hauptmahlzeit, bei der sicherlich niemand die Fleischbeilage vermissen wird.

Für 2 (4) Personen

1 (2) **Stange Staudensellerie**
1 (2) **Möhre**
1/4 (1/2) **l Wasser**
1/2 (1) **TL gekörnte Gemüsebrühe**
Salz
1/4 (1/2) **TL Curry**
125 (250) **g Hirse**
1 (2) **Lauchzwiebel**
150 (300) **g gepalte Erbsen, frisch oder tiefgefroren**
1 (2) **Tomate**
1 (2) **rote Paprikaschote**
1/2 (1) **Becher Magerjoghurt (75 g beziehungsweise 150 g)**
2 (4) **TL Olivenöl**
2 (4) **EL gehackte Petersilie**
Pfeffer

Zubereitungszeit: 45 Min.

1. Die Selleriestange von den Fasern befreien und fein schneiden. Die Möhre waschen, wenn nötig, schälen und klein würfeln. Das Wasser mit Gemüsebrühe, Salz und Curry aufkochen lassen. Die Hirse und das geschnittene Gemüse einstreuen und 20 Min. bei mittlerer Hitze zugedeckt köcheln lassen.

2. Die Lauchzwiebel putzen, fein schneiden, zusammen mit den Erbsen zur Hirse geben und noch 5 Min. ziehen lassen.

3. Tomate und Paprikaschote waschen, fein würfeln und ebenfalls zur Hirse geben. Joghurt, Öl und Petersilie einrühren und den Hirsesalat mit Salz und Pfeffer würzen.

EXTRAS FÜR DÜNNE

Pro Portion noch einige Schinkenwürfel oder Pilze in 2–3 EL Öl anbraten und einrühren. Zusätzlich passen auch 1 EL Schmand oder Sahne oder einige kleingeschnittene eingelegte Tomaten oder Oliven in den Salat.

VARIANTE

Nach diesem Rezept können Sie auch Reis oder Grünkern zubereiten. Grünkern müssen Sie jedoch 30 Min. vorkochen, da er die doppelte Garzeit hat.

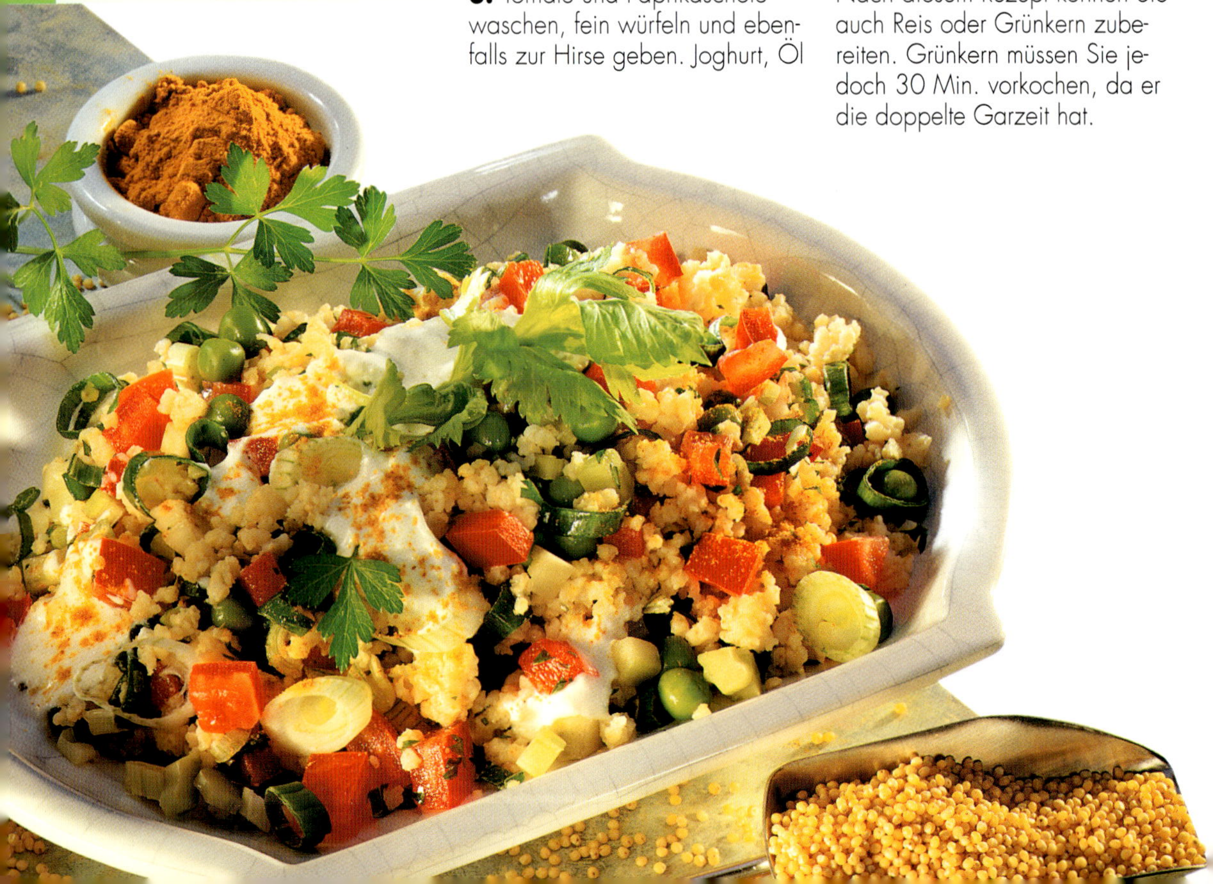

Möhrensalat mit Zuckerschoten

Punkte pro Portion:

Wenn Sie abends gerne warm essen oder wenn Sie Rohkostsalate nicht gut vertragen, probieren Sie doch einmal dieses kurzgedünstete Gericht mit Ihrem persönlichen Lieblingsgemüse.

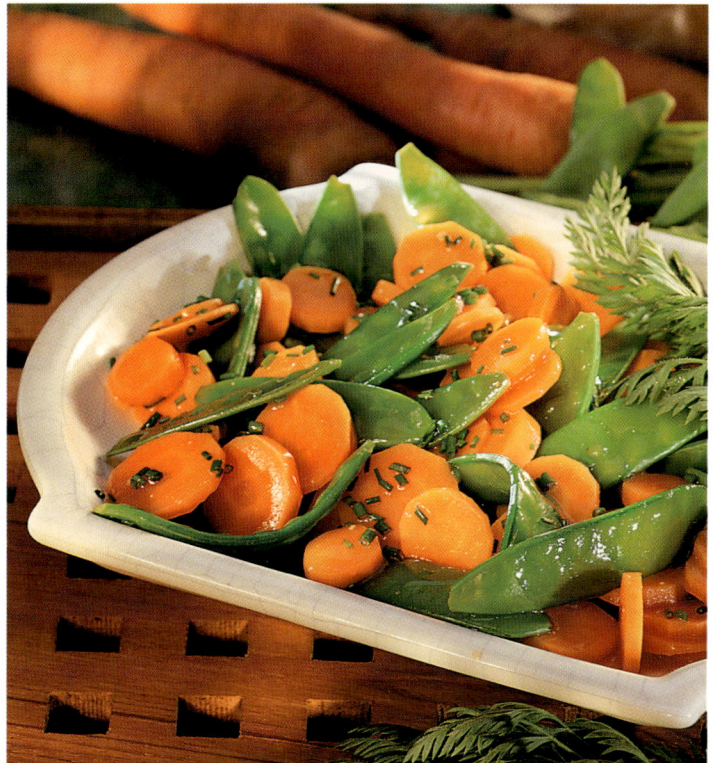

2 (4) **Möhren**
2 (4) **TL Olivenöl**
1/2 (1) **Tasse Wasser**
100 (200) **g Zuckerschoten**
1 (2) **TL milder Essig**
1 **Prise Zucker**
2 (4) **TL Dijon-Senf**
Pfeffer
Salz
1 (2) **EL gehackter Schnittlauch**

Zubereitungszeit: 30 Min.

Für 2 (4) Personen

VARIANTE

Anstelle der Zuckerschoten passen auch sehr gut gepalte Erbsen, frisch oder tiefgefroren, gewürfelte Zucchini oder Petersilienwurzelscheiben in den Salat.

1. Die Möhren waschen, wenn nötig, schälen und in dünne Scheiben schneiden. In einer beschichteten Pfanne die Hälfte des Öls erhitzen, die Möhren hineingeben und unter Rühren kurz anbraten. Das Wasser angießen und die Möhren zugedeckt 10 Min. dünsten.

2. Inzwischen die Zuckerschoten waschen, putzen, zu den Möhren geben und 5 Min. mitdünsten. Dann mit dem Essig ablöschen, Zucker, Senf und das restliche Öl einrühren und den

Möhrensalat mit Pfeffer und Salz würzen. Den Schnittlauch darüber streuen.

EXTRAS FÜR DÜNNE

Setzen Sie 1 Klecks Crème fraîche oder Schmand dekorativ auf den Möhrensalat und streuen Sie 1–2 EL gehackte Kürbiskerne darüber.

TIP
Gedünstete Gemüse können Sie auch mit Rohkostsalaten kombinieren. Solche kalt-warmen Salatkombinationen passen gut am Abend, vor allem in der kalten Jahreszeit.

Nudelsalat mit Gemüse und Thunfisch

Punkte pro Portion:

Der beliebte Buffet-Klassiker ist preiswert, läßt sich gut vorbereiten, vielseitig abwandeln und paßt hervorragend als Hauptgericht oder als Ergänzung zu anderen kalten Speisen.

Für 2 (4) Personen

200 (400) g Hartweizennudeln, beispielsweise Penne oder Spiralen
Salz
1 (2) Möhre
100 (200) g Zucchini
1 (2) Stange Lauch
1 (2) TL Sonnenblumenöl
1 (2) Tasse gepalte Erbsen, frisch oder tiefgefroren
2 (4) Essiggurken
1 (2) Zwiebel
100 (200) g Thunfisch im eigenen Saft
Für die Sauce:
2 (4) EL Essig
2 (4) EL Magerjoghurt
1 (2) TL Dijon-Senf
Salz
Pfeffer
2 EL gehackte glatte Petersilie

Zubereitungszeit: 1 Std., davon 30 Min. Zeit zum Durchziehen

1. Die Nudeln in Salzwasser nach Packungsanweisung bißfest kochen. Die Möhre waschen, fein würfeln, zu den Nudeln geben und mitkochen.

2. Zucchini waschen und würfeln oder in dünne Scheiben schneiden. Den Lauch putzen, längs durchschneiden, gründlich waschen und fein schneiden. In einer beschichteten Pfanne das Öl erhitzen, Zucchini unter Rühren anbraten, dann den Lauch und die Erbsen untermischen und 3–4 Min. ziehen lassen.

3. Die Nudeln abgießen (das Kochwasser auffangen) und mit dem gedünsteten Gemüse in eine Schüssel geben. Essig, Joghurt, Senf, Salz und Pfeffer zu einer Sauce verrühren.

4. Essiggurken und Zwiebel fein würfeln, Thunfisch mit einer Gabel in kleine Stücke zerteilen. Alle Zutaten mit der Salatsauce und der Petersilie vermischen. Den Salat mindestens 30 Min. ziehen lassen. Mit Salz und Pfeffer abschmecken und eventuell noch etwas Nudelwasser untermischen.

EXTRAS FÜR DÜNNE

Pro Portion 1 EL Öl, Schmand oder Mayonnaise, die doppelte Menge Thunfisch und 1 hartgekochtes, in Scheiben geschnittenes Ei untermischen. Auch in Öl eingelegte Artischockenböden oder Oliven passen dazu.

VARIANTE

Statt Thunfisch können Sie auch die gleiche Menge kleingewürfelten gekochten Schinken in den Salat geben.

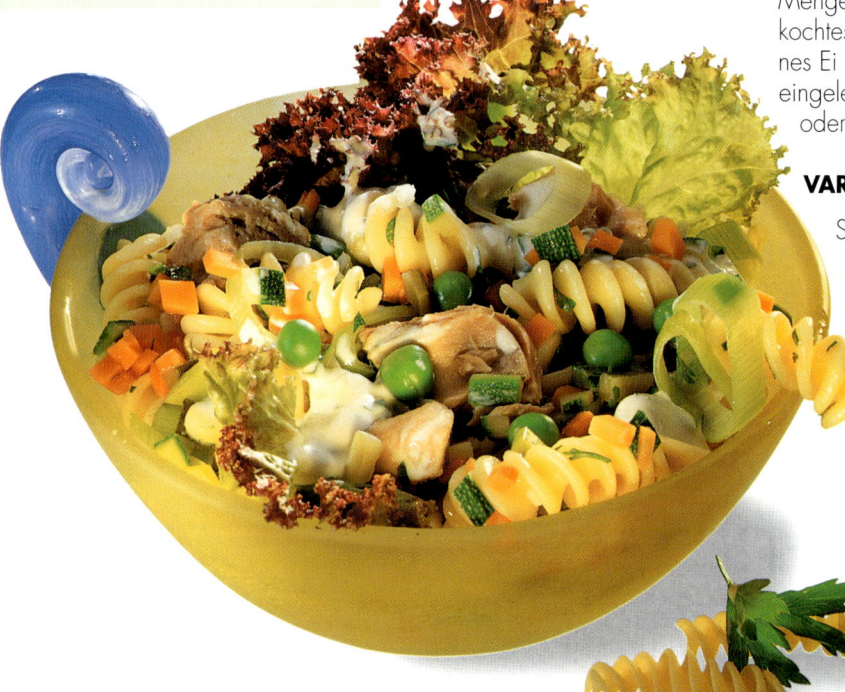

Kartoffelsalat mit Pilzen

Punkte pro Portion:

Kartoffeln sind fettarm, sättigend, preiswert und lassen sich mit vielen Zutaten kombinieren. Der Salat eignet sich sowohl als kleines Hauptgericht wie auch als Beilage zu Würstchen, Fisch oder Fleisch.

1. Die Kartoffeln in wenig Wasser 20–30 Min. kochen. Inzwischen die Pilze abbrausen, in sehr feine Scheiben schneiden und in eine Salatschüssel geben. Die Zwiebel und die Lauchzwiebel schälen beziehungsweise putzen, fein schneiden und untermischen.

2. In einem Topf das Wasser mit der Gemüsebrühe zum Kochen bringen und über die Pilze und die Zwiebeln gießen. Pfeffer, Salz und Öl einrühren.

3. Die Kartoffeln leicht abkühlen lassen, dann pellen, in feine Scheiben schneiden, zu den anderen Zutaten in die Schüssel geben und alles gut vermischen.

4. Den Kartoffelsalat mindestens 30 Min. durchziehen lassen. Dann eventuell noch etwas Wasser oder Gemüsebrühe unterheben. Den Salat nochmals abschmecken und den Rucola darüber streuen.

EXTRAS FÜR DÜNNE

Ergänzen Sie die Salatportion mit 1 EL ausgelassenem durchwachsenem Speck oder 1 EL Öl. Gut schmecken auch 1–2 EL Parmesanspäne, 1/2 gewürfelte reife Avocado oder 1 geschnittenes Wiener Würstchen in diesem Salat.

500 (1000) g festkochende Kartoffeln
100 (200) g Champignons
1 (2) Zwiebel
1 (2) Lauchzwiebel
1/2 (1) Tasse Wasser
1 (2) TL gekörnte Gemüsebrühe
Pfeffer
Salz
4 (8) TL Sonnenblumenöl
2 (4) EL gehackter Rucola
(ersatzweise Schnittlauch)

Zubereitungszeit: 1 Std., davon 30 Min. Zeit zum Durchziehen

Für 2 (4) Personen

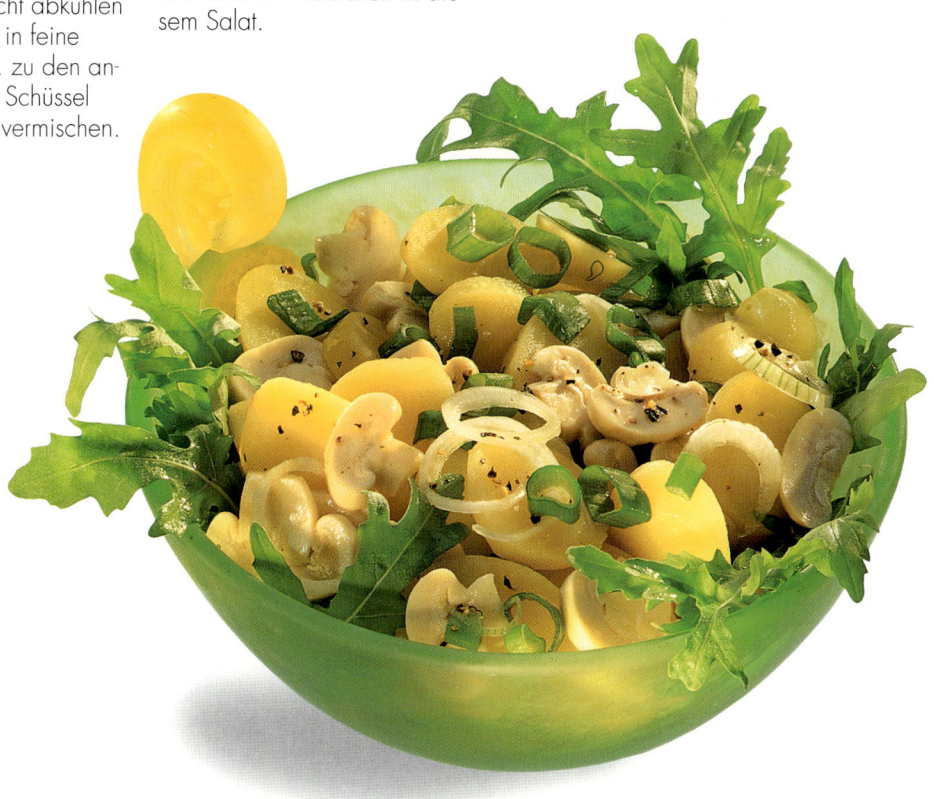

Saftiger Paprikasalat

Punkte pro Portion: 🔵

Der erfrischend-saftige Salat aus Andalusien schmeckt besonders gut an heißen Tagen. Er läßt sich sehr gut vorbereiten und im Kühlschrank aufbewahren – ideal für Feste und Picknicks.

Für 2 (4) Personen

1 (2) **rote Paprikaschote**
1 (2) **gelbe Paprikaschote**
1 (2) **Zwiebel**
1 (2) **Tomate**
1 (2) **kleiner Apfel**
1 (2) **EL Zitronensaft**
2 (4) **TL Olivenöl**
2 (4) **EL Aceto Balsamico**
Salz
Pfeffer
1 (2) **EL gehackter Schnittlauch**

Zubereitungszeit: 1 Std., davon 30 Min. Zeit zum Durchziehen

1. Den Backofen auf »Grill« oder 200° vorheizen. Die Paprikaschoten waschen, längs vierteln und dabei Strunk und Kerne entfernen. Die Schotenstücke mit der Hautseite nach oben auf ein Backblech legen und im Ofen (Mitte, Umluft 180°) 20–25 Min. backen, bis die Haut dunkel ist.

2. Inzwischen die Zwiebel schälen und fein würfeln. Die Tomate waschen und würfeln, dabei den Stielansatz entfernen. Den Apfel schälen, vom Kernhaus befreien und in Scheibchen schneiden. Zwiebel, Tomate und Apfel in einer Schüssel mit dem Zitronensaft und dem Olivenöl vermischen.

3. Ein nasses Küchentuch auf die Paprikaschoten legen und die Schoten 3–5 Min. auskühlen lassen. Dann nacheinander hervorholen, sofort häuten, in Streifen schneiden und zu den anderen Gemüsen geben.

4. Den Salat mit Aceto Balsamico, Salz und Pfeffer würzen und den Schnittlauch darüber streuen. 30 Min. durchziehen lassen.

EXTRAS FÜR DÜNNE

Reichen Sie dazu fritierte Kalamares (Tiefkühlprodukt) oder gebratene Lammkoteletts.

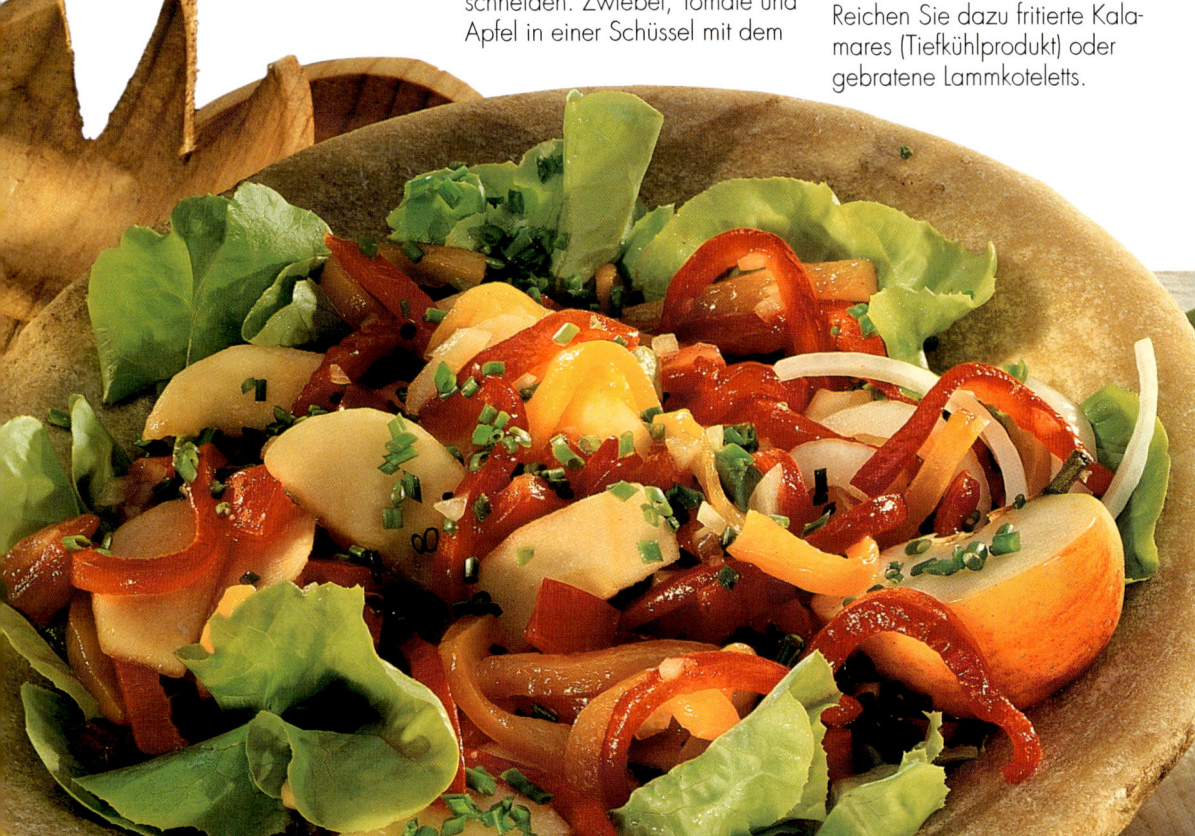

Bohnensalat

Punkte pro Portion:

Die südländische Kombination aus Bohnenkernen und grünen Bohnen schmeckt besonders gut, wenn der Salat einige Stunden durchziehen kann.

1. Die Bohnen waschen, die Enden abschneiden und, wenn nötig, die Fäden abziehen. Die Bohnen in mundgerechte Stücke schneiden.

2. Die Zwiebel und den Knoblauch schälen und fein würfeln. Das Öl erhitzen und Zwiebel, Knoblauch und Salbei darin anbraten. Die Bohnenstücke dazugeben, das Wasser angießen und alles 10 Min. zugedeckt köcheln lassen.

3. Die Bohnenkerne abgießen und dazugeben. Mit den beiden Essigsorten ablöschen. Die Flüssigkeit bis auf einen kleinen Rest einkochen lassen, dann den Topf von der Kochstelle nehmen.

4. Die Tomate waschen und vierteln oder würfeln, dabei den Stielansatz entfernen. Tomatenstücke und Petersilie unter die Bohnen mischen. Den Salat mit Salz und Pfeffer würzen.

EXTRAS FÜR DÜNNE

In die Salatportion noch einige Schafkäsewürfel, Thunfischstücke, eingelegte Oliven oder Tomatenscheiben mischen und Butter- oder Schmalzbrot dazu reichen.

VARIANTEN

Zusätzlich passen rote oder gelbe gewürfelte Paprikaschoten sehr gut in diesen Salat.

125 (250) g grüne Bohnen
1 (2) Zwiebel
1 (2) Knoblauchzehe
2 (4) TL Olivenöl
2 (4) gehackte Salbeiblätter
(ersatzweise Bohnenkraut)
1 Tasse Wasser
125 (250) g gekochte weiße
Bohnenkerne (aus der Dose)
1 (2) EL heller Essig
1 (2) EL Aceto Balsamico
1 (2) Tomate
2 (4) EL gehackte glatte
Petersilie
Salz
Pfeffer

Für 2 (4) Personen

Zubereitungszeit: 30 Min.

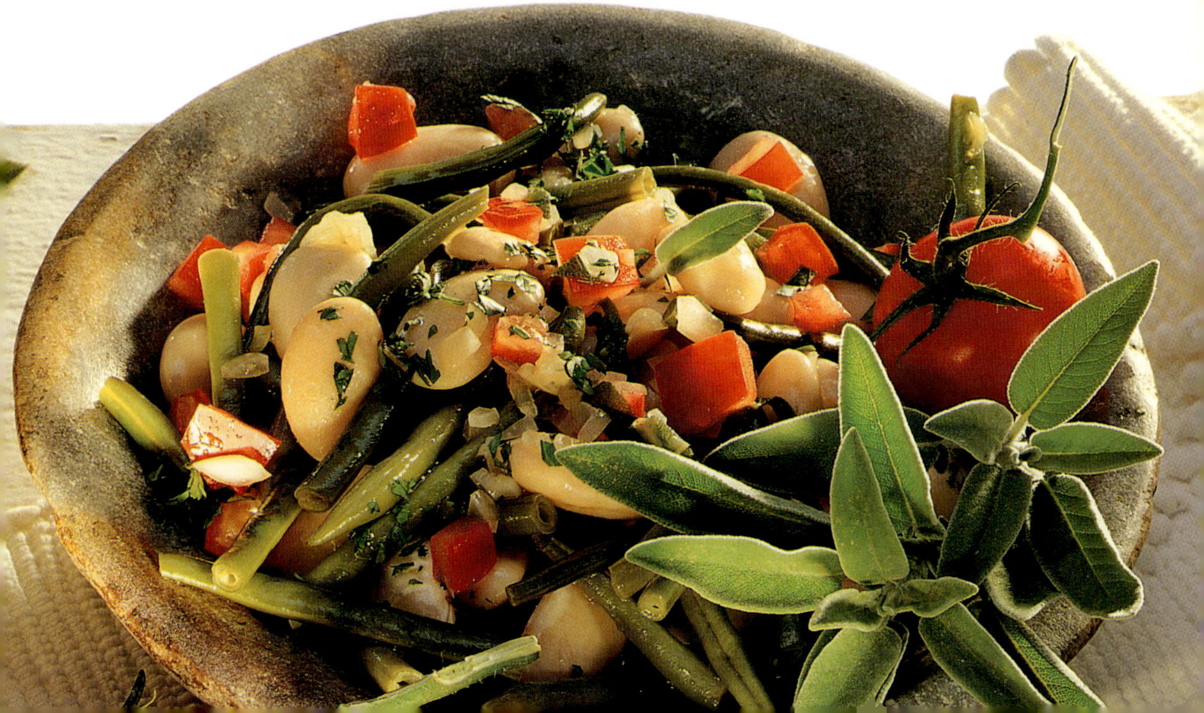

Blattsalate mit Garnelen

Punkte pro Portion:

Dieser feine Sommersalat bringt Sie in Urlaubslaune und wird auch Ihre Gäste begeistern. Am besten schmeckt er mit den großen Riesengarnelen, die Sie frisch oder tiefgefroren kaufen können.

Für 2 (4) Personen

200 (400) g Riesengarnelen-schwänze, frisch oder tiefgefroren
1/2 (1) Zitrone
Salz
1/2 (1) Kopf Lollo Rosso oder anderer Blattsalat
1 (2) Kästchen Kresse
2 (4) Lauchzwiebeln
2 (4) Knoblauchzehen
1 Stück Pfefferschote, Größe je nach gewünschter Schärfe (ersatzweise Sambal-Oelek)
2 (4) TL Olivenöl
1 (2) Tasse trockener Weißwein
2 (4) TL Butter
1 (2) EL gehackte Kräuter (Dill, Petersilie, Schnittlauch)

Zubereitungszeit: 30 Min.

1. Tiefgefrorene Riesengarnelen auftauen lassen. Die Schalen und die Därme entfernen, die Garnelen abspülen, mit Zitronen-saft beträufeln und salzen.

2. Den Lollo Rosso putzen, waschen und abtropfen lassen. Die Kresse abspülen und vom Beet schneiden. Die Lauchzwiebeln waschen und fein schneiden. Den Knoblauch und die Pfeffer-schote sehr fein hacken. (Achtung, sofort danach die Hände waschen!)

3. In einer Pfanne das Öl erhitzen, Knoblauch und Pfefferschote darin kurz anbraten, die Riesengarnelen dazugeben und 1–2 Min. braten. Lauchzwiebeln untermischen, den Wein angießen und alles noch 2–3 Min. zugedeckt dünsten lassen. Die Pfanne von der Kochstelle nehmen. Butter und Kräuter einrühren und die Mischung salzen.

4. Den Lollo Rosso portionsweise auf Teller verteilen. Die noch warme Garnelen-Gemüse-Mischung über den Salat verteilen und die Kräutersauce darüber träufeln.

EXTRAS FÜR DÜNNE

Pro Portion noch 1 TL Olivenöl oder Sahne in die Kräutersauce einrühren und Kräuterbutter-Baguette dazu reichen.

TIPS

Für eine etwas preiswertere Variante können Sie die kleineren Shrimps nehmen. Zu dem Salat paßt am besten knuspriges Baguette oder Fladenbrot.

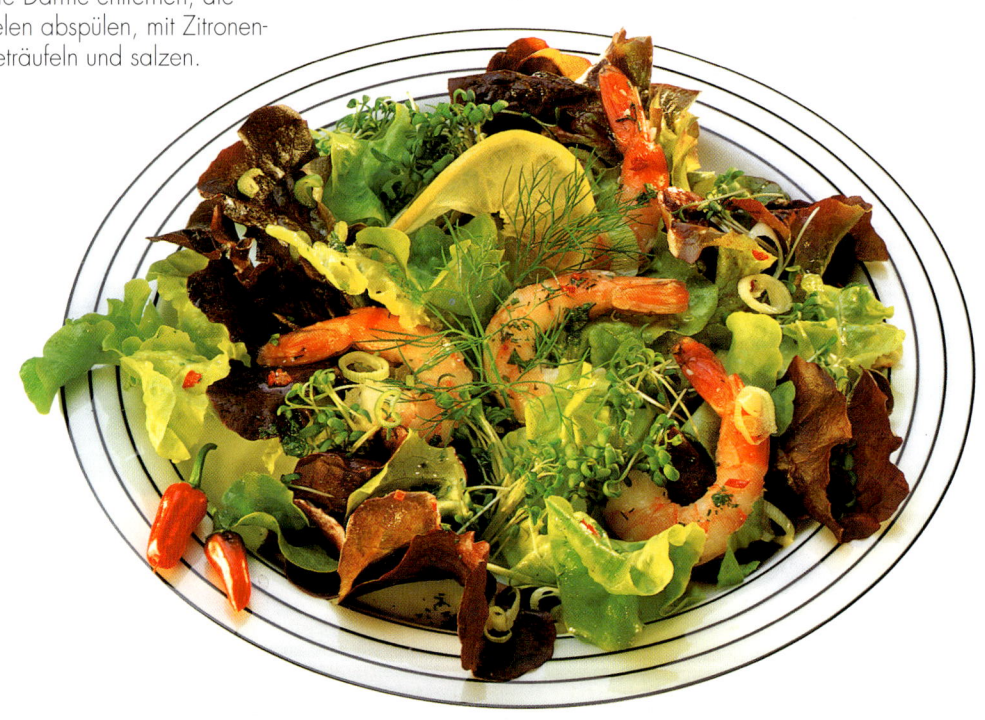

Spargelsalat

Punkte pro Portion:

Spargel ist ideal zum Abnehmen, da er entwässert und die Fettverbrennung auf Trab bringt. Der Salat schmeckt lauwarm und kalt und ist auch zum Mitnehmen für die Mittagspause geeignet.

1. Den Spargel waschen, den weißen Spargel ganz, den grünen nur an den unteren Enden schälen. Die Spargelstangen in 2 cm lange Stücke schneiden. Sehr dicke Stangen längs halbieren. Die Spargelspitzen beiseite legen.

2. In einer beschichteten Pfanne das Öl erhitzen. Die Spargelstücke darin bei mittlerer Hitze zugedeckt 15 Min. dünsten lassen, ab und zu umrühren und eventuell etwas Wasser dazu gießen.

3. Inzwischen die Pilze kurz abspülen und in feine Scheiben schneiden. Die Spargelspitzen und die Pilze zu dem Spargel geben und 5–7 Min. weiterdünsten. Gegen Ende der Garzeit den Deckel abnehmen und die Flüssigkeit verdunsten lassen.

4. Die Spargel-Pilz-Mischung in eine Schüssel geben. Den Essig untermischen und mit Salz und Pfeffer würzen. Die Radieschen waschen, putzen und in Scheiben schneiden. Den Schinken in Streifen schneiden. Radieschen und Schinken unter den Spargel mischen. Den Parmesan mit einem Sparschäler in Späne schneiden. Die Kresse waschen und vom Beet schneiden. Den Parmesan und die Kresse über den Salat streuen.

EXTRAS FÜR DÜNNE

Ergänzen Sie die Salatportion mit 1 hartgekochten gehackten Ei oder nehmen Sie die doppelte Menge Käse.

250 (500) g weißer Spargel
250 (500) g grüner Spargel
2 (4) TL Traubenkern- oder Keimöl
100 (200) g Egerlinge
2 (4) TL heller Essig
Salz
Pfeffer
1/2 (1) Bund Radieschen
50 (100) g gekochter Schinken
20 (40) g Parmesan am Stück
1/2 (1) Kästchen Kresse

Zubereitungszeit: 45 Min.

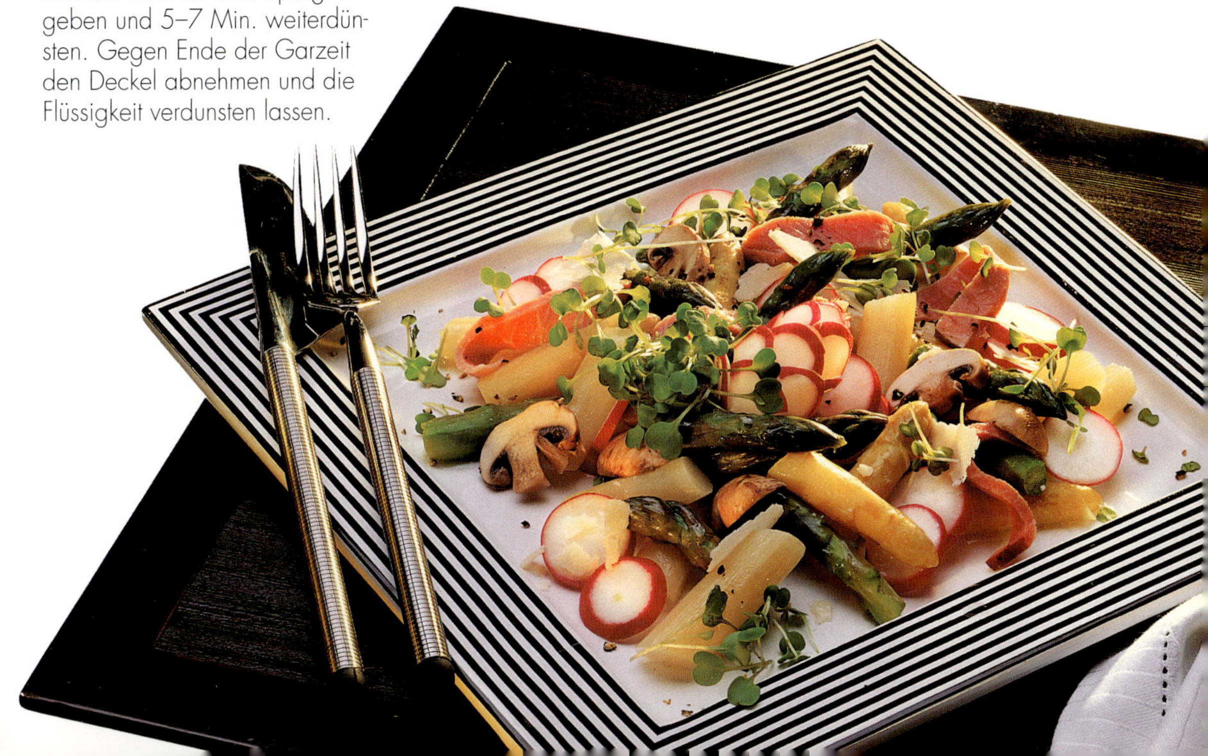

Für 2 (4) Personen

Fleischbrühe mit Gemüse

Punkte pro Portion:

Auch von diesem Eintopfgericht, das viele Mineralien liefert, gibt es eine »schlanke« Variante. Es lohnt sich, von diesem Rezept gleich eine größere Menge zu kochen und einen Teil davon einzufrieren.

Für 2 (4) Personen

250 (500) g Suppenknochen
1 (2) l Wasser
Salz
250 (500) g Suppenfleisch, beispielsweise Wade oder Brustkern
1 (2) Zwiebel
1 (2) Lorbeerblatt
1 (2) Nelke
2 (4) Möhren
1 (2) Sellerieknolle
1 (2) Stange Lauch
Pfeffer
2 (4) TL gekörnte Gemüsebrühe
1 (2) EL gehackter Schnittlauch

Zubereitungszeit: 5 Std., davon 2 Std. Abkühlzeit

1. Die Knochen kalt abwaschen, ins Wasser geben und dieses zum Kochen bringen. 2 TL Salz und das Fleisch ins kochende Wasser geben. Die Zwiebel schälen, das Lorbeerblatt mit der Nelke daran fixieren und in die Suppe geben.

Die Suppe 2 Std. bei mittlerer Hitze zugedeckt kochen lassen.

2. Die Brühe durch ein Sieb in einen zweiten Topf gießen und für mindestens 2 Std. in den Kühlschrank stellen, bis die Fettschicht fest geworden ist. Diese abheben und beiseite legen.

3. Die entfettete Brühe zum Kochen bringen. Möhren und Sellerie waschen, schälen oder bürsten und grob würfeln, in die Suppe geben und 20 Min. kochen lassen.

4. Den Lauch längs durchschneiden, waschen, in Streifen schneiden, in die Suppe geben und noch 5–10 Min. ziehen lassen. Die Suppe mit Salz, Pfeffer und Gemüsebrühe würzen und den Schnittlauch darüber streuen.

EXTRAS FÜR DÜNNE

Sie dürfen von dem abgenommenen Fett wieder so viel dazugeben, wie Sie mögen.

VARIANTE MIT HUHN

Statt Knochen und Fleisch garen Sie ein Suppenhuhn 1 Std. in der Brühe. Zusätzlich geben Sie noch einige geschälte Kartoffeln oder Reis, Möhren oder Sellerie dazu.

TIPS

Das Fleisch können Sie warm zur Suppe essen oder kalt zu einem Salat verarbeiten.
Wenn Sie nicht genügend Zeit haben, um die Suppe ganz abkühlen zu lassen, saugen Sie das Fett mit Küchenpapier ab.

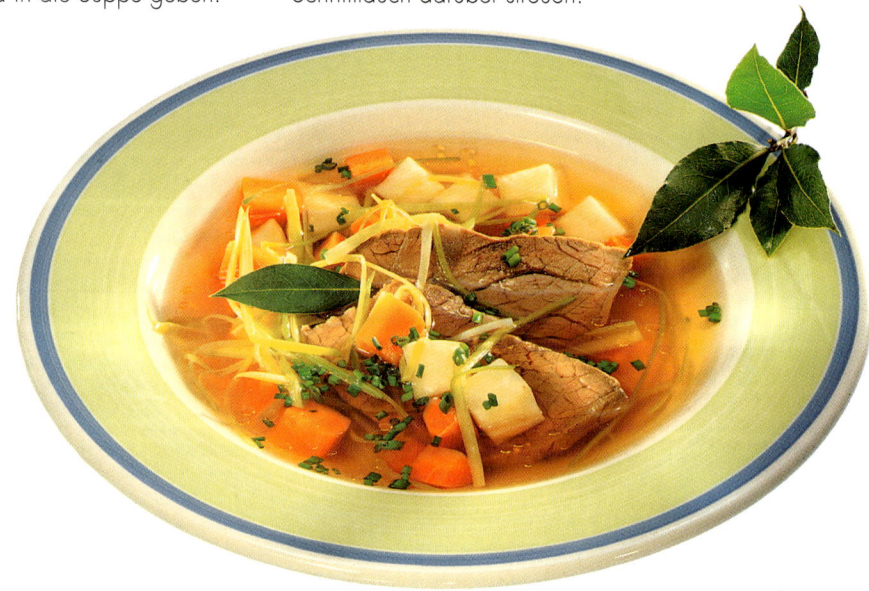

Tomatensuppe mit Grießnocken

Punkte pro Portion:

Mit etwas Sahne und Basilikum wird dieser köstliche Suppen-Klassiker raffiniert verfeinert. Und die Kräuter geben den Klößchen noch das gewisse Etwas.

1. Für die Nocken in einer kleinen Schüssel das Ei mit Grieß, Schmand, etwas Salz und Muskat verrühren. Die Petersilie und den Schnittlauch unterrühren. Die Masse 10 Min. quellen lassen.

2. Die Tomaten und die Gemüsebrühe in einen Topf geben und zum Kochen bringen. Die Tomatensuppe mit Salz, Pfeffer und Zucker würzen.

3. Aus der Grießmasse kleine Nocken abstechen, in die Suppe gleiten lassen und 5 Min. darin ziehen lassen. Die Sahne und das Basilikum zum Schluß in die Suppe einrühren.

EXTRAS FÜR DÜNNE

In heißem Olivenöl etwas Knoblauch und einige Weißbrotwürfel knusprig anrösten und kurz vor dem Servieren über die Suppe streuen.

VARIANTE

Diese beliebte Suppe schmeckt auch mit anderen Beilagen anstelle der Klößchen, zum Beispiel mit gekochtem Reis oder gekochten Nudeln.

Für die Nocken:
1 (2) Ei
50 (100) g Grieß
40 (80) g Schmand
Salz
1 Prise Muskat
2 (4) EL gehackte Petersilie
2 (4) EL gehackter Schnittlauch
Für die Suppe:
250 (500) g passierte Tomaten (Fertigprodukt)
1/4 (1/2) l Gemüsebrühe
Salz
Pfeffer
1 Prise Zucker
20 (40) g Sahne
2 (4) EL gehacktes Basilikum

Zubereitungszeit: 30 Min.

Für 2 (4) Personen

TIP
Wichtig ist, daß Sie bei konservierten Tomaten auf gute Qualität achten.

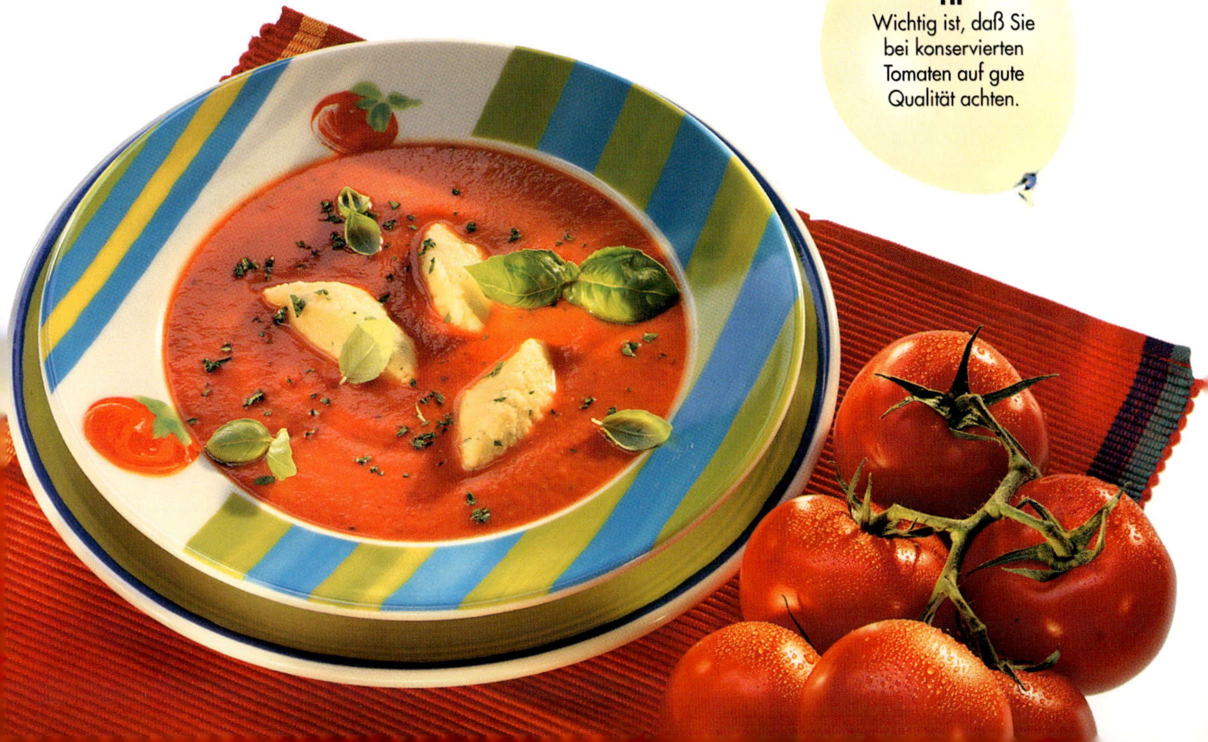

Grünkerncremesuppe mit Gemüsen

Punkte pro Portion:

Diese aromatische Cremesuppe ist schnell gemacht, preiswert, und sie sättigt trotz des geringen Fettgehalts sehr gut.

Für 2 (4) Personen

125 **(250) g Sellerieknolle**
125 **(250) g Möhren**
125 **(250) g Lauch**
1 **(2) Zwiebel**
2 **(4) TL Öl**
40 **(80) g Grünkern, fein oder
mittelgrob geschrotet**
3/4 **(1 1/2) l Wasser**
Salz
Pfeffer
1 Prise Muskat
1 **(2) TL gekörnte Gemüsebrühe**
40 **(80) g Sahne**
2 **(4) EL gehackter Schnittlauch**

Zubereitungszeit: 30 Min.

1. Den Sellerie und die Möhren waschen, schälen und fein würfeln. Den Lauch putzen, längs aufschneiden, waschen und in Streifen schneiden. Die Zwiebel schälen und fein würfeln.

2. In einem Topf das Öl erhitzen und die Zwiebel darin glasig dünsten. Sellerie, Möhren und Grünkernschrot dazugeben und kurz unter Rühren anschwitzen. Das Wasser angießen und alles 20 Min. leicht kochen lassen. Die Suppe mit Salz, Pfeffer, Muskat und Gemüsebrühe würzen. Die Sahne und den Schnittlauch zum Schluß unterrühren.

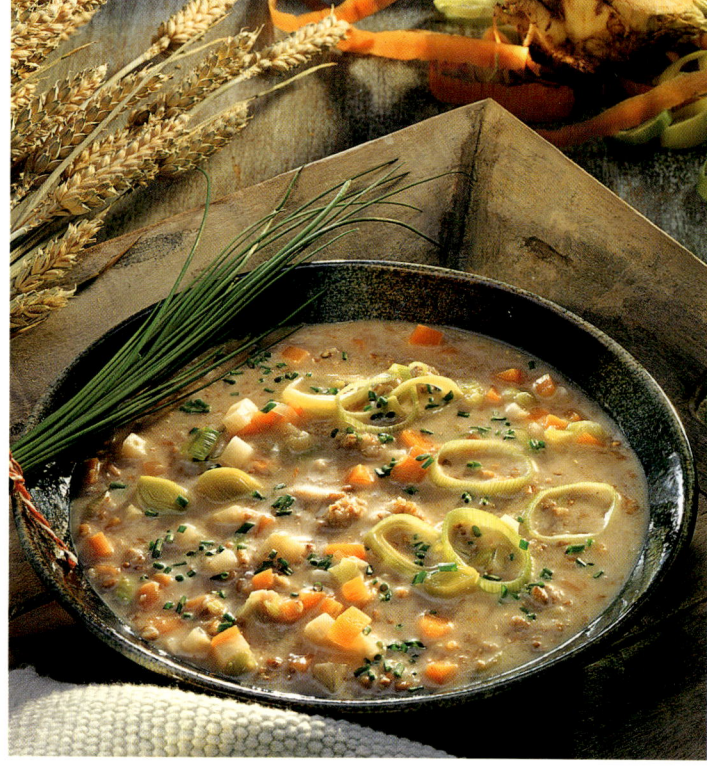

EXTRAS FÜR DÜNNE

Pro Portion 1 Wiener Würstchen in der Suppe anwärmen und etwas Butter einrühren.

VARIANTEN

Anstelle des Grünkerns können Sie auch Dinkel- oder Hartweizengrieß verwenden. Die Möhren und den Sellerie können Sie durch Pilze und grüne Boh-

nen ersetzen. Die Bohnen in Stücke brechen und zusammen mit dem Grünkern in die Suppe geben. Die Pilze in feine Scheiben schneiden und erst 5 Min. vor dem Ende der Garzeit dazugeben.

TIP
Die Suppe bildet zusammen mit einem Salat ein kleines Mittagessen.

Gemüsecremesuppe

Punkte pro Portion:

Die leichte Suppe mit vielen Variationsmöglichkeiten enthält kaum Fett, aber viele Mineralien. Servieren Sie sie im Rahmen eines Menüs – Ihre Gäste werden begeistert sein.

1. Kohlrabi, Zucchino und Möhre waschen, putzen und jeweils in feine Streifen schneiden oder hobeln. Die Kartoffel schälen und reiben, zusammen mit dem Gemüse (einige Streifen beiseite legen) in einen Topf geben und das Wasser dazugießen. 15 Min. kochen lassen.

2. Die Suppe mit dem Mixstab pürieren, mit Gemüsebrühe, Salz, Pfeffer, Muskat und Curry würzen. Die Gemüsestreifen darüber streuen, den Schnittlauch und die Sahne einrühren.

EXTRAS FÜR DÜNNE

Rühren Sie pro Portion 1–2 EL Schinkenstreifen in die Suppe und reichen Sie dazu Butterbrote.

VARIANTEN

Anstelle der Gemüsemischung können Sie auch 500 (1000) g Gemüse einer Sorte verwenden. Sehr gut eignen sich dafür Brokkoli, Blumenkohl, Spargel oder Möhren.

TIPS

Nach diesem Rezept können Sie auch raffinierte, leichte Gemüsepürees zubereiten, wenn Sie nur die halbe Flüssigkeitsmenge verwenden. Sie passen gut zu gebratenem oder gekochtem Fleisch, zu Fisch oder zu Getreidegerichten.

1 (2) **Kohlrabiknolle**
1 (2) **Zucchino**
1 (2) **Möhre**
1 (2) **Kartoffel**
3/4 (1 1/2) **l Wasser**
2 (4) **TL gekörnte Gemüsebrühe**
Salz
Pfeffer
1 **Prise Muskat**
1 **Prise Curry**
1 (2) **EL gehackter Schnittlauch**
2 (4) **EL Sahne**

Zubereitungszeit: 30 Min.

Für 2 (4) Personen

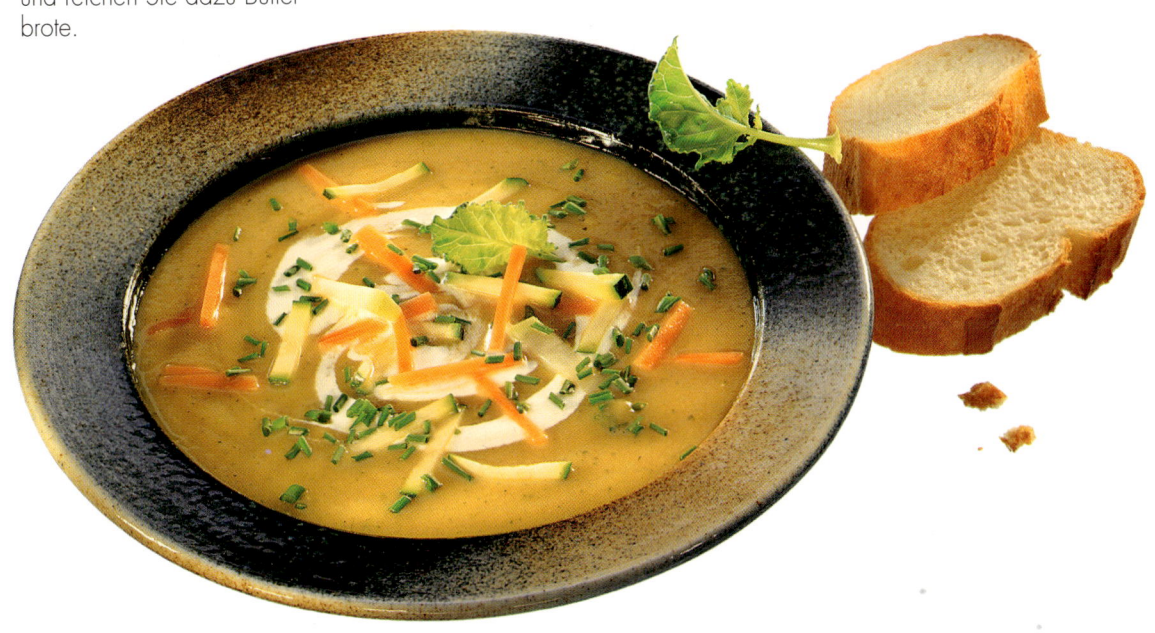

Schnelle Nudelsuppe mit Gemüse

Punkte pro Portion:

Wählen Sie die Menge der Gemüse nach Art der Verwendung: mit kleiner Gemüseeinlage als Vorspeise oder mit großer Gemüseportion als Hauptgericht.

Für 2 (4) Personen

3/4 (1 1/2) l Wasser
2 (4) TL gekörnte Gemüsebrühe
1 (2) Möhre
1 (2) Zucchino
100 (200) g Suppennudeln
1 (2) kleine Stange Lauch
(ersatzweise Lauchzwiebel)
1 (2) Tasse gepalte Erbsen,
frisch oder tiefgefroren
2 (4) TL Butter
Salz
Pfeffer
1 Prise Muskat
1 (2) EL gehackte Petersilie

Zubereitungszeit: 15 Min.

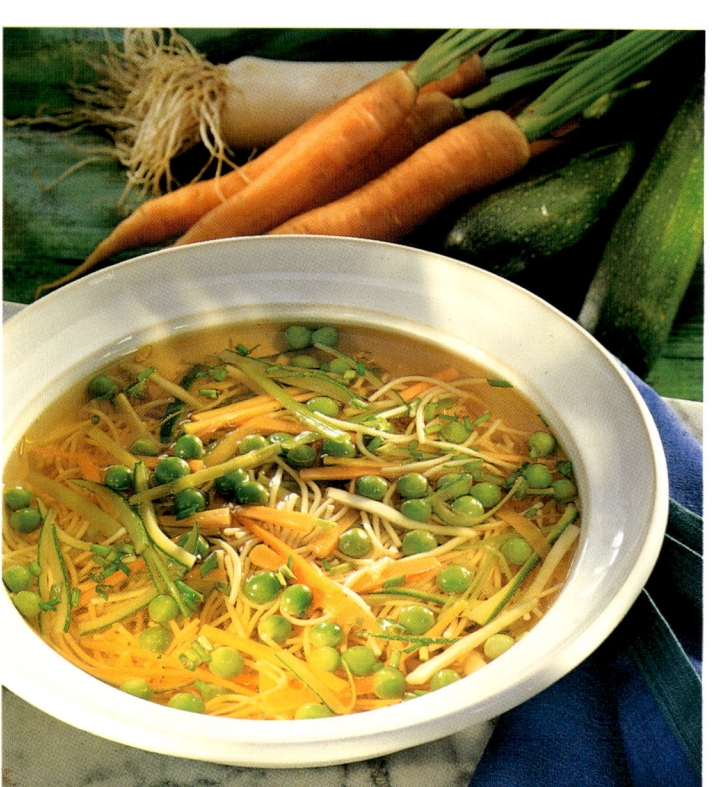

1. Das Wasser mit der Gemüsebrühe zum Kochen bringen. Die Möhre und den Zucchino waschen, in feine Streifen schneiden oder hobeln und in die Gemüsebrühe geben. Die Nudeln einstreuen und 10 Min. leicht kochen lassen.

2. Inzwischen den Lauch putzen, längs halbieren, waschen und in feine Streifen schneiden. Den Lauch und die Erbsen in die Suppe rühren und noch 5 Min. ziehen lassen.

3. Die Suppe mit Butter, Salz, Pfeffer und Muskat würzen. Die Petersilie einstreuen.

EXTRAS FÜR DÜNNE

Pro Portion 1 verquirltes Ei oder 1 EL Sahne einrühren. Nach Belieben noch 1–2 EL Backerbsen oder in Petersilienbutter geröstete Weißbrotwürfel über die Suppe streuen.

VARIANTE

Anstelle der Nudeln können Sie für dieses Rezept auch Reis nehmen. Wählen Sie dafür einen Reis mit kurzer Kochzeit, wie zum Beispiel Basmati, Duftreis oder einen Schnellkochreis.

Linsentopf mit Gemüse

Punkte pro Portion:

Der deftige Eintopf ist preiswert und leicht zuzubereiten. Je nach Gemüseangebot und Appetit können Sie ihn gut abwandeln.

1. Die Linsen verlesen und waschen. Zwiebel, Knoblauch und Ingwer schälen und fein würfeln. In einem Topf das Öl erhitzen und Zwiebel, Knoblauch und Ingwer darin kurz andünsten. Die Linsen und Wasser dazugeben und bei mittlerer Hitze 10 Min. kochen lassen.

2. Die Kartoffeln schälen und fein würfeln. Die Möhre waschen, wenn nötig, schälen und ebenfalls würfeln. Sellerie waschen, eventuell von den Fäden befreien und auch fein würfeln. Den Kohl putzen und in schmale Streifen schneiden. Kartoffeln, Möhre, Sellerie und Kohl zu den Linsen geben und noch 20 Min. kochen lassen.

3. Den Lauch putzen, längs aufschneiden, waschen, in Streifen schneiden, in den Eintopf geben und noch 5 Min. ziehen lassen. Falls nötig, noch etwas Wasser dazugießen. Den Eintopf mit Wein, Gemüsebrühe, Salz und Pfeffer würzen.

VARIANTEN

Anstelle des Weißkohls paßt auch Brokkoli sehr gut. Diesen am Strunk abschälen, dann in kleine Würfel beziehungsweise Röschen schneiden. Den Staudensellerie können Sie durch gestiftelten Knollensellerie oder Kohlrabi ersetzen. Und statt Kartoffeln passen auch gekochter Reis, Spätzle oder Nudeln in diesen Eintopf. Diese 5 Min. vor Ende der Garzeit dazugeben. Wenn Sie es exotisch lieben, ergänzen Sie den Linsentopf mit Gewürznelken, gemahlenem Koriander, 1 Prise Zimt und 1 TL Curry oder Curcuma.

EXTRAS FÜR DÜNNE

Eine Portion in einen zweiten Topf geben und darin ein Stück Rauchfleisch oder 1–2 Saitenwürste ziehen lassen.

75 (150) g Berglinsen
1 (2) Zwiebel
1 (2) Knoblauchzehe
1 (2) cm frische Ingwerwurzel
2 (4) TL Öl
3/4 (1 1/2) l Wasser
2 (4) Kartoffeln
1 (2) Möhre
2 (4) Stangen Staudensellerie
200 (400) g Weißkohl (ersatzweise Wirsing)
100 (200) g Lauch
1 (2) Tasse Weißwein (ersatzweise 2 EL Essig)
1 (2) TL gekörnte Gemüsebrühe
Salz
Pfeffer

Für 2 (4) Personen

Zubereitungszeit: 45 Min.

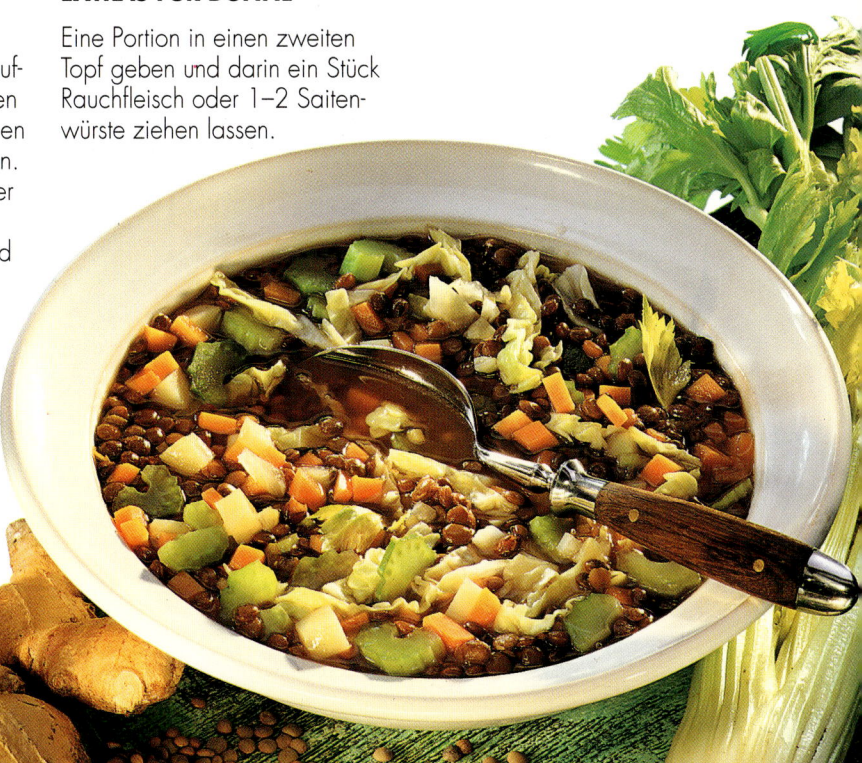

Kartoffel-Lauchsuppe

Punkte pro Portion:

Der schlichte und doch raffinierte Klassiker paßt zu vielen Gelegenheiten. Mit edlen Zutaten, wie Lachsstreifen oder Scampi, macht sich die Suppe auch gut in einem feinen Menü.

Für 2 (4) Personen

1 (2) l Wasser
400 (800) g mehligkochende Kartoffeln
1 (2) Knoblauchzehe
1 (2) kleine Stange Lauch
Salz
Pfeffer
1 Prise Muskat
1 (2) TL gekörnte Gemüsebrühe
2 (4) EL Sahne
2 (4) EL gehackter Schnittlauch

Zubereitungszeit: 30 Min.

1. Das Wasser zum Kochen bringen. Inzwischen die Kartoffeln waschen und schälen, mittelgrob raspeln oder in feine Stifte schneiden und ins kochende Wasser geben. Den Knoblauch schälen, fein hacken und dazugeben. Bei mittlerer Hitze zugedeckt 10 Min. kochen lassen.

2. Den Lauch putzen, längs durchschneiden, waschen, in feine Streifen schneiden und zu den Kartoffeln geben. Die Suppe noch 5 Min. leicht köcheln lassen.

3. Die Kartoffel-Lauchsuppe mit Salz, Pfeffer, Muskat und der Gemüsebrühe würzen. Die Sahne und den Schnittlauch einrühren. Nach Belieben können Sie die Suppe noch mit einem Mixstab pürieren.

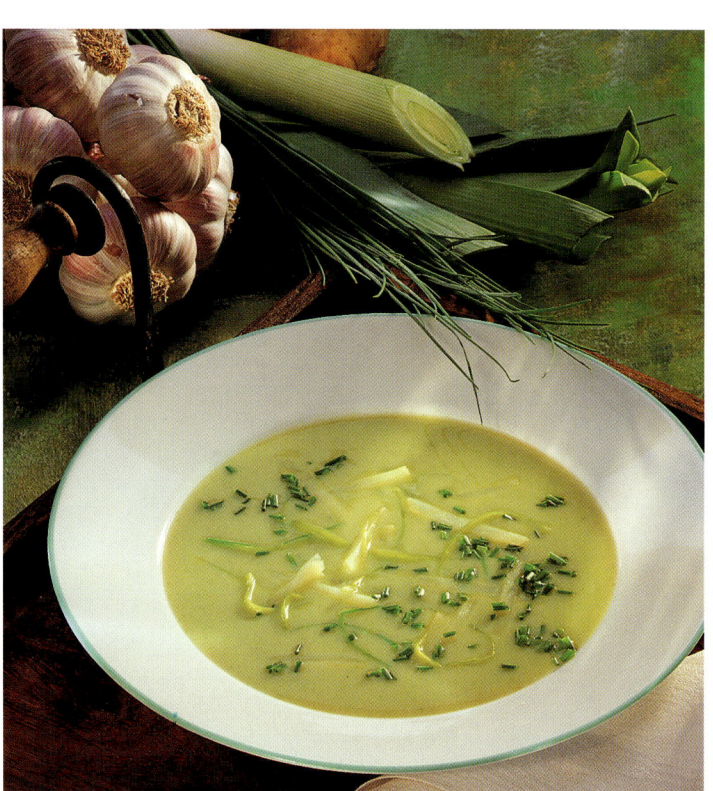

EXTRAS FÜR DÜNNE

Ergänzen Sie die Suppe nach Geschmack mit Räucherlachsstreifen oder feingeschnittenen Debrezinern.

VARIANTE

Statt Lauch können Sie Zucchini, Kürbis oder Lauchzwiebeln verwenden – diese schneiden Sie in feine Stifte oder Streifen.

TIP
Diese Suppe ergibt zusammen mit einem Salat ein kleines Mittagessen.

Minestrone

Punkte pro Portion:

Es lohnt sich, von diesem südländischen Gemüseeintopf gleich die doppelte Menge zuzubereiten, so daß Sie mehrmals davon essen und/oder einen Teil einfrieren können.

1. Die Bohnen in dem Wasser einweichen und über Nacht quellen lassen.

2. Zwiebel und Knoblauchzehe schälen, fein würfeln und in dem Öl goldbraun braten. Die Bohnen mit dem Einweichwasser und die Gemüsebrühe dazugeben und die Suppe 1 Std. kochen lassen.

3. Inzwischen die Selleriestangen bürsten, eventuell Fäden abziehen und den Sellerie fein schneiden. Die Möhre waschen, wenn nötig, schälen und in feine Scheiben schneiden. Den Wirsing halbieren, den Strunk keilförmig ausschneiden und die Hälften in Streifen schneiden. Sellerie, Möhre und Wirsing in den Topf geben, dabei eventuell noch etwas Wasser angießen. 30 Min. kochen lassen.

4. Die Tomaten waschen, für 2–3 Min. in die heiße Suppe legen, mit einem Schaumlöffel herausnehmen und die Haut abziehen. Die Tomaten würfeln und in die Suppe geben.

5. Die Lauchzwiebeln putzen, waschen und fein schneiden. Die Paprikaschote waschen und würfeln. Zwiebeln, Paprika und Salbei in die Suppe geben und 10 Min. kochen lassen. Mit Salz und Pfeffer würzen. Die Petersilie waschen, fein schneiden und einrühren. Basilikum waschen, streifig schneiden und über die Minestrone streuen.

TIP

Wenn es schnell gehen muß, verwenden Sie anstelle der getrockneten vorgekochte Bohnen aus der Dose.

100 **(200) g getrocknete weiße Bohnen**
1 **(2) l Wasser**
1 **(2) Zwiebel**
1 **(2) Knoblauchzehe**
2 **(4) TL Olivenöl**
2 **(4) TL gekörnte Gemüsebrühe**
2 **(4) Stangen Staudensellerie**
1 **(2) Möhre**
1/2 **(1) kleiner Wirsingkopf**
2 **(4) Tomaten**
2 **(4) Lauchzwiebeln**
1/2 **(1) gelbe Paprikaschote**
2 **(4) gehackte Salbeiblätter**
Salz
Pfeffer
1 **(2) Bund glatte Petersilie**
1 **(2) EL Basilikumblätter**

Für 2 (4) Personen

Einweichzeit: über Nacht
Zubereitungszeit: 2 Std.

EXTRAS FÜR DÜNNE

Pro Portion 1 Scheibe durchwachsenen Speck fein würfeln, in einer kleinen Pfanne auslassen und in die Suppe geben. Oder 1 Rindswürstchen in der heißen Minestrone ziehen lassen.

VARIANTEN

Gehaltvoller wird der Gemüsetopf, wenn Sie Kartoffelstücke, Nudeln oder Reis dazugeben. Dann haben Sie eine sättigende und doch fettarme Mahlzeit. Anstelle der angegebenen Gemüse können Sie Zucchini, Auberginen, Brokkoli oder Kohlrabi nehmen.

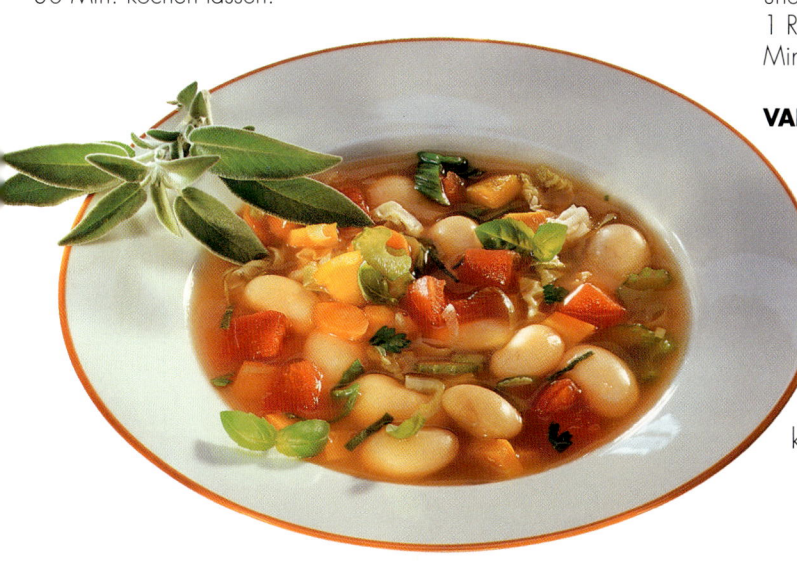

Gemüseküchlein mit Joghurt-Kräuter-Sauce

Punkte pro Portion:

Die schnell zubereiteten Gemüseküchlein passen zu einem frischen Rohkostsalat, zu buntem Saisongemüse und als Beilage zu kurzgebratenem Fleisch oder Fisch.

Für 2 (4) Personen

2 (4) Eier
75 (150) g Mehl
Salz
Pfeffer
1 Msp. Curry
1 Msp. Muskat
20 (40) g Parmesan, frisch gerieben
1 (2) Zwiebel
150 (300) g Zucchini
100 (200) g Möhren
2 (4) EL gehackte glatte Petersilie
2 (4) TL Butterschmalz
Für die Sauce:
1 (2) Becher Magerjoghurt (150 g beziehungsweise 300 g)
1 (2) EL gehackter Dill
2 (4) EL geraspelte Gurke
Salz

Zubereitungszeit: 30 Min.

1. Die Eier in eine Schüssel geben. Mehl, Salz, Pfeffer, Curry, Muskat und den Käse einrühren.

Die Zwiebel schälen und fein würfeln. Zucchini und Möhren waschen und fein raspeln. Die Gemüse und die Petersilie in die Eiermischung rühren.

2. In einer beschichteten Pfanne das Butterschmalz erhitzen. Mit einem Eßlöffel von der Eier-Gemüse-Masse kleine Portionen abnehmen und in die Pfanne setzen. Den Deckel auf die Pfanne legen und die Küchlein bei schwacher bis mittlerer Hitze 5 Min. braten. Den Deckel abnehmen, die Küchlein wenden und ohne Deckel weitere 5 Min. braten.

3. Den Joghurt mit Dill, Gurke und Salz zu einer Sauce verrühren und diese zu den Gemüseküchlein servieren.

EXTRAS FÜR DÜNNE

Anstelle des Magerjoghurts nehmen Sie Vollmilchjoghurt, und die Küchlein braten Sie in mit der doppelten Fettmenge in einer zweiten Pfanne.

VARIANTEN

Probieren Sie diese Küchlein auch mal mit Pilzen, Brokkoli, Wirsing oder Auberginen statt mit Möhren und Zucchini.

TIP
Die vielseitige Joghurtsauce paßt auch als Dip für rohe Gemüse und zu Fleisch-, Getreide- oder Kartoffelgerichten.

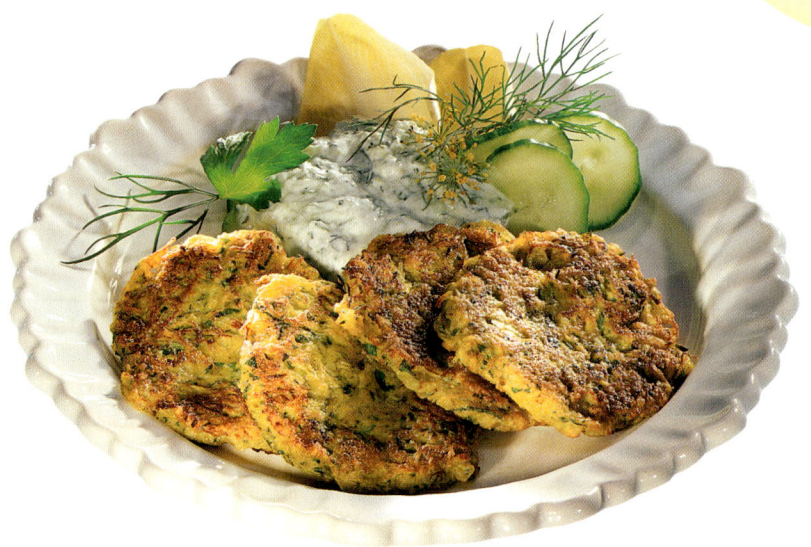

Frühlingsgemüse

Punkte pro Portion:

Die zarte gedämpfte Gemüsemischung eignet sich sehr gut als Beilage zu gegrilltem und kurzgebratenem Fleisch oder Fisch.

1. Kartoffeln, Spargel und Möhren waschen, schälen und in gleich große Würfelchen beziehungsweise Stücke schneiden. Die Spargelspitzen beiseite legen. Die Gemüsestücke in einen Dämpfeinsatz oder einen Topf geben, 1 Tasse Wasser angießen und bei mittlerer Hitze 10 Min. dämpfen.

2. Die Zuckerschoten waschen und putzen. Die Lauchzwiebeln waschen, putzen und in feine Ringe schneiden. Zuckerschoten, Zwiebeln und Spargelspitzen zu dem anderen Gemüse in den Topf geben und alles weitere 5–7 Min. zugedeckt garen.

3. Das Gemüse in eine Schüssel geben, Butter und Schnittlauch hinzufügen, salzen und vorsichtig umrühren.

EXTRAS FÜR DÜNNE

Pro Portion 1 gebratenes Putenschnitzel dazu reichen und noch etwas Crème fraîche in das Gemüse rühren.

VARIANTEN

Anstelle des Spargels können Sie für das Frühlingsgemüse auch Kohlrabi verwenden, und die Zuckerschoten können Sie durch grüne Erbsen oder Mungobohnensprossen ersetzen.

200 (400) g neue Kartoffeln
250 (500) g Spargel
100 (200) g junge Möhren
50 (100) g Zuckerschoten
2 (4) Lauchzwiebeln
2 (4) TL Butter
2 (4) EL gehackter Schnittlauch
Salz

Zubereitungszeit: 40 Min.

TIP

Eine ideale – weil fettarme – Garmöglichkeit ist das schonende Dünsten im Dampf. Dafür eignen sich Dampfkochtöpfe (jedoch die Schonstufe wählen), Dämpfeinsätze für die normalen Kochtöpfe oder auch spezielle elektrische Dampfgargeräte.

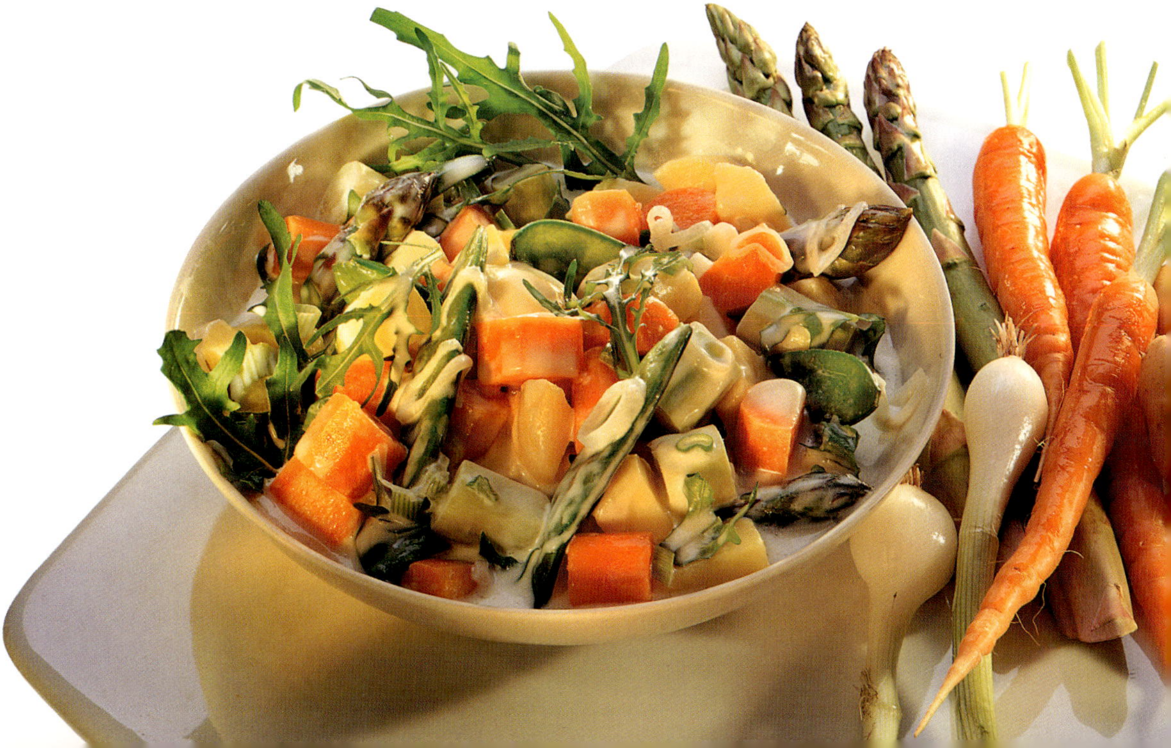

Für 2 (4) Personen

Gebratener Spargel

Punkte pro Portion:

Kleingeschnittener Spargel wird in aromatischem Öl leicht angebraten und im eigenen Saft weitergedünstet – das geht schnell, und das Spargelaroma bleibt voll erhalten.

Für 2 (4) Personen

500 (1000) g grüner oder weißer Spargel
2 (4) TL Traubenkernöl (ersatzweise Sonnenblumenöl)
Salz
Pfeffer
1 (2) EL gehackte glatte Petersilie

Zubereitungszeit: 40 Min.

1. Den Spargel waschen, den weißen Spargel ganz, den grünen Spargel nur am unteren Ende schälen. Die Spargelspitzen abschneiden und beiseite legen. Die Spargelstangen einmal längs halbieren, dann quer in 5 cm lange Stücke schneiden.

2. In einer beschichteten Pfanne das Öl erhitzen und den Spargel darin bei mittlerer Hitze zugedeckt 15 Min. dünsten. Dabei ab und zu umrühren. Sollte die Hitze zu hoch sein, etwas Wasser angießen (damit der Spargel nicht dunkel wird) und die Hitze reduzieren.

3. Die Spargelspitzen dazugeben und 5–7 Min. weiterdünsten. Gegen Ende der Garzeit den Deckel abnehmen und die Flüssigkeit verdunsten lassen.

4. Den Spargel mit Salz und Pfeffer würzen und die Petersilie untermischen.

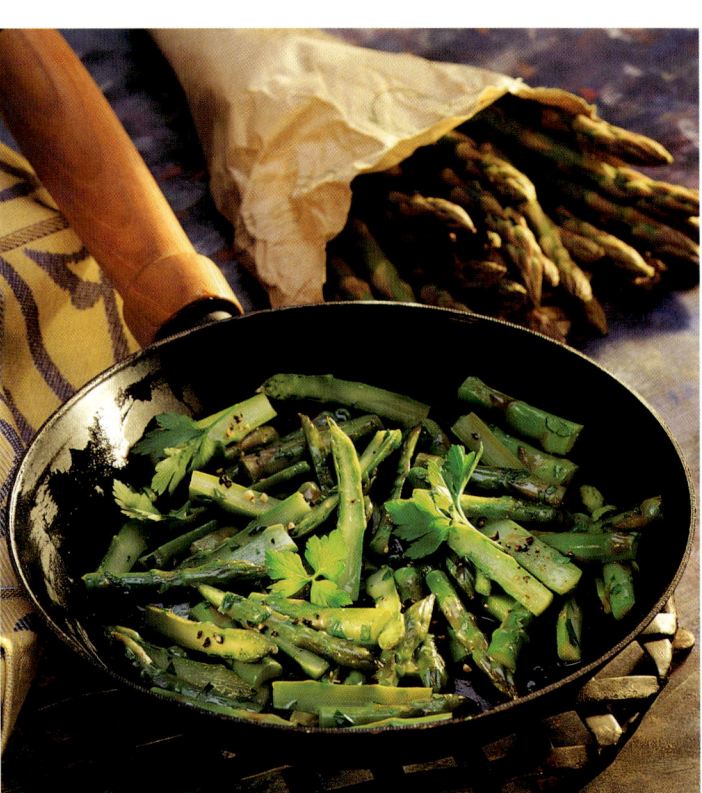

EXTRAS FÜR DÜNNE

Braten Sie den Spargel für die Schlanken in einer zweiten Pfanne mit der doppelten Menge Öl. Zusätzlich können Sie unter das fertige Gericht 1–2 EL frischgeriebenen Parmesan mischen oder auch 1 gebratenes Kalbssteak dazu reichen.

TIP
Spargel steht auf der Liste der schlankmachenden Gemüse ganz oben. Wichtig ist, daß Sie bei den gehaltvollen klassischen Saucen zurückhaltend sind. Orientieren Sie sich dabei an unseren Fettpunkte-Tabellen.

Buntes Pfannengemüse

Punkte pro Portion:

Pfannengemüse ist eine vielseitige Beilage zu Kartoffeln, Reis, Fleisch oder Fisch. Durch das Rührbraten ist es schnell fertig und bleibt knackig.

1. Den Zucchino waschen und in dünne Scheiben schneiden. Die Paprikschoten waschen, die Kerne und Stielansätze entfernen und die Schoten in Streifen oder Würfel schneiden. Die Pilze kurz abspülen und vierteln.

2. In einer beschichteten Pfanne das Öl erhitzen und das Gemüse darin unter Rühren bei mittlerer Hitze 10–15 Min. dünsten. Mit Salz und Pfeffer würzen und die Petersilie unter das Gemüse mischen.

EXTRAS FÜR DÜNNE

Rühren Sie in das Gemüse noch eingelegte Artischocken, Oliven oder getrocknete Tomaten ein und geben Sie etwas von dem aromatischen Einlegeöl dazu.

VARIANTE

Dieses Rezept können Sie auch mit anderen feingeschnittenen Gemüsesorten, zum Beispiel Möhren, Tomaten, Zuckerschoten oder Brokkoli je nach Appetit und Angebot, zubereiten.

1 (2) Zucchino
1 (2) rote Paprikaschote
1 (2) grüne oder gelbe Paprikaschote
50 (100) g Pilze (Champignons, Austernpilze oder Shiitake)
4 (8) TL Olivenöl
Salz
Pfeffer
1 (2) EL gehackte glatte Petersilie

Zubereitungszeit: 20 Min.

Für 2 (4) Personen

TIP
Dieses Rezept können Sie auch in einem Wok zubereiten.

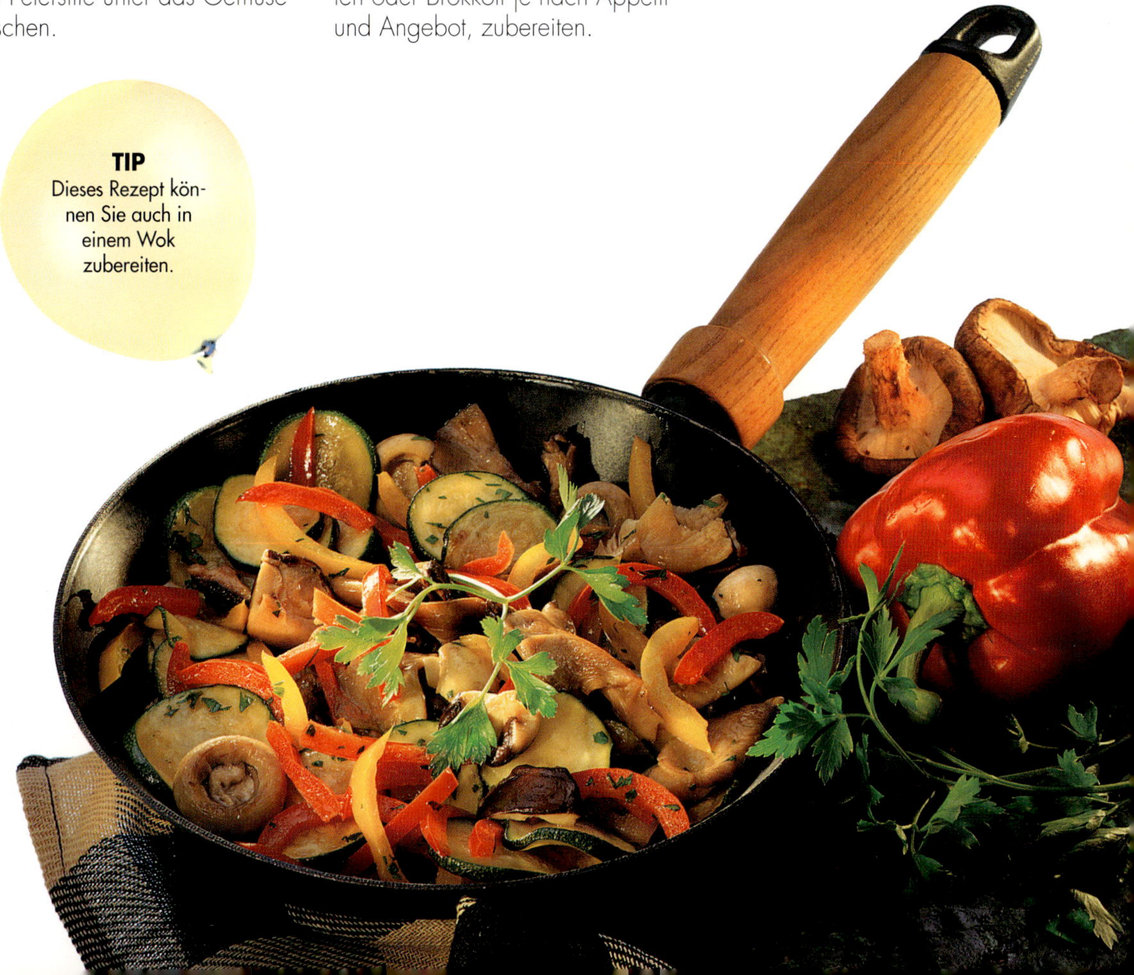

Gemüsecurry indisch

Punkte pro Portion:

Das indische Nationalgericht können Sie als Hauptgericht oder auch als Beilage zu Fleisch, Fisch oder Hülsenfrüchten servieren. Dazu paßt die Joghurtsauce von S. 98 sehr gut.

Für 2 (4) Personen

250 (500) g Blumenkohl
1 (2) kleiner Rettich
1 (2) kleiner Zucchino
1 (2) Kartoffel
1 (2) rote Paprikaschote
125 (250) g grüne Bohnen
1 (2) TL Curcuma
Salz
1/2 (1) TL Kumin
1/2 (1) TL Koriander
1 (2) cm frische Ingwerwurzel
1 (2) Knoblauchzehe
2 (4) TL Butterschmalz oder Öl
2 (4) Tassen Wasser
1 Msp. Chilipaste (ersatzweise Chilipulver)
1 (2) EL Korianderblätter (ersatzweise Petersilie)

Zubereitungszeit: 40 Min.

1. Den Blumenkohl waschen und in Röschen teilen, den Strunk in Würfel schneiden. Rettich und Zucchino waschen, putzen und in dünne Scheiben schneiden. Die Kartoffel waschen, schälen und klein würfeln. Die Paprika waschen, putzen und würfeln. Die Bohnen waschen, die Enden abschneiden und, wenn nötig, Fäden abziehen. Die Bohnen in Stücke brechen.

2. Das vorbereitete Gemüse in eine Schüssel geben und mit Curcuma, Salz, Kumin und Koriander vermischen. Ingwer und Knoblauch schälen und beides fein würfeln.

3. In einem großen Topf das Butterschmalz oder Öl erhitzen. Zuerst Ingwer und Knoblauch darin kurz anbraten, dann die Gemüsemischung dazugeben, die Hitze reduzieren und das Wasser aufgießen.

4. Die Chilipaste einrühren, das Gemüse gründlich vermischen und zugedeckt 20–25 Min. dünsten lassen, dann nochmals abschmecken. Die Korianderblätter waschen, hacken und über das Gemüsecurry streuen.

EXTRAS FÜR DÜNNE

1 TL Öl zusätzlich einrühren oder als Beilage Lammragout (S. 152) oder Steaks (S. 146) servieren.

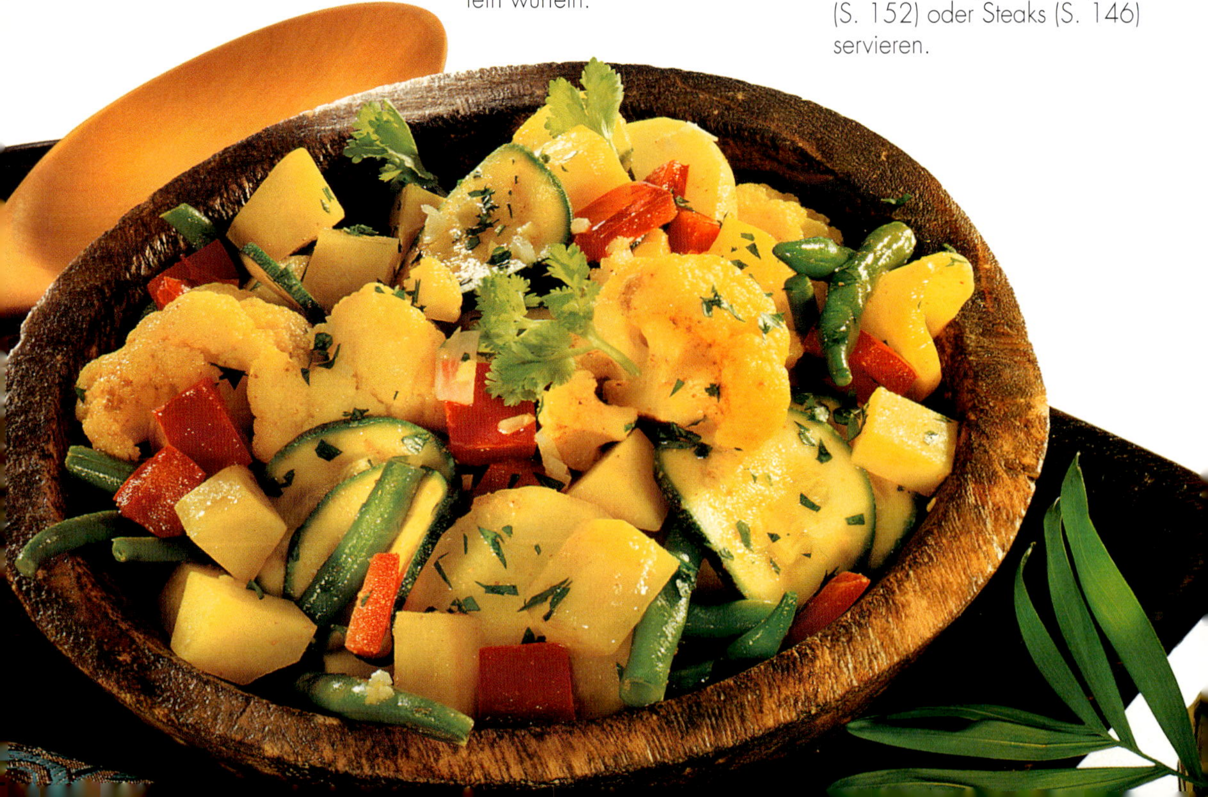

Gemüsepfanne karibisch

Punkte pro Portion:

Probieren Sie doch mal Möhren, Zucchini und Zwiebeln in dieser exotischen Version. Die Gemüsepfanne paßt sehr gut zu Fleisch, Fisch oder Getreidegerichten.

1. Die Möhren waschen, wenn nötig, dünn schälen und in grobe Stifte schneiden. Die Ingwerwurzel und die Knoblauchzehe schälen und fein würfeln. Das Butterschmalz oder Öl erhitzen, Ingwer und Knoblauch darin 2–3 Min. anbraten, dann die Möhren dazugeben, das Wasser angießen und das Gemüse 5 Min. zugedeckt dünsten.

2. Inzwischen die Zucchini waschen und in dünne Scheiben oder Stifte schneiden, zum Gemüse geben und 5 Min. weiterdünsten. Die Lauchzwiebeln waschen, putzen, in Ringe schneiden und daruntermischen. Curry einrühren und mit Salz und Gemüsebrühe würzen. Die Melisse darüber streuen.

EXTRAS FÜR DÜNNE

In die beiden exotischen Gemüsegerichte passen 1–2 EL geröstete Kokosflocken oder gehackte Cashewkerne, die Sie zum Schluß untermischen.

TIP

Wenn Sie zusätzlich mit 1 TL abgeriebener Zitronenschale und anstelle des Currys mit Safran würzen, wird die Gemüsepfanne noch etwas raffinierter.

250 (500) g Möhren
1 (2) cm frische Ingwerwurzel
1 (2) Knoblauchzehe
2 (4) TL Butterschmalz oder Öl
1 (2) Tasse Wasser
250 (500) g Zucchini
3 (6) Lauchzwiebeln
1 (2) TL Currypulver oder Currypaste
Salz
1 (2) TL gekörnte Gemüsebrühe
2 (4) EL gehackte Zitronenmelisse (ersatzweise Petersilie)

Zubereitungszeit: 30 Min.

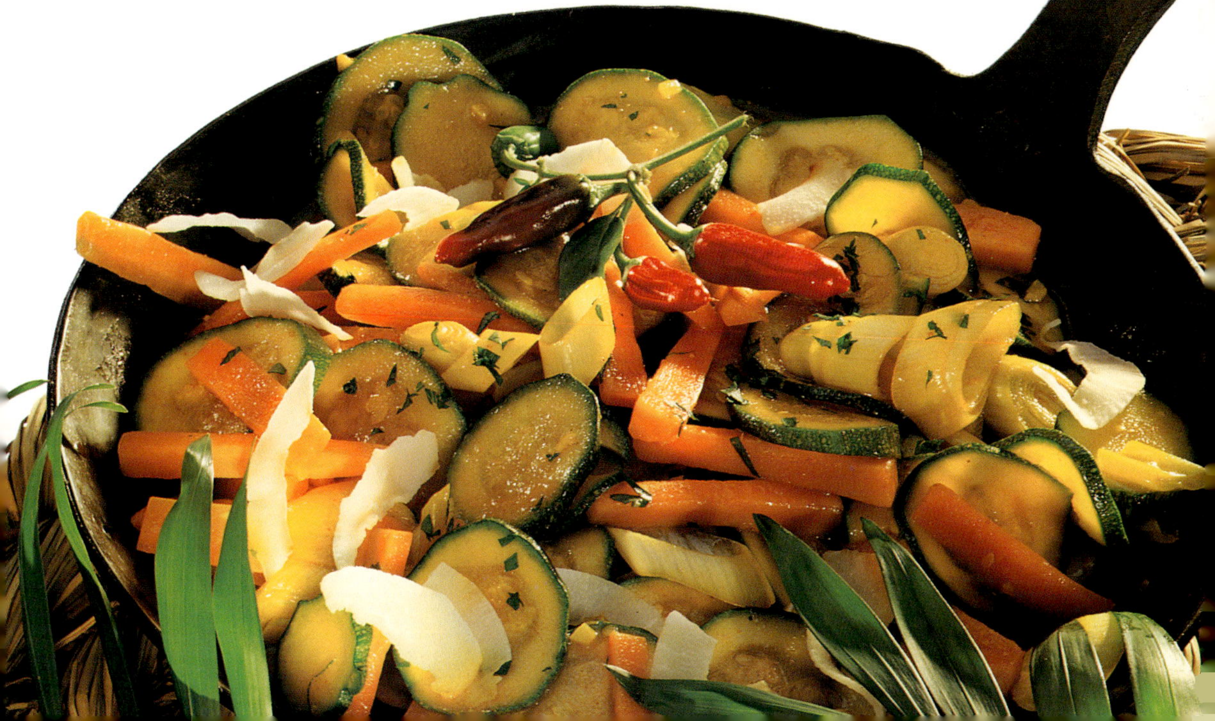

Für 2 (4) Personen

Wirsing mit Safran

Punkte pro Portion:

Dieses feine Wirsinggericht paßt zwar auch für alle Tage, aber im Rahmen eines festlichen Menüs macht es sich besonders gut.

Für 2 (4) Personen

500 (1000) g Wirsing
1 (2) Zwiebel
2 (4) TL Butter
1/8 (1/4) l Wasser
1/2 (1) Portion Safranpulver
Salz
Pfeffer
1 (2) TL gekörnte Gemüsebrühe
2 (4) EL gehackte glatte
Petersilie

Zubereitungszeit: 30 Min.

1. Den Wirsing putzen, halbieren, den Strunk keilförmig ausschneiden und den Wirsing fein schneiden. Die Zwiebel schälen und würfeln.

2. In einem Topf die Butter erhitzen und die Zwiebel darin goldbraun braten. Den Wirsing dazugeben, kurz andünsten und das Wasser angießen. Den Safran einrühren und den Wirsing zugedeckt 15–20 Min. dünsten.

3. Den Wirsing mit Salz, Pfeffer und Gemüsebrühe pikant abschmecken und die Petersilie einrühren.

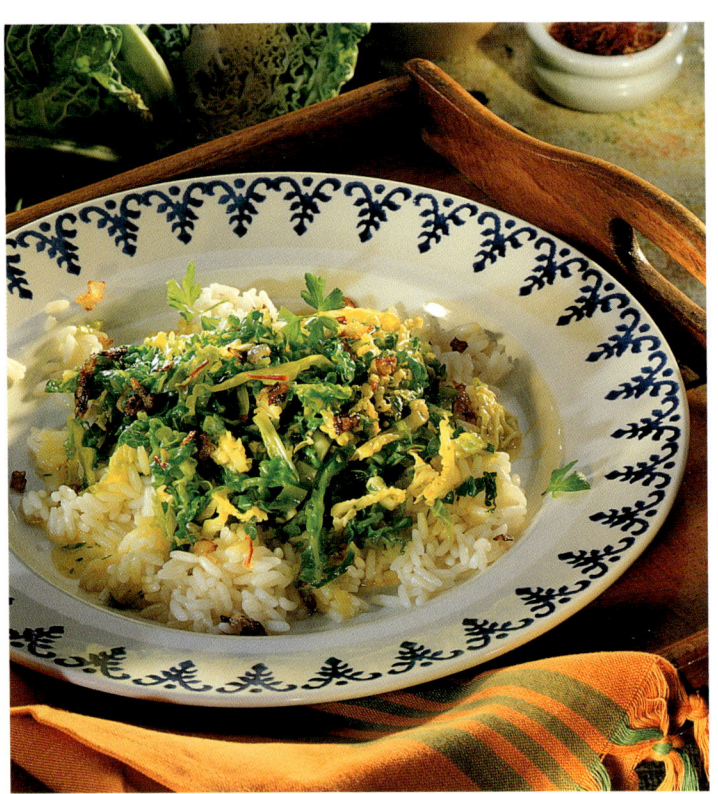

TIP
Dazu passen feine Vollkornnudeln oder Basmatireis und nach Belieben noch ein Fleisch-, Fisch- oder Getreidegericht.

EXTRAS FÜR DÜNNE

Braten Sie 2–3 Scheiben durchwachsenen Räucherspeck in einer kleinen Pfanne an und mischen diesen unter die Wirsingportion. Oder rühren Sie statt dessen 2–3 EL Sahne in den Wirsing.

VARIANTEN

Nach diesem Rezept können Sie auch Rosenkohl zubereiten. Statt mit Safran können Sie den Wirsing auch mit 1 Prise Curry oder mit 1 TL gehacktem Salbei würzen.

Rosenkohl mit Parmesan

Punkte pro Portion:

Dieses Gericht für die kalte Jahreszeit paßt besonders gut zu Bratkartoffeln (S. 132) oder zu Geschnetzeltem (S. 143).

1. Den Rosenkohl waschen und putzen, dabei den Strunk jeweils kreuzweise einschneiden. Die Zwiebel fein würfeln.

2. In einer Pfanne oder Sauteuse die Butter erhitzen und die Zwiebel darin goldbraun braten. Den Rosenkohl dazugeben, kurz andünsten und das Wasser angießen. Den Deckel auflegen und den Rosenkohl zugedeckt bei mittlerer Hitze 5–10 Min., je nach Größe der Röschen, nicht ganz weich garen.

3. Die Pfanne von der Platte nehmen und den Rosenkohl mit Salz, Pfeffer und Muskat würzen. Den Parmesan einrühren.

Den Rosenkohl abschmecken und mit der Petersilie bestreuen.

EXTRAS FÜR DÜNNE

Rösten Sie 1–2 EL Walnuß- oder Pinienkerne in 1 EL Butter an und streuen Sie diese über den Rosenkohl.

VARIANTE

Dieses Rezept können Sie auch mit Kohlrabi oder Wirsing zubereiten. Kohlrabi dünn schälen, in Scheiben oder Würfel schneiden. Den Wirsing putzen und in Stücke schneiden. Dann wie oben beschrieben garen und würzen.

400 (800) g Rosenkohl
1 (2) kleine Zwiebel
2 (4) TL Butter
1/4 (1/2) l Wasser
Salz
Pfeffer
1 Prise Muskat
25 (50) g Parmesan, frisch gerieben
1 (2) EL gehackte Petersilie

Zubereitungszeit: 20 Min.

Für 2 (4) Personen

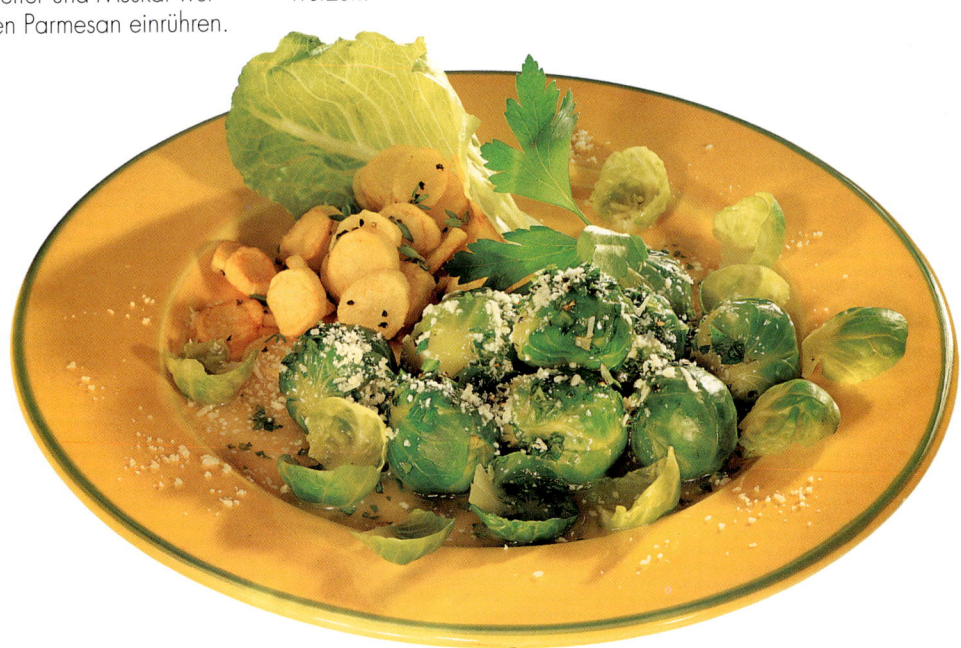

Honigmöhren mit Sprossen

Punkte pro Portion:

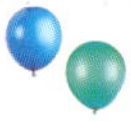

Ein raffiniertes Rezept für Möhren, das gut zu Kurzgebratenem paßt. Die Mungobohnensprossen erhalten Sie in gut sortierten Gemüseabteilungen, in Naturkost- oder Asienläden.

Für 2 (4) Personen

250 **(500) g kleine, dünne Möhren**
200 **(400) g frische Mungobohnensprossen**
2 **(4) Lauchzwiebeln**
1 **(2) cm frische Ingwerwurzel**
4 **(8) TL Öl**
2 **(4) TL Honig**
1 **Tasse Wasser**
1 **(2) TL Thymianblättchen**
2 **(4) EL feingeschnittene Petersilie**
Salz
Pfeffer

Zubereitungszeit: 30 Min.

1. Die Möhren waschen und, wenn nötig, dünn schälen. Dickere Möhren längs halbieren. Die Sprossen abspülen. Die Lauchzwiebeln putzen, waschen und fein schneiden. Den Ingwer schälen und fein würfeln.

2. In einem flachen Topf das Öl erhitzen und die Möhren mit Ingwer und Honig darin unter Rühren einige Min. andünsten. Das Wasser dazugießen und die Möhren zugedeckt 10 Min.

dünsten. Sprossen und Zwiebeln daruntermischen und 5 Min. weiterdünsten. Thymian und Petersilie unter die Honigmöhren rühren und mit Salz und Pfeffer würzen.

EXTRAS FÜR DÜNNE

Pro Portion 1 EL geröstete Pinien- oder Cashewkerne darüber streuen und zu Lammkoteletts oder Butterkartoffeln servieren.

VARIANTEN

Anstelle der Sprossen passen auch grüne Erbsen oder Zuckerschoten zu den Honigmöhren.

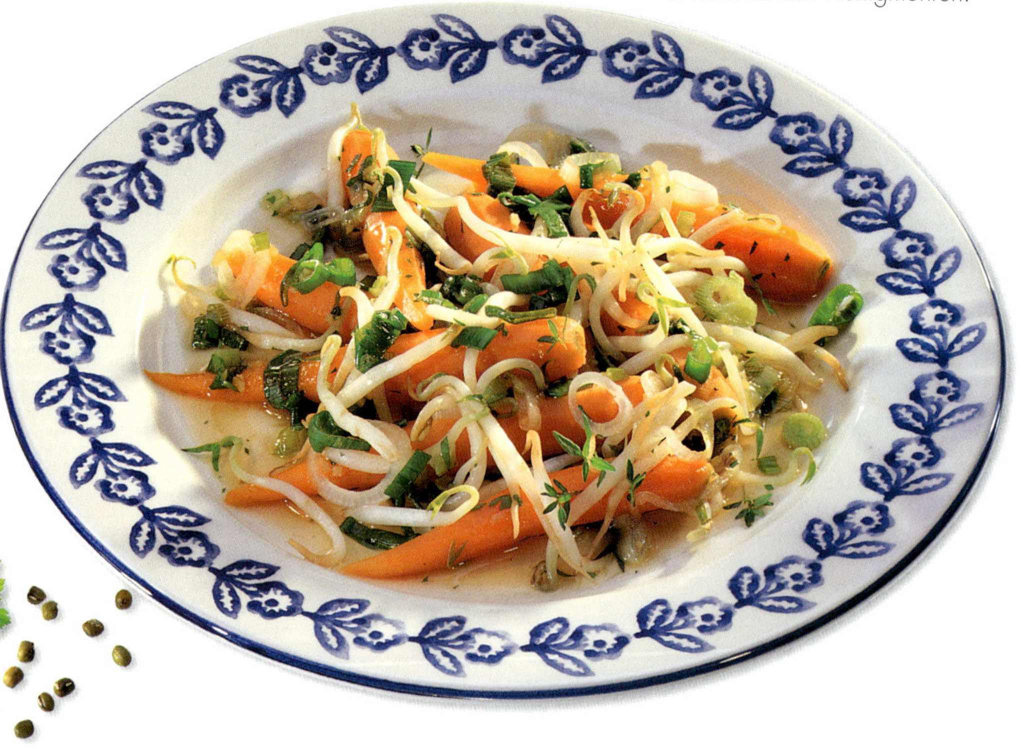

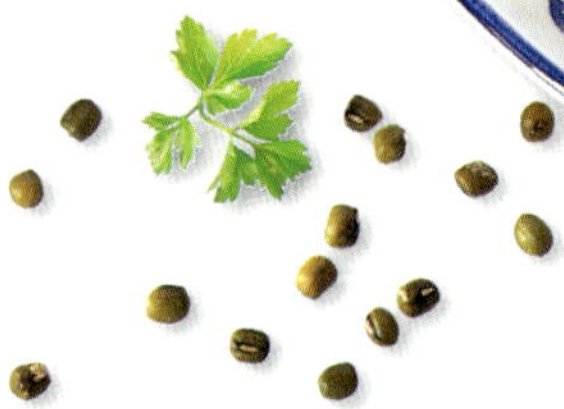

Gurken in süß-saurer Dillsauce

Punkte pro Portion:

Dieses leichte Gurkengericht schmeckt an heißen Tagen besonders gut. Kombiniert mit Kartoffeln und einem mageren gegrillten Fischfilet, kommt kein zusätzliches Fett dazu.

1. Die Salatgurken waschen, schälen, längs halbieren und in Scheiben schneiden. In einem Topf das Wasser mit Dicksaft, Essig und Gemüsebrühe erhitzen. Die Gurkenstücke hineingeben und zugedeckt bei mittlerer Hitze 15 Min. dünsten.

2. Die Speisestärke mit 2–3 EL Wasser verrühren, in das Gemüse einrühren und aufkochen lassen. Die Butter und den Dill einrühren und mit Salz würzen.

EXTRAS FÜR DÜNNE

Servieren Sie als Beilage Bratkartoffeln, Butterkartoffeln, Butterreis oder 1 Bratwurst.

VARIANTEN

Nach diesem Rezept können Sie auch Zucchini oder Kürbis zubereiten. Zucchini ungeschält verwenden, Kürbis schälen und ohne Kerne und Fasern würfeln.

500 (1000) g Salatgurken
1/2 (1) l Wasser
2 (4) TL Apfeldicksaft (ersatzweise Zucker)
3 (6) EL Obstessig
1 (2) TL gekörnte Gemüsebrühe
2 (4) TL Speisestärke
2 (4) TL Butter
2 (4) EL gehackter Dill
Salz

Zubereitungszeit: 30 Min.

Für 2 (4) Personen

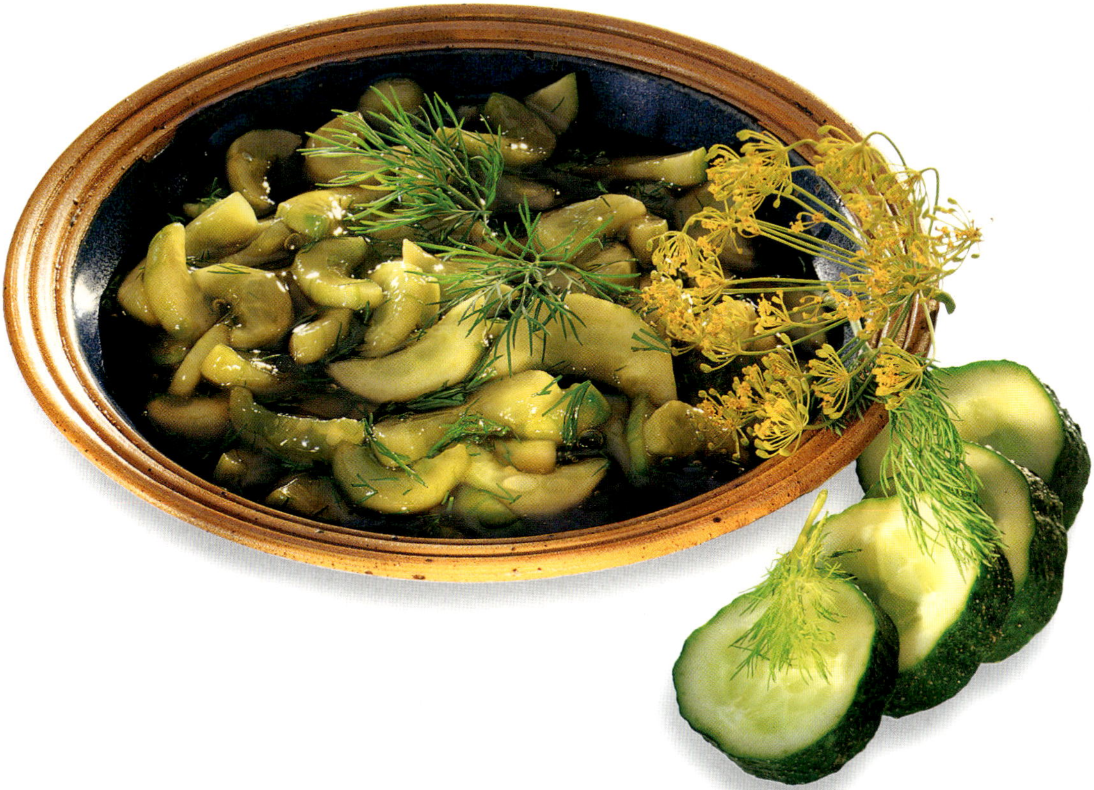

Gefüllte Kohlrabi mit Kräutersauce

Punkte pro Portion:

Die dekorativen gefüllten Knollen – oder nach dem gleichen Rezept zubereitete Paprikaschoten – passen besonders gut zu Reis oder knusprigem Baguette.

Für 2 (4) Personen

2 (4) mittelgroße Kohlrabi-knollen
Salz
1/2 (1) Brötchen vom Vortag
1 (2) Zwiebel
50 (100) g mageres Hackfleisch von Rind oder Pute
20 (40) g Emmentaler
2 (4) EL gehackte glatte Petersilie
Pfeffer
1 (2) TL Paprika, edelsüß
2 (4) EL Schmand
je 1 (2) EL gehackte Petersilie, Schnittlauch und Dill

Zubereitungszeit: 1 Std., davon 30 Min. Backzeit

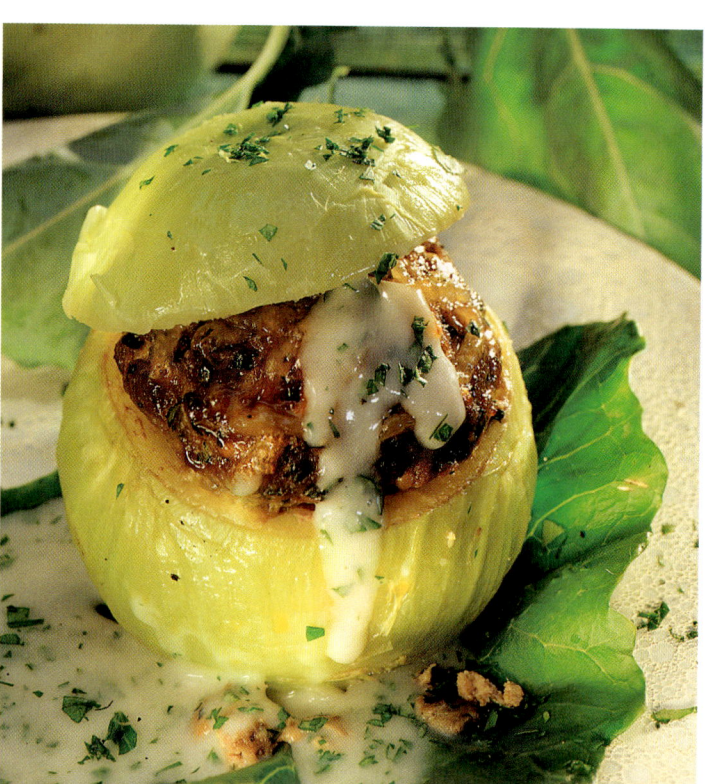

1. Die Kohlrabi schälen. Die zarten grünen Blättchen waschen, hacken und beiseite legen. In einem Topf 1 l Wasser zum Kochen bringen, 1–2 TL Salz einstreuen und die Kohlrabi darin 20 Min. kochen. Dann abtropfen und leicht abkühlen lassen. Die Brühe aufheben.

2. Inzwischen für die Füllung das Brötchen in Wasser einweichen. Die Zwiebel schälen, fein schneiden und mit dem Hackfleisch vermischen. Den Käse fein würfeln und unter die Zwiebel-Hackfleisch-Mischung rühren, mit Salz, Pfeffer und Paprika würzen. Die Petersilie und die gehackten Kohlrabiblättchen einrühren. Von jeder Kohlrabiknolle einen Deckel abschneiden und die Knollen aushöhlen. Das Kohlrabifleisch klein hacken und in den Fleischteig einrühren.

3. Den Backofen auf 200° vorheizen. Die Füllung in die Knollen streichen. Die Kohlrabi in eine feuerfeste Form setzen, 1/2 l Brühe angießen und die Kohlrabi im Ofen (Mitte, Umluft 180°) 30 Min. backen. Dann die Deckel auflegen und noch 5 Min. weiterbacken.

4. Die Kohlrabi auf Teller setzen. Den Schmand und die gehackten Kräuter in die Brühe einrühren. Die Sauce mit Salz abschmecken und zu den gefüllten Kohlrabi servieren.

EXTRAS FÜR DÜNNE

Pro Portion 1 Scheibe Käse oder durchwachsenen Speck auf die Kohlrabi legen und kurz überbacken.

TIP
Sollte Füllung übrigbleiben, backen Sie daraus kleine Küchlein, die Sie zum Beispiel als Pausensnacks essen können.

Gefüllte Tomaten

Punkte pro Portion:

Dieses sommerliche Rezept ist schnell und einfach zubereitet. Die Tomaten eignen sich zum Mitnehmen an den Arbeitsplatz oder fürs Picknick, da sie sich gut vorbereiten lassen.

1. Den Lauch putzen, längs durchschneiden, gründlich waschen und sehr fein schneiden. Den Knoblauch schälen und fein hacken.

2. In einem Topf das Wasser mit der Gemüsebrühe und etwas Salz zum Kochen bringen. Lauch, Knoblauch und Couscous-Grieß einrühren und zugedeckt auf der ausgeschalteten Herdplatte in 5 Min. ausquellen lassen.

3. Die Tomaten waschen, an der Unterseite jeweils einen Deckel abschneiden und die Tomaten mit einem scharfkantigen Teelöffel aushöhlen. Das Fruchtfleisch und die Oliven fein würfeln und zu dem ausgequollenen Couscous-Grieß geben. Öl, Zitronensaft oder Essig und Zitronenmelisse einrühren.

4. Die Füllung mit Salz und Pfeffer kräftig abschmecken und in die Tomaten streichen. Nach Möglichkeit noch etwas durchziehen lassen.

1 (2) kleine Stange Lauch
2 (4) Knoblauchzehen
1/4 (1/2) l Wasser
1 (2) TL gekörnte Gemüsebrühe
Salz
100 (200) g Couscous-Grieß
2 (4) Fleischtomaten
8 (16) schwarze Oliven
2 (4) TL Olivenöl
2 (4) EL Zitronensaft oder Essig
1 (2) EL gehackte Zitronenmelisse (ersatzweise Petersilie)
Pfeffer

Zubereitungszeit: 20 Min.

Für 2 (4) Personen

EXTRAS FÜR DÜNNE

Pro Portion die doppelte Menge Oliven oder noch 1 EL Olivenöl einrühren. Dazu können Sie Kräuterbutter-Baguette reichen.

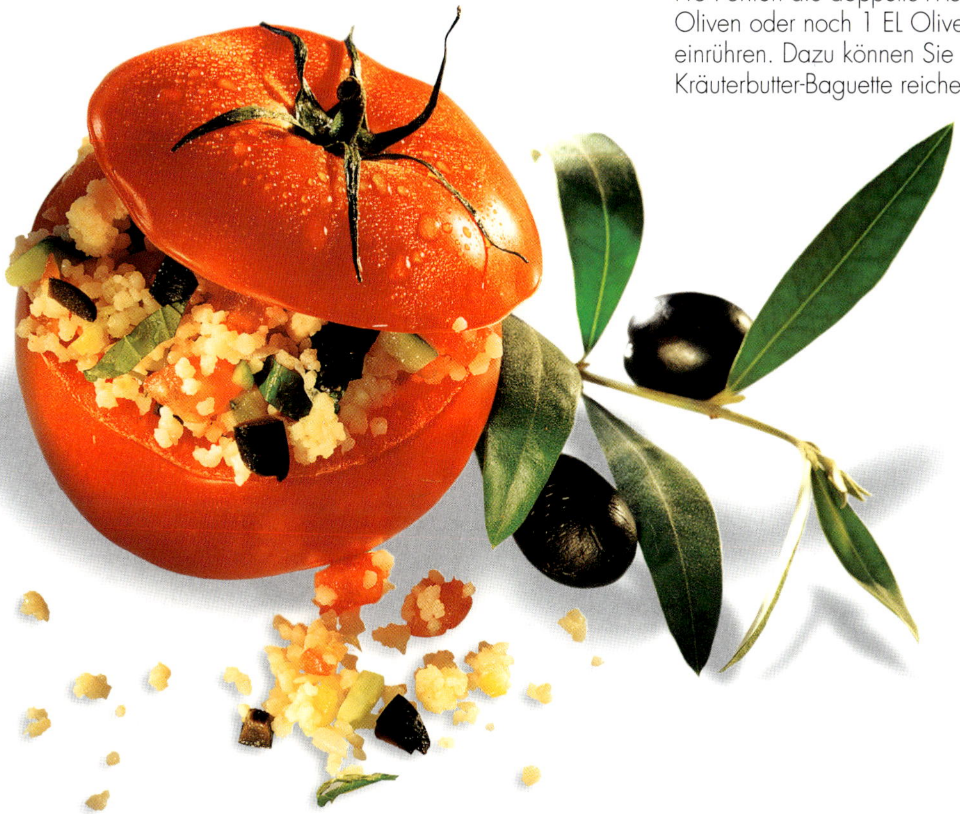

Soufflé mit Brokkoli

Punkte pro Portion:

Soufflés können Sie auch sehr dekorativ in kleinen Förmchen zubereiten. Wählen Sie dafür aber keine zu flachen Formen.

Für 2 (4) Personen

1 (2) EL Butter
1 (2) EL Mehl
1/8 (1/4) l Milch
1 (2) TL gekörnte
Gemüsebrühe
Salz
Pfeffer
Muskat, frisch gerieben
250 (500) g Brokkoli
2 (4) Eier
2 (4) EL geriebener Emmentaler

Zubereitungszeit: 45 Min., davon 20–25 Min. Backzeit

1. Die Butter in einem kleinen Topf aufschäumen lassen. Das Mehl einrühren, goldbraun anschwitzen und die Milch einrühren. Die Milchmischung mit der Gemüsebrühe, Salz, Pfeffer und Muskat würzen. Die Sauce köcheln lassen, bis sie cremig ist. Dann zum Abkühlen beiseite stellen.

2. Den Brokkoli waschen, unschöne Teile entfernen. Den Strunk abschälen, den Brokkoli in kleine Würfel und Röschen schneiden. Mit 1 Tasse Wasser zugedeckt in 5–10 Min. nicht ganz weich dünsten. Dann leicht abkühlen lassen und mit einem großen Messer oder im Blitzhacker fein zerkleinern.

3. Den Backofen auf 200° vorheizen und eine Auflaufform darin anwärmen. Die Eier trennen. Die Eiweiße mit 1 Prise Salz steif schlagen. Die Eigelbe, den Käse und die Gemüsemasse in die Sauce einrühren. Den Eischnee unterheben.

4. Den Brokkoli unter die Masse heben und diese in die Auflaufform geben. Das Soufflé im Ofen (Mitte, Umluft 180°) in 20–25 Min. goldbraun backen. Sofort servieren.

VARIANTEN

Probieren Sie das Soufflé auch mal mit Zucchini oder Möhren, die vor dem Dünsten gestiftelt werden, oder mit Spinat, Rosenkohl, Wirsing oder Spargel in kleinen Stücken.

EXTRAS FÜR DÜNNE

Dazu können Sie Bratkartoffeln (S. 132) reichen.

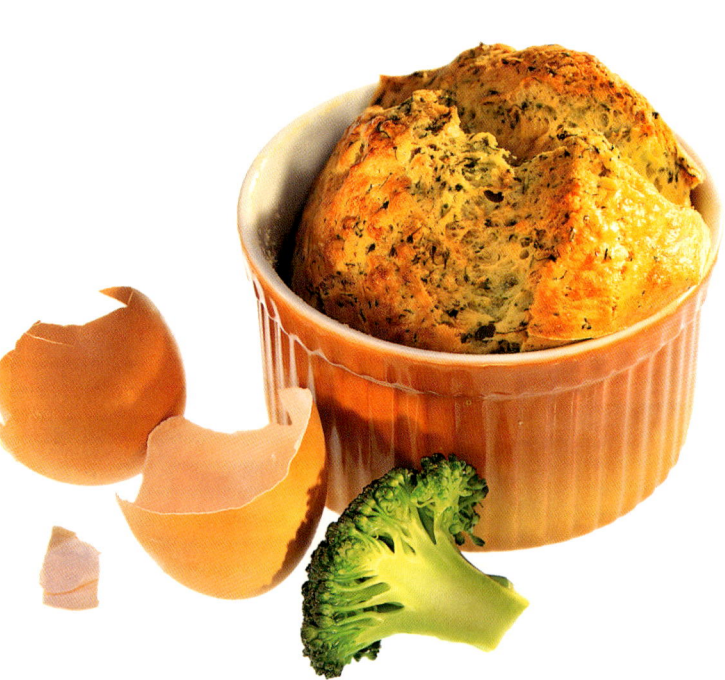

Gratiniertes Pfannengemüse

Punkte pro Portion:

Das Gemüse paßt als Beilage zu Brot, Kartoffeln, Fisch oder Fleisch. Größere Mengen können Sie in einer Auflaufform im Backofen überbacken.

1. Die Fenchelknolle putzen, halbieren und abspülen. Die Knolle in sehr feine Streifen hobeln.

2. In einer Pfanne das Öl erhitzen, den Fenchel hineingeben, unter Rühren anbraten, salzen, leicht pfeffern und zugedeckt bei mittlerer Hitze unter gelegentlichem Wenden in 5–7 Min. nicht zu weich dünsten. Sollte die Hitze zu groß sein, etwa 1/2 Tasse Wasser angießen.

3. Inzwischen den Zucchino waschen und in dünne Scheiben schneiden. Diese zu dem halb gegarten Fenchel geben und zugedeckt weiterdünsten. Die

Tomate waschen, die Haut einritzen und 3–4 Min. auf das Gemüse setzen. Dann herausnehmen, häuten und in kleine Würfel schneiden. Diese über das Gemüse verteilen.

4. Den Käse in kleine Würfel schneiden und über das Gemüse verteilen. Den Deckel auflegen und den Käse in 3–5 Min. zerlaufen lassen. Die Kräuter darüber streuen.

EXTRAS FÜR DÜNNE

Verteilen Sie die doppelte Menge Käse entsprechend segmentweise auf dem Gemüse.

1 (2) kleine Fenchelknolle
2 (4) TL Olivenöl
Salz
Pfeffer
1 (2) Zucchino
1 (2) Tomate
20 (40) g Taleggio oder Butterkäse (45 % Fett)
1 (2) Kästchen Kresse oder 2 (4) EL andere Kräuter

Zubereitungszeit: 20 Min.

VARIANTEN

Für dieses Gratin können Sie auch Brokkoli, Auberginen, Paprika, Kohlrabi, Möhren, Sellerie, Wirsing, Zwiebeln oder Kartoffeln verwenden.

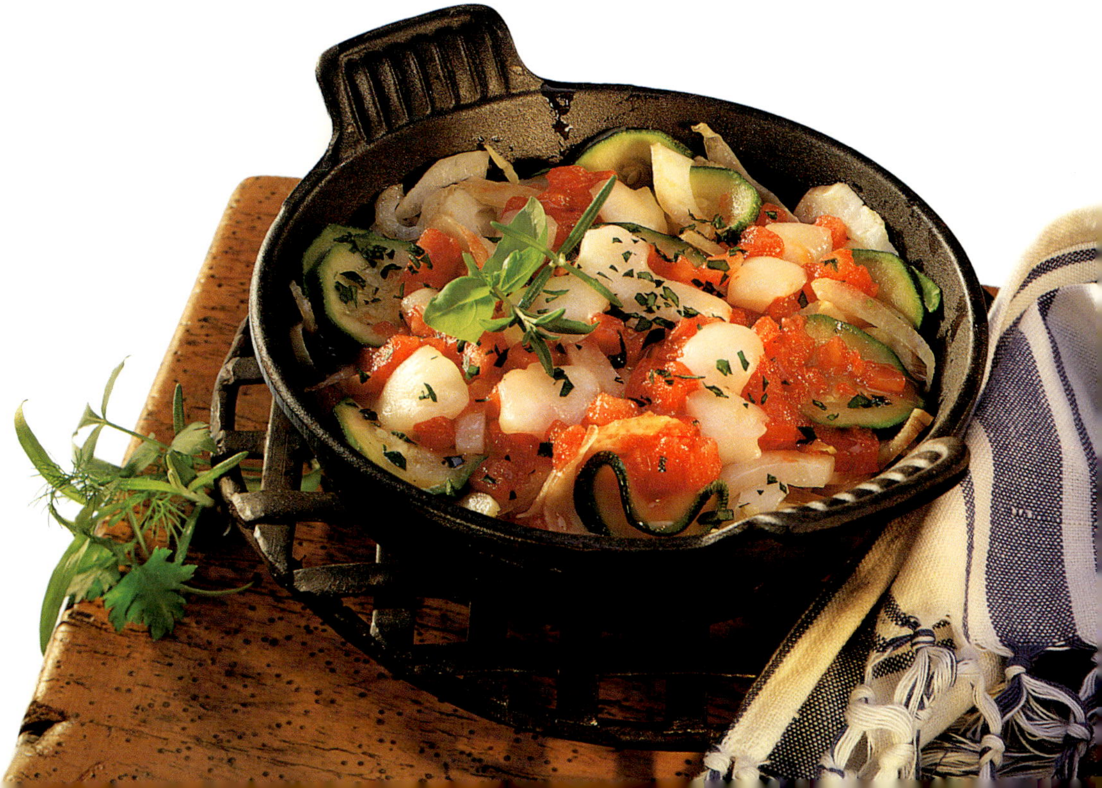

Für 2 (4) Personen

Gratinierte Pilznudeln mit Gemüse

Punkte pro Portion:

Dieses preiswerte und geschmackvolle Gratin ist bei jung und alt beliebt. Sollten Sie mal zuviel Nudeln gekocht haben, bietet es sich auch als praktische Resteverwertung an.

Für 2 (4) Personen

250 **(500) g Brokkoli**
200 **(400) g Champignons**
1 **(2) Zwiebel**
1 **(2) Knoblauchzehe**
100 **(200) g Lauch**
Salz
150 **(300) g Penne (ersatzweise andere Hartweizennudeln)**
2 **(4) TL Olivenöl**
Pfeffer
2 **(4) EL gehackte glatte Petersilie**
40 **(80) g Parmesan, frisch gerieben**
2 **(4) EL Sahne**

Zubereitungszeit: 1 Std., davon 20 Min. Backzeit

1. Den Brokkoli waschen und putzen. In Würfel und Röschen teilen. Die Pilze putzen, kurz abspülen und in Scheiben oder Viertel schneiden. Zwiebel und Knoblauch schälen und fein würfeln. Den Lauch putzen, waschen und fein schneiden.

2. In einem großen Topf Wasser zum Kochen bringen. Salz einstreuen und darin den Brokkoli in 3–4 Min. garen. Den Brokkoli in ein Sieb abgießen, dabei das Wasser in einer Schüssel auffangen, in den Topf zurückgießen und wieder zum Kochen bringen. Die Nudeln nach Pakkungsvorschrift darin kochen, in ein Sieb abgießen, dabei das Kochwasser auffangen. Den Backofen auf 200° vorheizen.

3. Inzwischen in einer Pfanne das Öl erhitzen und Zwiebel und Knoblauch darin andünsten. Die Pilze und den Lauch dazugeben und 2–3 Min. unter Rühren anbraten. Mit Salz und Pfeffer würzen. Die Petersilie einstreuen.

4. In eine Auflaufform abwechselnd Nudeln, Brokkoli, Pilz-Lauch-Mischung und Käse schichten, als letzte Schicht Gemüse und Käse einfüllen. Die Sahne mit 4 (8) EL Nudelwasser vermischen und gleichmäßig über den Auflauf gießen. Im Backofen (Mitte, Umluft 180°) 25–30 Min. überbacken.

EXTRAS FÜR DÜNNE

In einen Teil des Gratins zusätzlich 50 g Schinkenstreifen oder feingeschnittene eingelegte Artischockenböden einschichten und über das fertige Gericht 1–2 EL geriebenen Parmesan streuen.

VARIANTEN

Anstelle des Brokkolis passen auch Zucchini, Spinat, Blumenkohl oder Paprikaschoten in dieses Rezept.

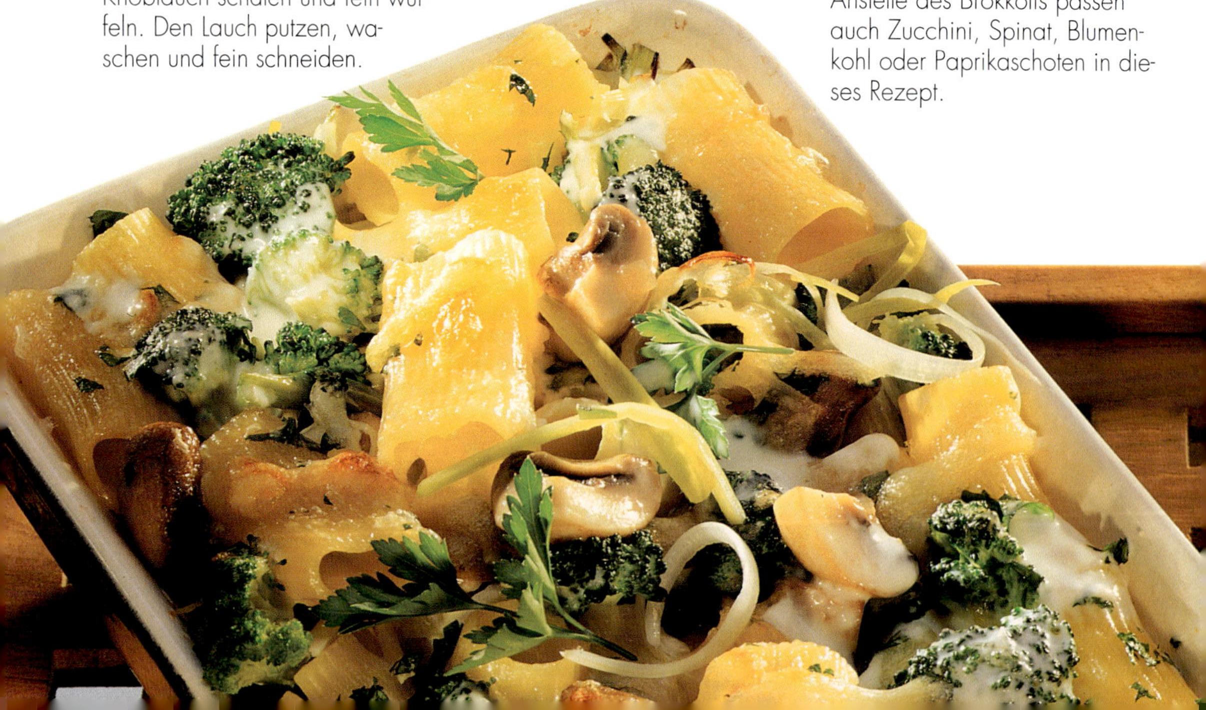

Kartoffel-Zucchini-Gratin

Punkte pro Portion:

Der Auflauf paßt als Beilage zu vielen Fleisch- und Fischgerichten und schmeckt auch zu einem bunten Rohkostsalat sehr gut.

1. Die Kartoffeln mit der Schale in etwas Wasser 20 Min. kochen. Dann kalt abspülen, schälen und in Scheiben schneiden. Die Zucchini waschen und in sehr dünne Scheiben schneiden oder hobeln.

2. Inzwischen die Zwiebel schälen, würfeln und in der Butter goldbraun braten. Das Mehl darüber stäuben, leicht anschwitzen, dann Milch und Sahne dazugießen. Die Sauce etwas einköcheln lassen und von der Herdplatte nehmen. Mit Salz, Gemüsebrühe, Rosmarin, Oregano und Pfeffer würzen und den Parmesan einrühren.

3. Den Backofen auf 220° vorheizen. In eine flache Auflaufform Zucchini und Kartoffeln dachziegelartig einschichten und die Sauce darüber gießen. Das Gratin im Ofen (Mitte, Umluft 200°) 20 Min. backen, bis die Oberfläche goldbraun ist.

EXTRAS FÜR DÜNNE

Schichten Sie in einen Teil des Gratins einige kleingeschnittene eingelegte getrocknete Tomaten und streuen Sie noch 1 EL Käse oder Sonnenblumenkerne darüber.

250 **(500) g Kartoffeln**
300 **(600) g Zucchini**
1 **(2) Zwiebel**
10 **(20) g Butter**
1 **(2) TL Mehl**
200 **(400) ml Magermilch**
2 **(4) EL Sahne**
Salz
1 **(2) TL gekörnte Gemüsebrühe**
1 **(2) TL gehackte Rosmarinnadeln (ersatzweise Thymianblättchen)**
1 **(2) TL Oregano**
Pfeffer
20 **(40) g Parmesan, frisch gerieben**

Zubereitungszeit: 1 Std., davon 20 Min. Backzeit

Für 2 (4) Personen

VARIANTEN

Sie können die Kartoffeln auch mit Spinat, Fenchel oder Brokkoli kombinieren. Diese Gemüse vor dem Einschichten in wenig Wasser andünsten.

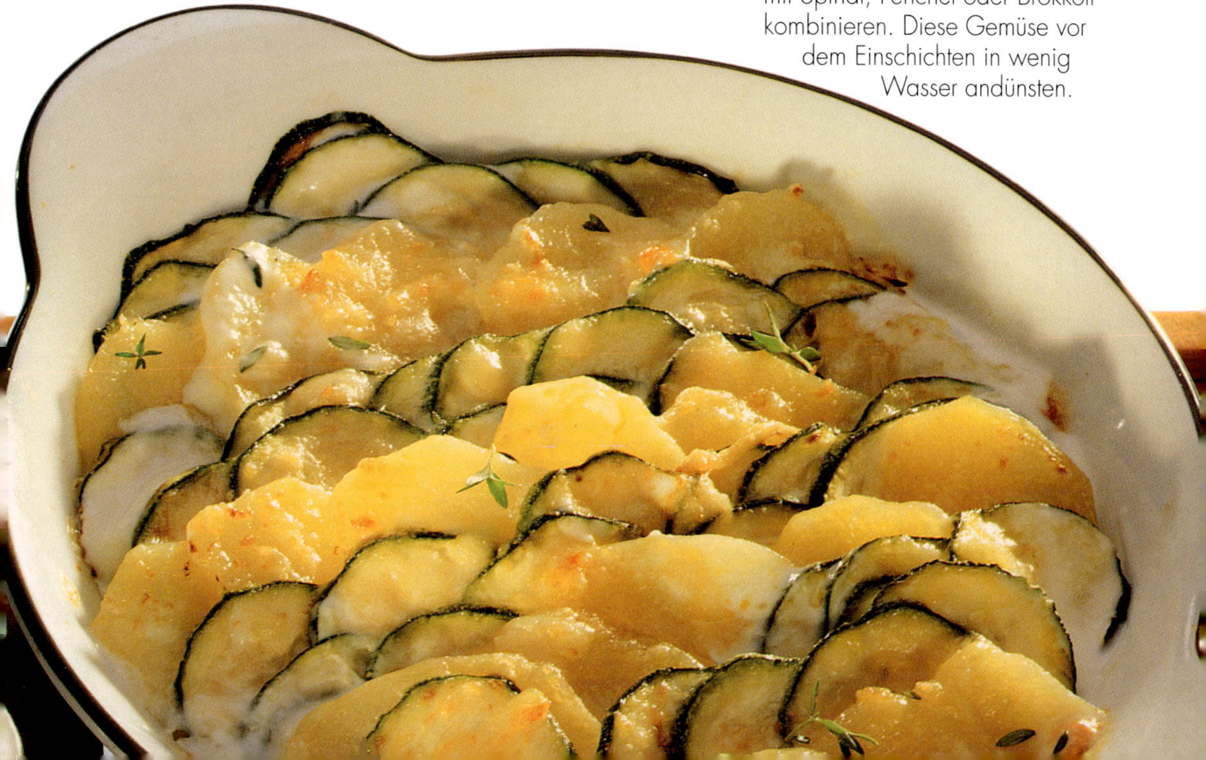

Tortellini-Gratin mit Spinat

Punkte pro Portion: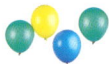

Die beliebten gefüllten Teigtaschen sind raffiniert und doch schnell zubereitet. Am besten sind Tortellini mit dünnem Teig und geschmackvollen Füllungen.

Für 2 (4) Personen

250 **(500) g Tortellini**
Salz
250 **(500) g Blattspinat**
200 **(400) g Champignons**
4 **(8) TL Olivenöl**
250 **(500) g Tomaten**
1 **(2) Zwiebel**
1 **(2) Knoblauchzehe**
Pfeffer
2 **(4) TL Thymianblättchen**
40 **(80) g Pecorino,**
frisch gerieben

Zubereitungszeit: 40 Min., davon 20 Min. Backzeit

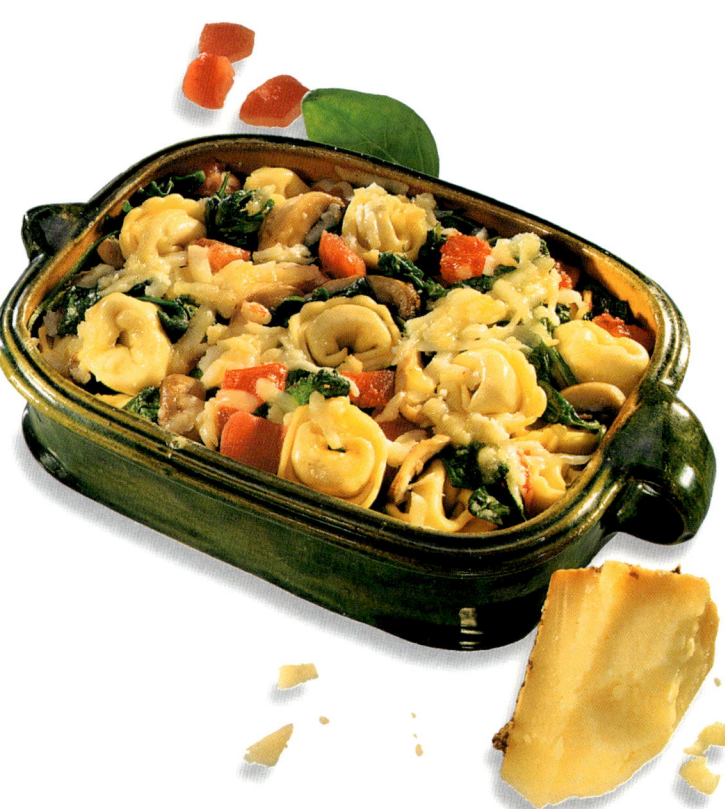

1. Die Tortellini in Salzwasser nach Packungsangabe kochen. Den Spinat waschen, tropfnaß in einen großen Topf geben und zugedeckt in 2–3 Min. zusammenfallen lassen.

2. Die Champignons waschen, putzen und fein schneiden. Die Hälfte des Öls in einer beschichteten Pfanne erhitzen und die Champignons darin einige Min. andünsten.

3. Die Tomaten waschen, für 3–4 Min. zu den Tortellini in das heiße Wasser geben, dann herausnehmen, häuten und würfeln, dabei die Stielansätze herausschneiden. Zwiebel und Knoblauch schälen und fein würfeln.

4. In einem Topf das restliche Öl erhitzen und Zwiebel und Knoblauch darin andüsten. Die Tomatenwürfel dazugeben und einige Min. kochen lassen. Mit Pfeffer und Salz würzen und den Thymian einrühren.

5. Den Backofen auf 200° vorheizen. In eine Auflaufform abwechselnd Tortellini, Pilze, Spinat, Tomatenwürfel und Käse schichten, als oberste Schicht Gemüse und Käse einfüllen. Das Gratin im Ofen (Mitte, Umluft 180°) 20 Min. überbacken.

EXTRAS FÜR DÜNNE

Pro Portion noch 1–2 EL geriebenen Käse über das Gratin streuen und 1 Klecks Crème fraîche vor dem Servieren darauf setzen.

VARIANTEN

Anstelle des Spinats schmecken auch Mangold, Zucchini oder Brokkoli in diesem Auflauf.

Lasagne mit Steinpilzen

Punkte pro Portion:

Die sonst sehr üppige Lasagne schmeckt auch ohne Fleisch und mit wenig Fett, da die getrockneten Pilze sehr aromatisch sind.

1. Die getrockneten Steinpilze mit 1/4 (1/2) l heißem Wasser übergießen und mindestens 40 Min. einweichen. Die aufgequollenen Pilze in ein Sieb abgießen. Dabei das Einweichwasser auffangen und durch eine Filtertüte gießen. Die Pilze verlesen und kleinschneiden.

2. Die Tomaten mit heißem Wasser überbrühen, kurz darin liegen lassen, häuten und kleinschneiden. Das Öl in einem Topf erhitzen.

3. Zwiebel und Knoblauch schälen, fein schneiden und im Öl goldbraun braten. Pilze und Tomaten dazugeben und einige Min. köcheln lassen. Die Sahne und das gefilterte Pilz-Einweichwasser dazugießen, Salz, Pfeffer und die Kräuter einstreuen. Die Zucchini waschen und fein stifteln. Den Backofen auf 200° vorheizen.

4. In eine Auflaufform abwechselnd Sauce, Käse, Nudelplatten, Zucchinistifte und Käse schichten, als letzte Schicht Sauce und Käse einfüllen. Die Nudelplatten leicht in die Sauce drücken, damit sie ganz in der Flüssigkeit liegen.

5. Die Lasagne im Ofen (Mitte, Umluft 180°) 30 Min. überbacken. Mit einer Gabel testen, ob die Nudeln weich sind, wenn nicht, noch einige Min. im Ofen lassen.

EXTRAS FÜR DÜNNE

Pro Portion in einer zweiten Pfanne in etwas Öl 50 g Hackfleisch, 1 feingehackte Zwiebel und etwas Knoblauch anbraten und mit Salz und Pfeffer würzen. Das Hackfleisch zusammen mit 1–2 EL Käse zusätzlich bei einem Teil der Lasagne mit einschichten.

10 **(20)** g getrocknete Steinpilze
250 **(500)** g Tomaten (ersatzweise passierte Tomaten)
3 **(6)** TL Olivenöl
1 **(2)** Zwiebel
1 **(2)** Knoblauchzehe
2 **(4)** EL Sahne
Salz
Pfeffer
je 1 **(2)** TL gehackte Kräuter, beispielsweise Thymian, Salbei, Oregano
250 **(500)** g Zucchini
50 **(100)** g Pecorino, frisch gerieben
4 **(8)** Lasagne-Nudelplatten ohne Ei (ohne Vorkochen verwendbar)

Für 2 (4) Personen

Zubereitungszeit: 1 1/2 Std., davon 40 Min. Quellzeit und 30 Min. Backzeit

VARIANTEN

Die Lasagne können Sie statt mit Zucchini auch mit anderen Gemüsesorten, zum Beispiel Spinat, Mangold und Auberginen, zubereiten. Anstelle der getrockneten Steinpilze können Sie auch frische Egerlinge oder Austernpilze verwenden.

TIP
Wenn Sie mehr als eine Portion für Dünne zubereiten wollen, lohnt es sich, die Lasagne oder auch andere Gratins in zwei Auflaufformen zuzubereiten. Das separate »Gratin für Dünne« können Sie dann auch noch mit etwas Sahne und Käse anreichern.

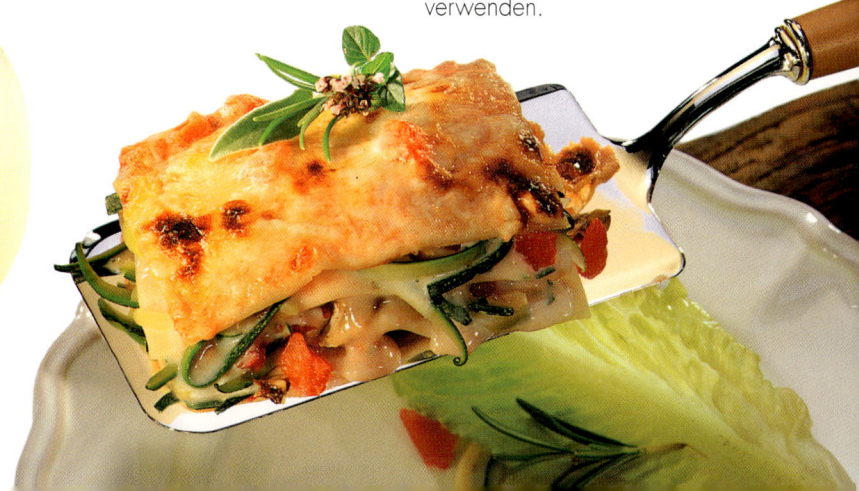

Quiche mit Lauch und Schinken

Punkte pro Stück: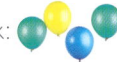

Die beliebte Gemüsetorte nach französischem Vorbild ist ideal für Feste und Buffets. Anstelle des klassischen Blätterteiges wird hier ein fettarmer Quarkmürbeteig dafür verwendet.

Für 1 Springform von 26 cm Ø:
Für den Teig:
200 g Dinkel- oder Weizenmehl
1 Msp. Backpulver
1 TL Salz
100 g Quark
100 g Butter
Für den Belag:
300 g Zwiebeln
500 g Lauch
100 g gekochter
Schinken
2 TL Öl
Salz
Für den Guß:
1 Ei
100 g Schmand
20 g Parmesan oder Pecorino,
frisch gerieben
Salz
1 Msp. Curry
1 TL Thymianblättchen
Für die Form:
1 TL Olivenöl

Zubereitungszeit: 1 1/2 Std., davon 30 Min. Backzeit

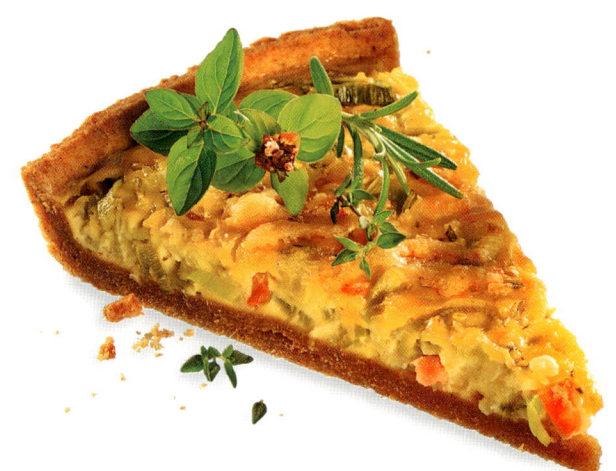

1. In einer Schüssel Mehl, Backpulver, Salz und Quark verrühren. Die Butter in Stückchen darauf setzen und alles gut verkneten. Den Teig zu einer Kugel formen und 10 Min. in den Kühlschrank stellen.

2. Inzwischen die Zwiebeln schälen und fein schneiden. Den Lauch längs durchschneiden, waschen und in Streifen schneiden. Den Schinken würfeln. Den Backofen auf 200° vorheizen und die Form einölen.

3. Den Teig in der Form mit den Fingern zu einem gleichmäßig dicken Boden auseinanderdrücken. Oder den Teig auf Mehl ausrollen, die Form damit auslegen und dabei einen kleinen Rand hochziehen. Den Teigboden mehrmals mit einer Gabel einstechen und im Backofen (Mitte, Umluft 180°) 10–15 Min. vorbacken.

4. Inzwischen für den Belag das Öl erhitzen und die Zwiebeln darin goldgelb anbraten. Die Lauchstreifen dazugeben und einige Min. dünsten. Die Schinkenwürfel in die Zwiebel-Lauch-Mischung einrühren.

5. Für den Guß das Ei mit dem Schmand, dem Käse, etwas Salz, Curry und Thymian verrühren.

6. Den vorgebackenen Boden aus dem Ofen nehmen, das Gemüse darauf verteilen, den Guß darüber gießen und mit einer Gabel etwas verteilen. Die Quiche im Ofen 30 Min. backen, bis die Oberfläche goldbraun ist.

EXTRAS FÜR DÜNNE

Streuen Sie vor dem Backen auf einen Teil 1–2 EL Pinien- oder Sonnenblumenkerne.

VARIANTEN

Anstelle des Schinkens können Sie auch grob zerteilte Ölsardinen oder Thunfisch verwenden, und den Lauch können Sie durch die gleiche Menge anderer Saisongemüse ersetzen, wie Möhren, Brokkoli oder Fenchel. Diese Gemüse würfeln oder in Streifen schneiden und wie den Lauch vordünsten.

Pizza light

Punkte pro Portion:

Mit einer Pizza können Sie Ihrer Familie immer eine Freude machen. Und sollte mal etwas davon übrigbleiben, ist ein Stück kalte Pizza auch eine gute Beilage zu einem Salatteller.

1. In einer Schüssel 200 ml lauwarmes Wasser mit der Hefe und 1–2 TL Salz verrühren. Das Mehl einrühren und den Teig mit den Knethaken des Handrührgerätes oder von Hand so lange kneten, bis er geschmeidig ist und sich von der Schüssel löst. Den Teig 20–30 Min. zugedeckt gehen lassen.

2. Den Backofen auf 250° (Ober- und Unterhitze) vorheizen und ein Backblech einölen. Den Spinat waschen. Die Knoblauchzehe schälen und fein hacken. In einem Topf die Hälfte des Öls erhitzen, den Knoblauch kurz darin anbräunen, den Spinat hineingeben und 2–3 Min. dünsten, bis die Flüssigkeit verdunstet ist. Den Spinat auf einen Teller geben.

3. Den Topf wieder auf die Herdplatte stellen, die Tomaten, das restliche Öl und die Kräuter einrühren und aufkochen lassen, bis die Flüssigkeit verdunstet ist. Mit Salz und Pfeffer würzen.

4. Den Teig nochmals durchkneten und auf dem Blech zu einer gleichmäßig dicken Fläche ausdrücken. Die Tomatensauce auf dem Teig verstreichen und den geriebenen Käse darüber streuen. Den Schinken in Streifen schneiden. Spinat, Schinken und die Kapern auf der Pizza verteilen. Den Mozzarella fein schneiden und ebenfalls auf die Pizza geben.

5. Die Pizza im Ofen (unten) 15–20 Min. backen, bis sich die Teigränder bräunen.

EXTRAS FÜR DÜNNE

Belegen Sie die Pizza zusätzlich nach Belieben mit Salami, Thunfisch, Speck und Oliven und träufeln Sie noch 1 EL Olivenöl darüber.

Für 1 Backblech oder 2 runde Tarteformen von 26 Ø:
Für den Teig:
1/2 Würfel Hefe (20 g)
Salz
400 g Dinkel- oder Weizenmehl (Type 550)
Für den Belag:
400 g Spinat
1 Knoblauchzehe
4 TL Olivenöl
500 g passierte Tomaten (Fertigprodukt)
je 2 TL Oregano, Thymian und Rosmarin
Pfeffer
20 g Pecorino, frisch gerieben
100 g magerer gekochter Schinken in Scheiben
1 EL Kapern
1 Kugel Mozzarella (125 g)
Für das Blech:
4 TL Olivenöl

Für 8 Personen

Zubereitungszeit: 1 1/2 Std., davon 20 Min. Backzeit

TIP
Sollte die Pizza in Ihrem Backofen auf der untersten Schiene nicht knusprig genug werden, schieben Sie das Blech auf den Boden des Backofens.

Bandnudeln mit leichter Sahnesauce

Punkte pro Portion:

Überzeugen Sie sich davon, daß auch fettarme Nudelsaucen gut schmecken können! Die klassische Sahnesauce läßt sich leicht abwandeln.

Für 2 (4) Personen

125 (250) g Eierbandnudeln
Salz
1 (2) Zwiebel
200 (400) g Champignons
1 (2) TL Butter
100 (200) g gepalte Erbsen,
frisch oder tiefgefroren
1 (2) Tasse Milch
2 (4) EL Sahne
2 (4) EL gehackte glatte
Petersilie
20 (40) g Parmesan oder
Pecorino, frisch gerieben
Pfeffer

Zubereitungszeit: 30 Min.

1. In einem ausreichend großen Topf Wasser zum Kochen bringen. In das Wasser 1 (2) TL Salz einstreuen und die Nudeln darin nach Packungsanweisung bißfest kochen. Dann in ein Sieb abgießen, dabei das Kochwasser auffangen.

2. Inzwischen die Zwiebel schälen und fein würfeln. Die Pilze putzen, kurz abspülen und fein schneiden. In einer beschichteten Pfanne die Butter erhitzen und die Zwiebel darin hellbraun dünsten. Pilze und Erbsen dazugeben, Milch und Sahne angießen und zugedeckt 2–3 Min. köcheln lassen.

3. Die gekochten Nudeln, die Petersilie und den Käse in die Sauce geben und mit dem Gemüse vermischen. Sollte die Flüssigkeit zu schnell verdunstet sein, noch 1 Tasse Nudelwasser angießen. Mit Salz und Pfeffer würzen.

EXTRAS FÜR DÜNNE

In die noch heiße Pfanne 1–2 EL Sahne und etwas Salz einrühren und kurz aufkochen lassen. Die Sauce über die Nudelportion gießen und zusätzlich 1 EL geriebenen Parmesan und geröstete Pinienkerne darüber streuen.

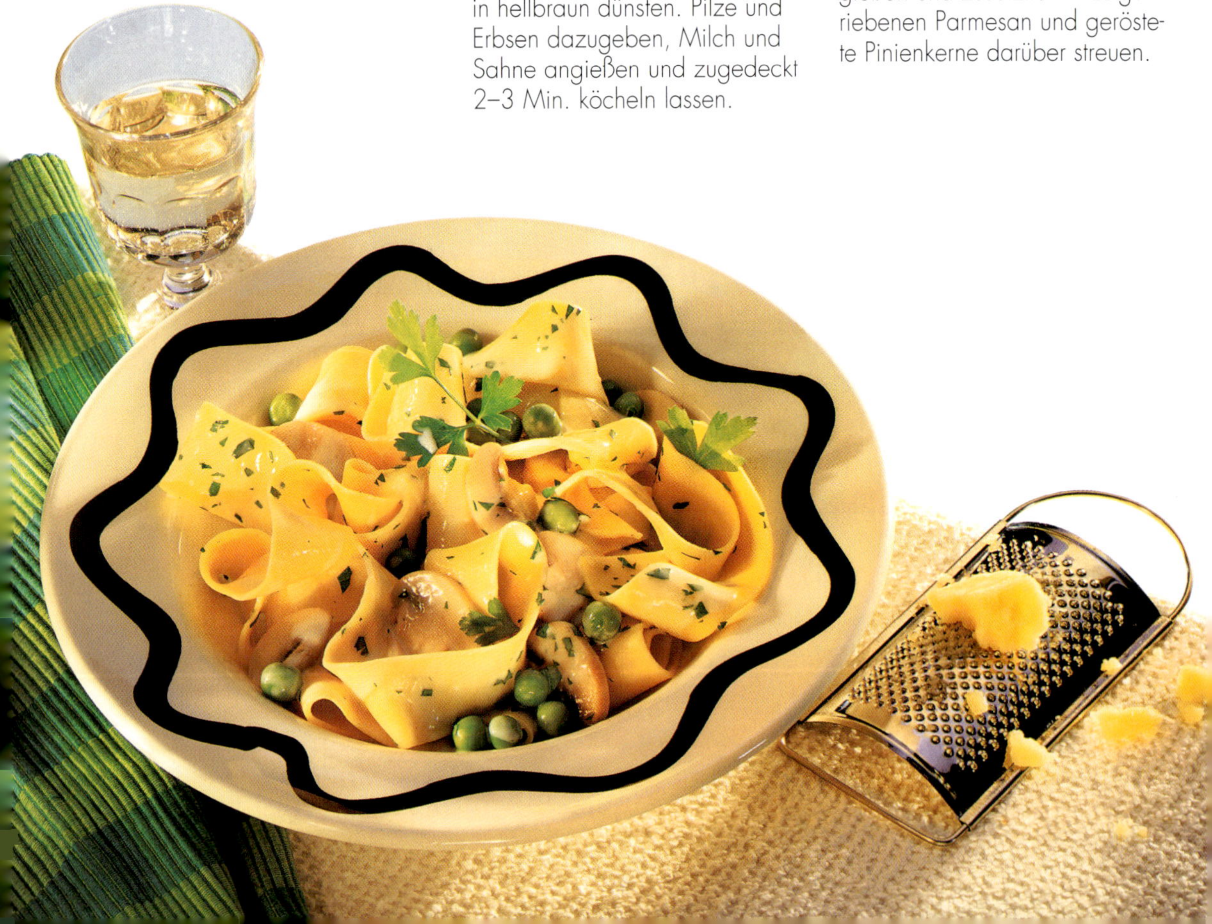

VARIANTEN

Mit anderem Gemüse: In diese milde Sahnesauce passen feine Zucchinischeiben, vorgekochte Spargelstücke, vorgedünstete Fenchelstreifen oder Brokkoliröschen sehr gut.

Punkte pro Portion:

Mit Fleisch: Ersetzen Sie die Pilze durch 100 (200) g gekochten Schinken oder geschnetzeltes Puten- oder Hühnerfleisch, das Sie zusammen mit den Zwiebeln anbraten.

Punkte pro Portion:

Mit Lachs oder Schinken: Geben Sie anstelle der Champignons 100 (200) g gekochten Schinken oder Räucherlachs in die fertige Sauce.

Punkte pro Portion: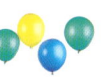

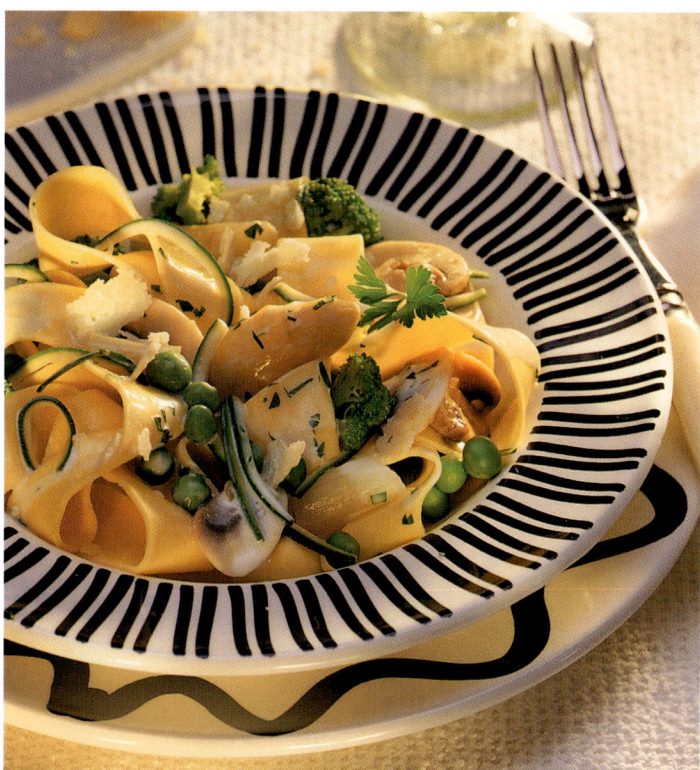

TIP
Besonders edel wird dieses Gericht, wenn Sie 1 Portion Safranpulver in die Sauce einrühren, bevor Sie die Nudeln dazugegeben.

INFO EIERNUDELN

Eiernudeln schmecken etwas feiner und gehaltvoller als die Hartweizennudeln ohne Ei, und sie kommen in Sahnesaucen besonders gut zur Geltung. Da Eier etwas Fett enthalten, müssen Sie zwar pro Portion Eiernudeln 1/2 Punkt mehr berechnen, was jedoch bei den erlaubten 10–25 Punkten pro Tag (siehe Tabelle Seite 40) kaum ins Gewicht fällt. Sie dürfen sich diesen Genuß also durchaus ab und zu erlauben.

Nudeln mit Shrimps und Gemüse

Punkte pro Portion:

Dieses raffinierte Nudelgericht ist schnell gekocht. Die verschiedenen Gemüsesorten harmonieren sehr gut mit den Shrimps.

Für 2 (4) Personen

150 (300) g Hartweizennudeln
Salz
150 (300) g Shrimps
1 (2) EL Zitronensaft
1 (2) Zucchino
1 (2) rote Paprikaschote
1 (2) Stange Lauch
1 (2) Knoblauchzehe
2 (4) cm frische Ingwerknolle
2 (4) TL Olivenöl
1 Pfefferschote (ersatzweise
1 Msp. Pfefferschotenpaste)
2 (4) EL gehackte glatte
Petersilie

Zubereitungszeit: 30 Min.

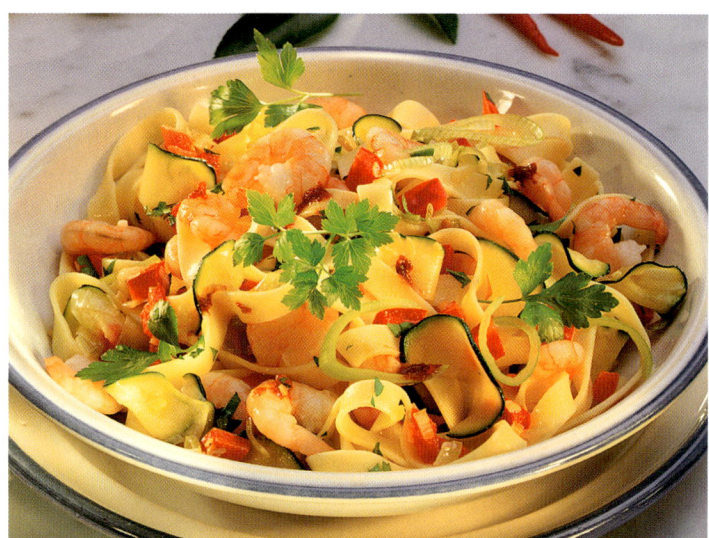

1. Die Nudeln nach Packungsanweisung in Salzwasser bißfest kochen. Dann in ein Sieb abgießen und dabei das Kochwasser auffangen. Inzwischen die Shrimps abspülen, mit dem Zitronensaft beträufeln und in eine Schüssel legen.

2. Den Zucchino waschen und in Scheiben schneiden oder hobeln. Die Paprikaschote waschen, putzen und fein würfeln. Den Lauch längs durchschneiden, putzen, gründlich waschen und fein schneiden. Die Knoblauchzehe und den Ingwer schälen und fein würfeln.

3. In einer beschichteten Pfanne das Öl erhitzen, zuerst Knoblauch- und Ingwerwürfel darin 2–3 Min. anbraten, dann Paprikawürfel, Zucchinischeiben und Lauchstreifen dazugeben und weitere 5 Min. dünsten.

4. Die Pfefferschote waschen und fein würfeln (Achtung, sofort danach die Hände waschen!). Die Shrimps in die Pfanne geben, salzen und mit der Pfefferschote würzen, einmal aufkochen lassen. Nudeln und Petersilie zu den Shrimps geben und alles gut vermischen.

EXTRAS FÜR DÜNNE

Pro Portion 1 EL aromatisches Olivenöl oder Sahne in die heißen Nudeln einrühren.

VARIANTE

Statt Shrimps passen auch festfleischige Fischfilets, wie Viktoriabarsch, Seeteufel oder Goldbarsch. Die Filets dafür in walnußgroße Würfel schneiden. Anstelle der angegebenen Gemüse eignen sich auch Lauchzwiebeln, Tomaten und Kapern.

TIP
Verwenden Sie für das Braten mit wenig Fett eine beschichtete Pfanne und wählen Sie die Temperatur etwas niedriger als sonst.

Penne mit Lammgeschnetzeltem

Punkte pro Portion:

Das klassische italienische Gericht schmeckt auch in seiner fettarmen Version einfach köstlich – Ihre Familie wird begeistert sein.

1. Die Nudeln in Salzwasser nach Packungsanweisung bißfest kochen. Dann in ein Sieb abgießen, dabei das Kochwasser auffangen.

2. Inzwischen den Staudensellerie waschen, Fäden abziehen und den Sellerie fein schneiden. Zwiebeln und Knoblauchzehe schälen und fein hacken. Die Tomaten waschen, kurz in das heiße Nudelwasser legen, herausnehmen, häuten und leicht abgekühlt würfeln, dabei die Stielansätze entfernen. Den Zucchino waschen und in feine Scheiben hobeln.

3. Das Öl in einer Sauteuse erhitzen und Zwiebeln, Knoblauch und Sellerie 2–3 Min. darin andünsten. Das Fleisch in feine Streifen schneiden, dazugeben und anbraten. Mit dem Aceto Balsamico ablöschen. Die Rosinen dazugeben und alles mit Zimt und Salz würzen.

4. Die Tomaten, den Zucchino und das Wasser zum Fleisch geben. Die Fleisch-Gemüse-Sauce 15 Min. köcheln lassen. Die Nudeln und die Petersilie untermischen und kräftig abschmecken.

EXTRAS FÜR DÜNNE

Pro Portion noch 1 EL aromatisches Olivenöl, ausgelassene Speckwürfel oder Oliven in die heiße Nudelpfanne einrühren und noch etwas geriebenen Parmesan oder Pecorino darüber streuen.

VARIANTE

Anstelle des Lammfleisches können Sie auch anderes Fleisch, wie Puten- oder Rindfleisch oder auch Hühnerleber, verwenden.

150 (300) g Penne (kurze Hohlnudeln ohne Ei)
Salz
1 (2) Stange Staudensellerie
2 (4) Zwiebeln
1 (2) Knoblauchzehe
2 (4) Tomaten
1 (2) Zucchino
2 (4) TL Olivenöl
100 (200) g magere Lammkeule
1 (2) EL Aceto Balsamico
1 (2) EL Rosinen
1 Prise Zimt
1 (2) Tasse Wasser
2 (4) EL gehackte glatte Petersilie

Zubereitungszeit: 30 Min.

Für 2 (4) Personen

TIP

Die Sauce paßt auch gut zu Pfannkuchen, Kartoffeln oder Gnocchi.

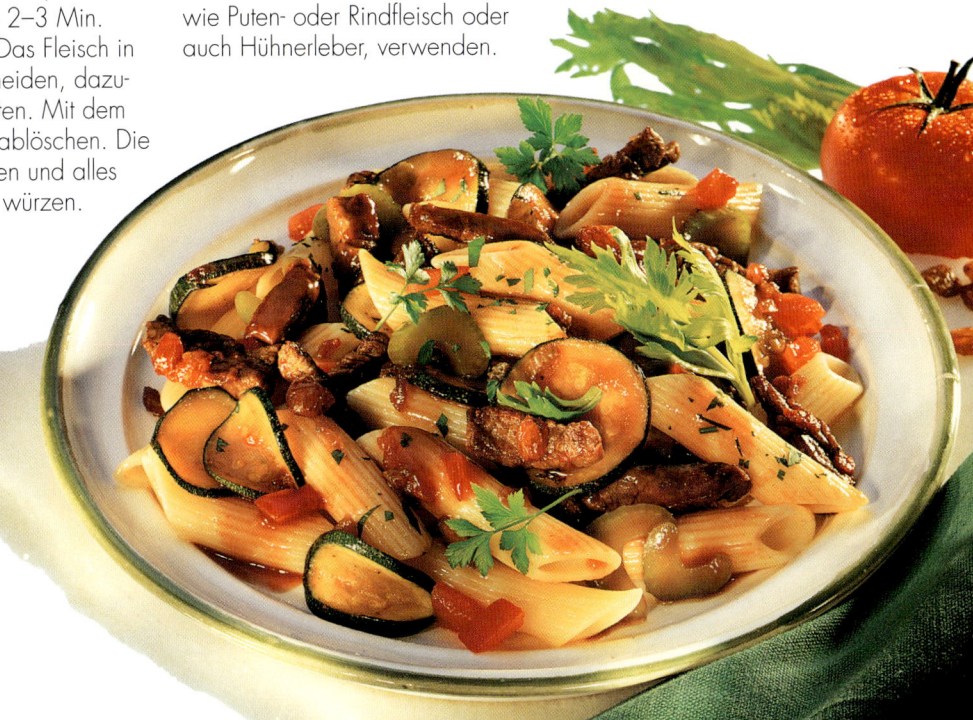

Spaghetti-Variationen mit Tomaten

Punkte pro Portion:

Ob Hartweizen- oder Vollkornnudeln, entscheiden Sie nach Ihrem persönlichen Geschmack. Bei Eiernudeln müssen Sie pro Portion 1/2 Fettpunkt dazurechnen.

Für 2 (4) Personen

300 (600) g Tomaten
Salz
200 (400) g Spaghetti
1 (2) Zwiebel
1 (2) Knoblauchzehe
1 (2) TL Olivenöl
Pfeffer
1 Prise Zucker
1 Prise Zimt
2 (4) EL gehackte glatte
Petersilie oder Basilikum
20 (40) g Parmesan oder Peco-
rino, frisch gerieben

Zubereitungszeit: 30 Min.

1. Wasser für die Nudeln zum Kochen bringen. Die Tomaten waschen und 2–3 Min. in das kochende Wasser geben, dann mit einem Schaumlöffel heraus-nehmen und abkühlen lassen.

2. Das Wasser salzen und die Nudeln darin nach Packungsan-weisung bißfest kochen. Dann in ein Sieb abgießen, dabei das Kochwasser auffangen.

3. Die Tomaten kurz überbrühen und häuten, die Stielsätze entfer-nen und das Fruchtfleisch in 1 cm große Würfel schneiden.

4. Die Zwiebel und den Knob-lauch schälen und fein hacken. In einem flachen Topf das Öl erhitzen, Zwiebel und Knob-lauch darin goldbraun braten. Die Tomaten dazugeben und 1–2 Tassen Nudelkochwasser angießen. Die Tomaten mit Salz, Pfeffer, Zucker und Zimt würzen und zugedeckt bei mittlerer Hitze 10 Min. köcheln lassen. Dann den Deckel abnehmen und so viel Flüssigkeit verdunsten lassen, bis die Sauce cremig ist.

5. Die Petersilie oder das Basili-kum einrühren und die Sauce abschmecken. Mit den Nudeln mischen oder auf die Nudeln geben. Mit Käse bestreut ser-vieren.

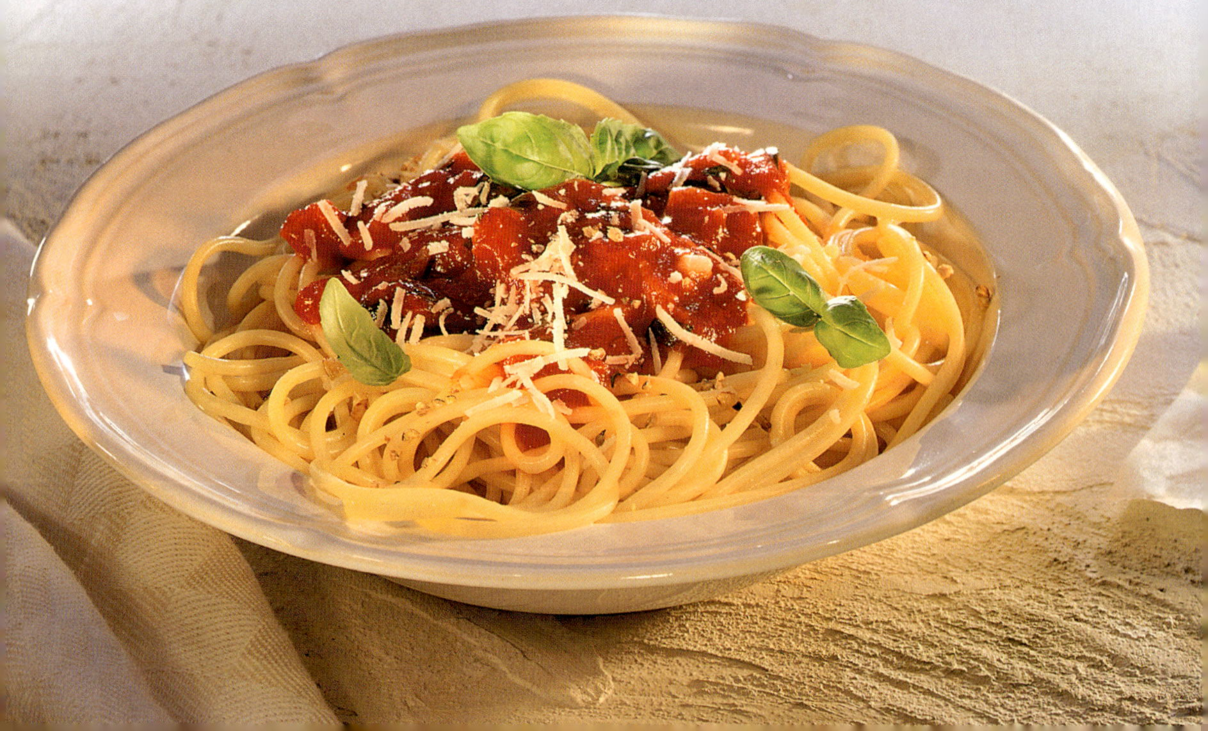

EXTRAS FÜR DÜNNE

In die Sauce noch 1 EL kaltgepreßtes Olivenöl oder süße
Sahne einrühren.

INFO TOMATEN

Damit die Sauce richtig aromatisch nach Tomaten schmeckt,
sollten Sie nur voll ausgereifte
Sommertomaten verwenden. In
der tomatenarmen Winterzeit ist
es besser, auf konservierte Toma-
tenprodukte, wie ganze eingelegte Tomaten, Tomatenwürfel
oder Tomatenpüree, zurückzu-
greifen, als frische zu kaufen.

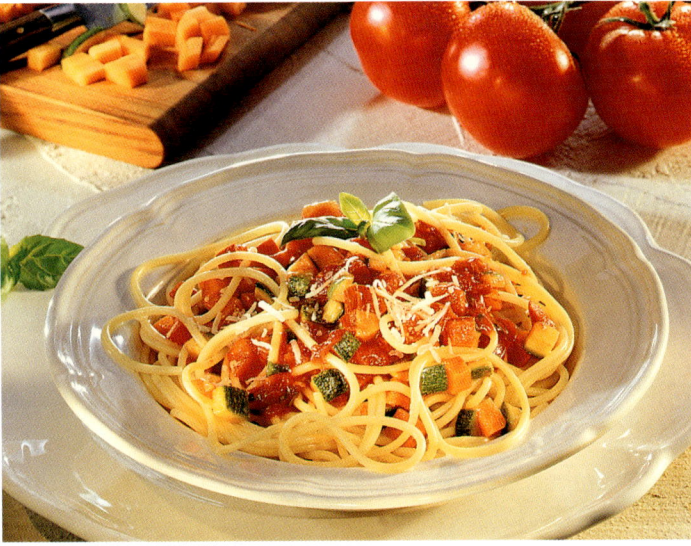

VARIANTEN

Mit Pilzen: 100 (200) g Champignons fein schneiden und
5 Min. vor Ende der Garzeit in
der Sauce mitkochen lassen.

Punkte pro Portion:

Mit Gemüse: 1 (2) rote Paprikaschote und 2 (4) Möhren in
feine Würfel schneiden,
250 (500) g Zucchini längs
vierteln, dann in feine Stücke
schneiden bzw. hobeln. Zuerst
die Möhren, dann die Paprikaschoten und Zucchini zur angebratenen Zwiebel und Knoblauch geben, 1–2 Min. mitbra-
ten, dann die Tomaten hinzufügen. Die Gemüsezutat schmeckt
solo, aber auch zu Fisch oder
Fleisch.

Punkte pro Portion:

Mit Fleisch: Ganz klassisch, mit
magerem Hackfleisch vom Rind
oder Lamm, oder mit Hühnerleber. 100 (200) g mageres
Hackfleisch oder feingehackte
Leber zur angebratenen Zwiebel
und Knoblauch geben, in
3–4 Min. anbräunen, dann
die Tomaten hinzufügen.

Punkte pro Portion:

Mit Fisch: Nehmen Sie dafür
100 (200) g Thunfisch im eigenen Saft, zerpflücken Sie ihn
etwas und rühren Sie die Thunfischstücke kurz vor dem Servieren unter. In diese Saucenvarian-
te passen auch kleingeschnittene
Oliven und Kapern.

Punkte pro Portion:

Spätzle mit Käse und Zwiebeln

Punkte pro Portion:

Die beliebten Teigwaren aus Süddeutschland kann man auch mit wenig Fett raffiniert variieren. Sie schmecken zu Gemüse und zu Fleischgerichten mit Sauce.

Für 2 (4) Personen

200 (400) g Dinkel- oder Weizenmehl
Salz
1 Prise Muskat
2 (4) kleine Eier
1/8 (1/4) l kohlensäurehaltiges Mineralwasser
2 (4) große Zwiebeln
4 (8) TL Butter
50 (100) g Bergkäse, frisch gerieben (ersatzweise Emmentaler)
1 (2) EL gehackte Petersilie

Zubereitungszeit: 45 Min.

1. In einer Schüssel das Mehl mit 1 (2) TL Salz, Muskat, Eiern und dem Mineralwasser zu einem geschmeidigen Teig verrühren, danach mit einem Holzrührlöffel durcharbeiten, bis er Blasen wirft. Den Teig mindestens 15 Min. quellen lassen.

2. Einen großen Topf bis auf 3 cm mit Wasser füllen. Dieses zum Kochen bringen und salzen. Inzwischen die Zwiebeln schälen und in Ringe schneiden. In einer beschichteten Pfanne die Butter erhitzen und die Zwiebeln darin goldbraun braten, dann herausnehmen und auf einen Teller legen.

3. Den gequollenen Teig noch mal durchrühren. Er sollte geschmeidig und weich sein. Eventuell noch etwas Wasser einrühren. Den Teig in kleinen Portionen auf ein nasses Brett streichen und mit einem Metallschaber oder einem großen Messer 5 mm breite Teigstreifen in das kochende Wasser schaben. Oder den Teig durch eine Spätzlepresse oder mit einem Spätzlehobel ins Wasser gleiten lassen. Die Spätzle einmal kurz aufkochen lassen, dann mit einem Schaumlöffel herausnehmen und in ein Sieb geben.

4. Die Spätzle mit kaltem Wasser abschrecken, kurz durchrütteln, abtropfen lassen und portionsweise in die Pfanne geben. Auf jeder Spätzleschicht Zwiebeln und Käse verteilen, auf die

TIP

Sie können die Käse-spätzle auch in einer Auflaufform im Ofen bei 200° (Mitte, Umluft 180°) 20 Min. über-backen.

letzte Schicht die restlichen Zwiebeln geben. Die Pfanne mit den geschichteten Spätzle auf die Herdplatte stellen und zugedeckt 5 Min. bei mittlerer Hitze erwärmen, bis der Käse schmilzt. Die Petersilie darüber streuen.

EXTRAS FÜR DÜNNE

Pro Portion 1–2 EL Käse mehr dazugeben. Am besten, Sie bereiten die Spätzle in zwei getrennten Pfannen zu.

VARIANTEN

Mit Sauerkraut: Spätzle nach Grundrezept zubereiten. 2 (4) Zwiebeln schälen und fein schneiden. In einer beschichte-ten Pfanne 2 (4) TL Butter erhit-zen und die Zwiebeln darin goldbraun braten. 250 (500) g Sauerkraut und 2 (4) Wachol-derbeeren dazugeben und mit Kümmel und Salz würzen. 1/2 Tasse Weißwein oder Wasser angießen und das Kraut zugedeckt bei schwacher Hitze 20 Min. dünsten. 1 (2) EL gehackte Petersilie darüber streu-en und das Kraut mit den Spätz-le vermischen.

Punkte pro Portion: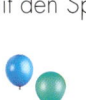

Mit Rosenkohl: Spätzle nach Grundrezept zubereiten. 250 (500) g Rosenkohl waschen, putzen und den Strunk jeweils kreuzweise einschnei-den; große Röschen halbieren. 1 (2) Zwiebel schälen, fein schneiden und in 4 (8) TL Butter-schmalz goldgelb andünsten. Den Rosenkohl zu der Zwiebel geben, 1/2 Tasse Wasser und 1 TL Zitronensaft dazugeben und den Rosenkohl 5–7 Min. bei mittlerer Hitze zugedeckt dün-sten. Mit etwas Salz und je 1 Prise Muskat und Curry wür-zen. Die Spätzle untermischen und noch mit 2 (4) EL gehackter Petersilie bestreuen.

Punkte pro Portion:

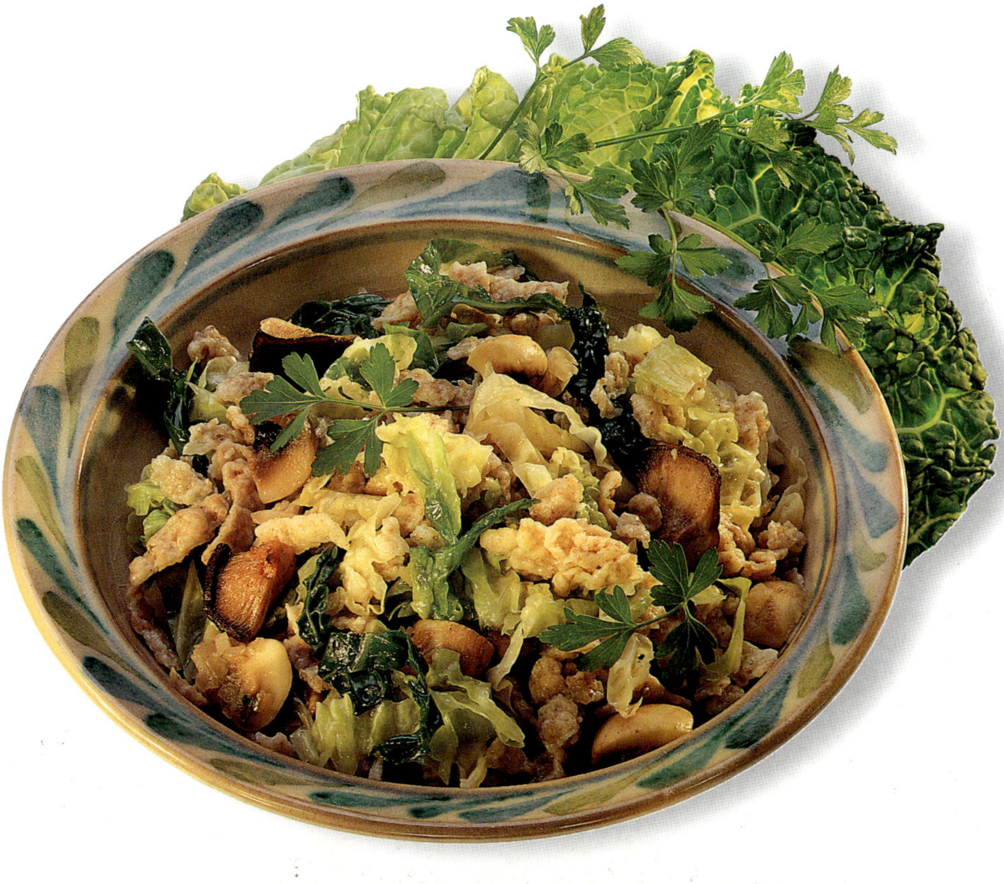

Pfannkuchen mit Gemüse-Fleischsauce

Punkte pro Portion: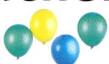

Pfannkuchen können Sie immer wieder abändern. Hier finden Sie fettarme Rezepte für Pfannkuchen solo und mit Gemüse – und dazu noch Tips für weitere Füllungen.

Für 2 (4) Personen

Für die Pfannkuchen:
125 (250) g Dinkel- oder Weizenmehl (Type 550)
1 (2) Ei
250 (500) ml Magermilch oder kohlensäurehaltiges Mineralwasser
Salz
Für die Sauce:
2 (4) Zwiebeln
100 (200) g Zucchini
2 (4) TL Öl
150 (300) g Hackfleisch von Rind oder Pute
1/2 (1) TL Speisestärke
2 (4) EL gehackte glatte Petersilie
Salz
Pfeffer
1 Prise Muskat
Zum Braten:
1 (2) TL Öl
Zubereitungszeit: 40 Min.

1. In einer Schüssel das Mehl mit Ei, Milch oder Wasser und Salz zu einem dünnflüssigen Teig verrühren und einige Min. quellen lassen. Den Backofen auf 50° vorheizen und einen Teller hineinstellen.

2. Inzwischen Zwiebeln schälen und fein würfeln. Zucchini raspeln. In einer Pfanne das Öl erhitzen und die Zwiebeln darin goldbraun braten. Das Fleisch dazugeben und unter Rühren anbraten. Zucchini einrühren. Die Stärke in 1/2 Tasse Wasser anrühren und zum Fleisch gießen. Die Sauce 5 Min. köcheln lassen, bis die Flüssigkeit fast verdunstet ist und die Sauce eine cremige Konsistenz hat. Die Petersilie in die Sauce streuen. Mit Salz, Pfeffer und Muskat würzen.

3. Eine beschichtete Pfanne erhitzen, einige Tropfen des Öls mit einem Pinsel oder Küchentuch auf dem Pfannenboden verteilen. Eine Schöpfkelle mit Teig füllen, diesen in die schräg gehaltene Pfanne gießen und durch Drehen darin verlaufen lassen. Die Pfannkuchen jeweils auf beiden Seiten goldbraun braten, dann zum Warmhalten auf den Teller im Ofen geben.

4. Die Pfannkuchen auf Tellern servieren, die Sauce darauf geben und zusammenklappen.

EXTRAS FÜR DÜNNE

Die Pfannkuchen mit der doppelten Ölmenge braten und in den Saucenteil noch etwas Sahne oder Butter einrühren. Besonders Kinder mögen Pfannkuchen mit Nuß-Nougat-Creme oder Marmelade bestrichen.

TIP
Zu Pfannkuchen passen auch gut Pfannengemüse (S. 101), Geschnetzeltes (S. 143) oder gebratener Spargel (S. 100).

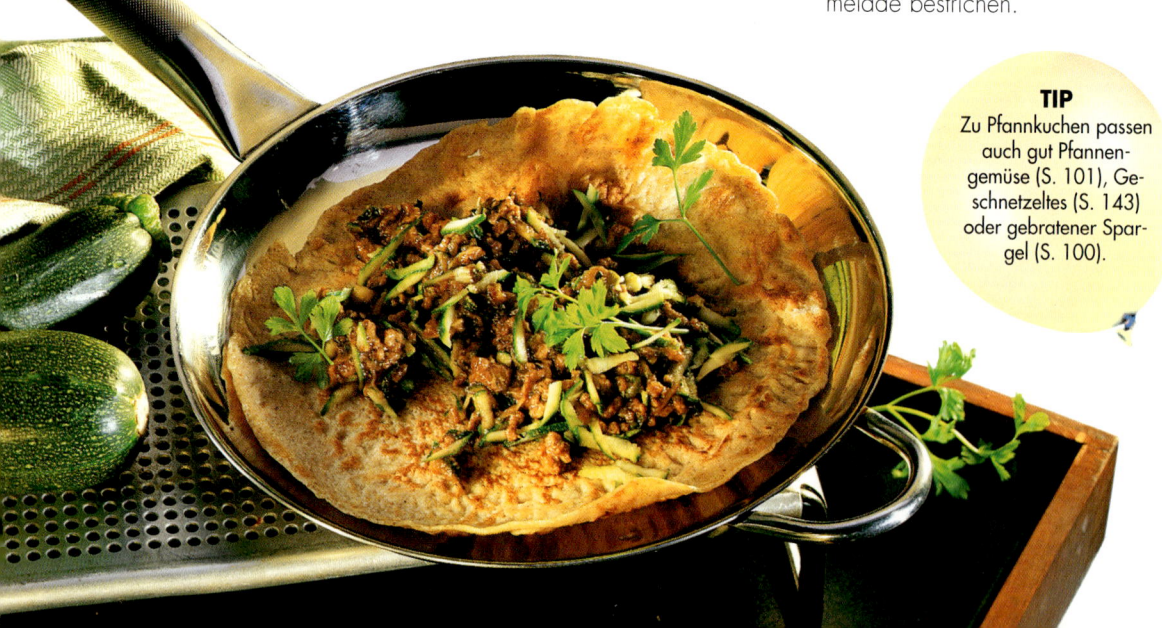

Kräuterpfannkuchen

Punkte pro Portion:

Kräuterpfannkuchen schmecken sehr gut als Beilage zu Spargel, anderem Gemüse oder nur mit Kräuter-Crème-fraîche.

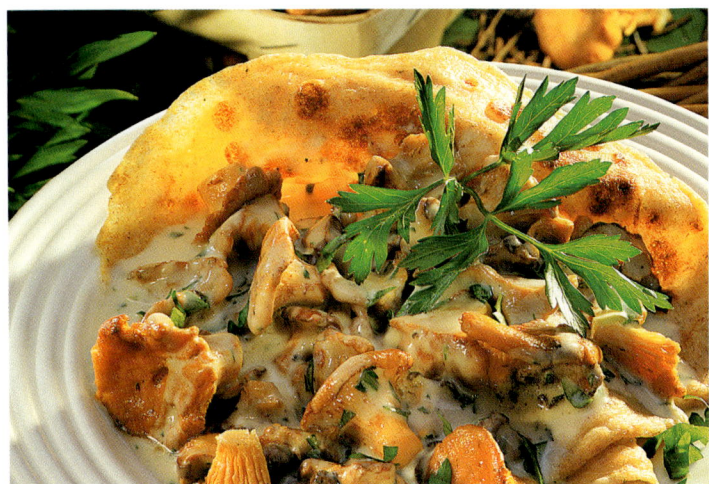

125 (250) g Dinkel- oder Weizenmehl
1 (2) Ei
250 (500) ml Magermilch (ersatzweise kohlensäurehaltiges Mineralwasser)
Salz
1 Prise Muskat
1 (2) Bund Schnittlauch
1 (2) Bund Petersilie
1 (2) TL Thymianblättchen
Zum Braten:
1 (2) TL Öl

Zubereitungszeit: 30 Min.

Für 2 (4) Personen

1. Den Pfannkuchenteig wie nebenan beschrieben anrühren und quellen lassen. Den Backofen auf 50° vorheizen und einen Teller hineinstellen.

2. Schnittlauch und Petersilie waschen, abtropfen lassen und fein hacken und zusammen mit den Thymianblättchen in den Teig rühren.

3. Eine beschichtete Pfanne mit einigen Tropfen Öl ausreiben. Eine Schöpfkelle mit Teig füllen, diesen in die schräg gehaltene Pfanne gießen und durch Drehen darin verlaufen lassen. Pfannkuchen auf beiden Seiten ausbacken und zum Warmhalten auf den Teller im Backofen geben.

VARIANTEN

Bereiten Sie die Pfannkuchen nach dem Grundrezept (1 Punkt) zu und wählen Sie eine der folgenden Füllungen.

Pfifferlingsauce: 1 (2) Zwiebel schälen, fein würfeln und in 2 (4) TL Butter goldbraun andünsten. 250 (500) g frische Pfifferlinge kurz abspülen, putzen und eventuell kleinschneiden. Die Pfifferlinge zur Zwiebel geben und einige Min. dünsten.
125 (250) ml Magermilch und 4 (8) EL Sahne dazugießen und einige Min. köcheln lassen, bis die Sauce dickflüssig ist. Mit Salz, Pfeffer und 1 Prise Muskat würzen. 2 (4) EL gehackte Petersilie in die Sauce rühren. Die Sauce auf die Pfannkuchen geben und diese einrollen oder zusammenklappen.

Punkte pro Portion:

Gemüsesauce: 1 (2) Möhre und 1 (2) Kohlrabiknolle waschen und fein würfeln. 2 (4) TL Butter in einem kleinen Topf erhitzen, die Gemüsewürfel hineingeben, 1 Tasse Wasser dazugießen und bei mittlerer Hitze 10 Min. zugedeckt köcheln lassen. 1 (2) Tasse Erbsen dazugeben und 5 Min. mitgaren. Mit Salz, Pfeffer und 1 Prise Muskat würzen. 2 (4) EL Schmand und 1 (2) EL gehackte Petersilie einrühren. Die Gemüsefüllung auf die Pfannkuchen geben und diese einrollen oder zusammenklappen.

Punkte pro Portion:

Fruchtsauce: 250 (500) g Himbeeren oder Erdbeeren waschen, abtropfen lassen und pürieren. Das Früchtepüree auf die Pfannkuchen streichen und 1 TL Puderzucker darüber streuen.

Keine zusätzlichen Fettpunkte

Semmel-Gemüse-Knödel

Punkte pro Portion:

So gut können alte Brötchen schmecken! Genießen Sie diese raffinierte Resteverwertung als Beilage zu Fleisch mit Sauce oder – mit einem Salat oder in einer klaren Brühe – als vegetarisches Hauptgericht.

Für 2 (4) Personen

2 (4) trockene Brötchen oder Laugengebäck (100 bzw. 200 g)
125 (250) ml Magermilch
150 (300) g Lauch
20 (40) g Edamer (30 % Fett)
Salz
1 (2) Ei
30 (60) g Mehl
Pfeffer
1 Prise Muskat

Zubereitungszeit: 1 1/2 Std., davon 1 Std. Quellzeit

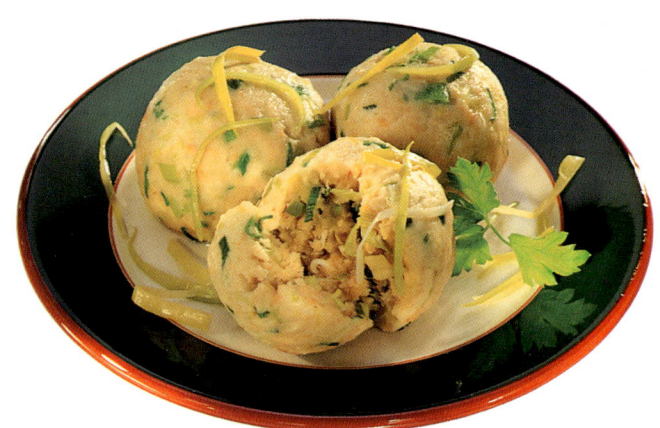

1. Die Brötchen oder das Laugengebäck fein schneiden und in eine Schüssel geben. Die Milch etwas anwärmen, über die Brötchen oder das Gebäck gießen und diese/dieses 1 Std. einweichen lassen.

2. Inzwischen den Lauch putzen, längs halbieren, gründlich waschen und in Querstreifen schneiden. In einen kleinen Topf geben und mit 1/2 (1) Tasse Wasser 2–3 Min. vordünsten. Den Käse fein raspeln. In einem großen Topf 2–3 l Wasser zum Kochen bringen und 1 EL Salz hineinstreuen.

3. Die eingeweichten Brötchen oder das Gebäck durchrühren. Lauch, Ei, Käse und Mehl einrühren. Mit Salz, Pfeffer und Muskat würzen. Die Konsistenz sollte geschmeidig, aber nicht zu weich sein. Eventuell noch etwas Wasser oder Mehl einrühren.

4. Aus der Masse mit nassen Händen 4 cm große Knödel formen. Diese in das kochende Wasser geben und bei mittlerer Hitze oder in einem Siebeinsatz über kochendem Wasser zugedeckt im Dampf 10–15 Min. garen.

EXTRAS FÜR DÜNNE

Pro Portion 1–2 EL Speckwürfel in einer Pfanne leicht anbraten, mit etwas Lauch mischen und in einen Teil des Knödelteigs einrühren.

VARIANTEN

Spinat tropfnaß in einen Topf geben und zugedeckt 2–3 Min. vordünsten oder Zucchini in feine Streifen schneiden und 1–2 Min. vordünsten. Die Gemüse jeweils in den Knödelteig einrühren.

Gnocchi mit leichter Käsesauce

Punkte pro Portion:

Die leichte Käsesauce paßt auch zu vielen anderen Gerichten, zum Beispiel zu Fisch, Getreidebratlingen oder Spinat, und läßt sich vielseitig abwandeln.

1. Die Kartoffeln waschen und mit der Schale in wenig Wasser 20–25 Min. kochen, dann schälen und durch eine Presse drücken oder kalt auf einer Reibe fein reiben. Grieß, etwas Salz und das Ei mit den Kartoffeln vermischen. Der Teig soll geschmeidig sein und nicht kleben. Sollte er zu weich sein, noch 1–2 EL Grieß unterkneten.

2. Mehl in einem Topf unter Rühren erhitzen, bis es duftet. Den Topf von der Herdplatte ziehen. Die Milch mit dem Schneebesen einrühren. Die Sauce 2–3 Min. unter Rühren aufkochen lassen, bis sie dickflüssig ist. Sollte sie zu stark eingekocht sein, noch etwas Milch einrühren. Den Käse würfeln und mit der Sahne einrühren. Mit Salz, Muskat und Gemüsebrühe würzen.

3. In einem großen Topf 2 l Salzwasser zum Kochen bringen. Aus dem Teig daumendicke Rollen formen, davon kleine Stücke abschneiden und mit den Fingern oder einer Gabel leicht zusammendrücken. Die Gnocchi portionsweise im Wasser 2–3 Min. köcheln lassen, dann herausnehmen und abtropfen lassen.

4. Die Sauce zu den Gnocchi servieren oder die Gnocchi in einer Auflaufform damit übergießen und 5 Min. bei 200° (Mitte, Umluft 180°) überbacken. Den Schnittlauch über die Gnocchi streuen.

EXTRAS FÜR DÜNNE

In die Sauce noch 1–2 EL Sahne und etwas mehr Käse einrühren.

Für die Gnocchi:
500 (1000) g Kartoffeln
80 (160) Hartweizengrieß
Salz
1 (2) Ei
1 (2) EL gehackter Schnittlauch
Für die Sauce:
1 (2) leicht gehäufter EL Mehl
250 (500) ml fettarme Milch
50 (100) g Butterkäse
(45 % Fett) oder Taleggio
2 (4) EL Sahne
Salz
1 Prise Muskat
1 (2) TL gekörnte Gemüsebrühe

Für 2 (4) Personen

Zubereitungszeit: 50 Min.

SAUCENVARIANTEN

Tomatensauce: Anstelle des Käses 100–200 g Tomatenpüree (Fertigprodukt) einrühren und mit Gemüsebrühe würzen.

Punkte pro Portion:

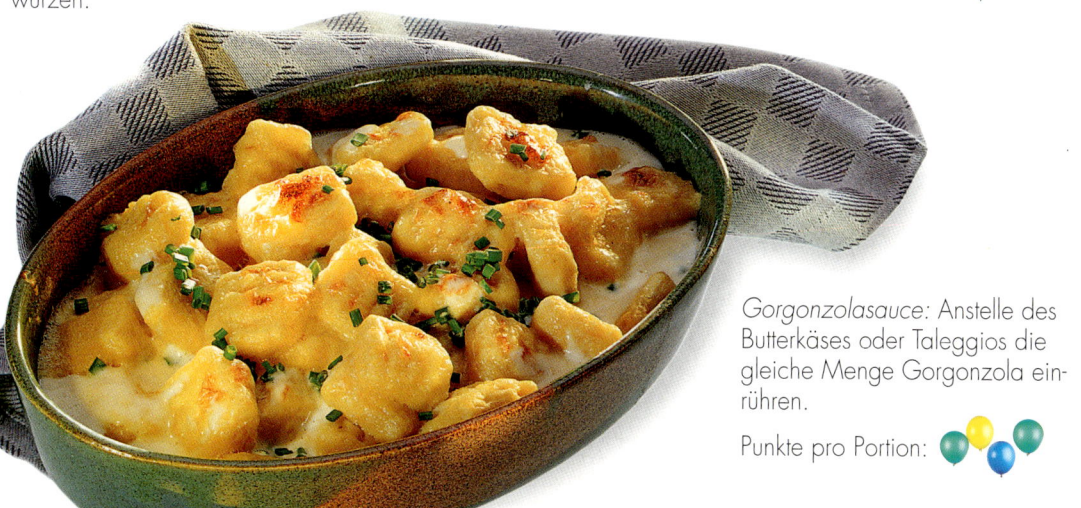

Gorgonzolasauce: Anstelle des Butterkäses oder Taleggios die gleiche Menge Gorgonzola einrühren.

Punkte pro Portion:

Pellkartoffeln mit Paprikaquark

Punkte pro Portion:

Die raffinierte Quarkcreme ist blitzschnell fertig und paßt zu vielen Gerichten als saftige Beilage. Sie eignet sich auch zum Mitnehmen an den Arbeitsplatz.

Für 2 (4) Personen

500 (1000) g mehlig- bis festkochende Kartoffeln
1 (2) kleine rote Paprikaschote
1 (2) kleine gelbe Paprikaschote
1 (2) TL Öl
1 (2) Tasse Wasser
250 (500) g Magerquark
Salz
Pfeffer
1 (2) EL gehackte glatte Petersilie

Zubereitungszeit: 30 Min., davon 20 Min. Kochzeit

1. Die Kartoffeln waschen und mit der Schale in wenig Wasser oder im Dämpfeinsatz in 20–25 Min. garen. Inzwischen die Paprikaschoten waschen, halbieren und die Kerne und Stielansätze entfernen. Die Schoten in kleine Würfel schneiden.

2. In einem kleinen Topf das Öl erhitzen, die Paprikawürfel darin andünsten und dann das Wasser dazugießen. Bei niedriger Hitze 10–15 Min. zugedeckt kochen lassen, bis die Paprika weich sind und das Wasser fast verkocht ist.

3. Die Paprika mit der restlichen Flüssigkeit noch warm in den Quark einrühren. Mit Salz und Pfeffer abschmecken und die Petersilie darüber streuen. Die Kartoffeln pellen und zusammen mit der Quarkcreme servieren.

EXTRAS FÜR DÜNNE

Rühren Sie pro Portion 1–2 EL Sahne in den Quark.

VARIANTEN

Rühren Sie anstelle der Paprika 100 (200) g feingehacktes rohes Sauerkraut mit Kresse, geraspelte Salatgurke mit Dill oder Tomatenwürfel mit Basilikum in den Quark ein.

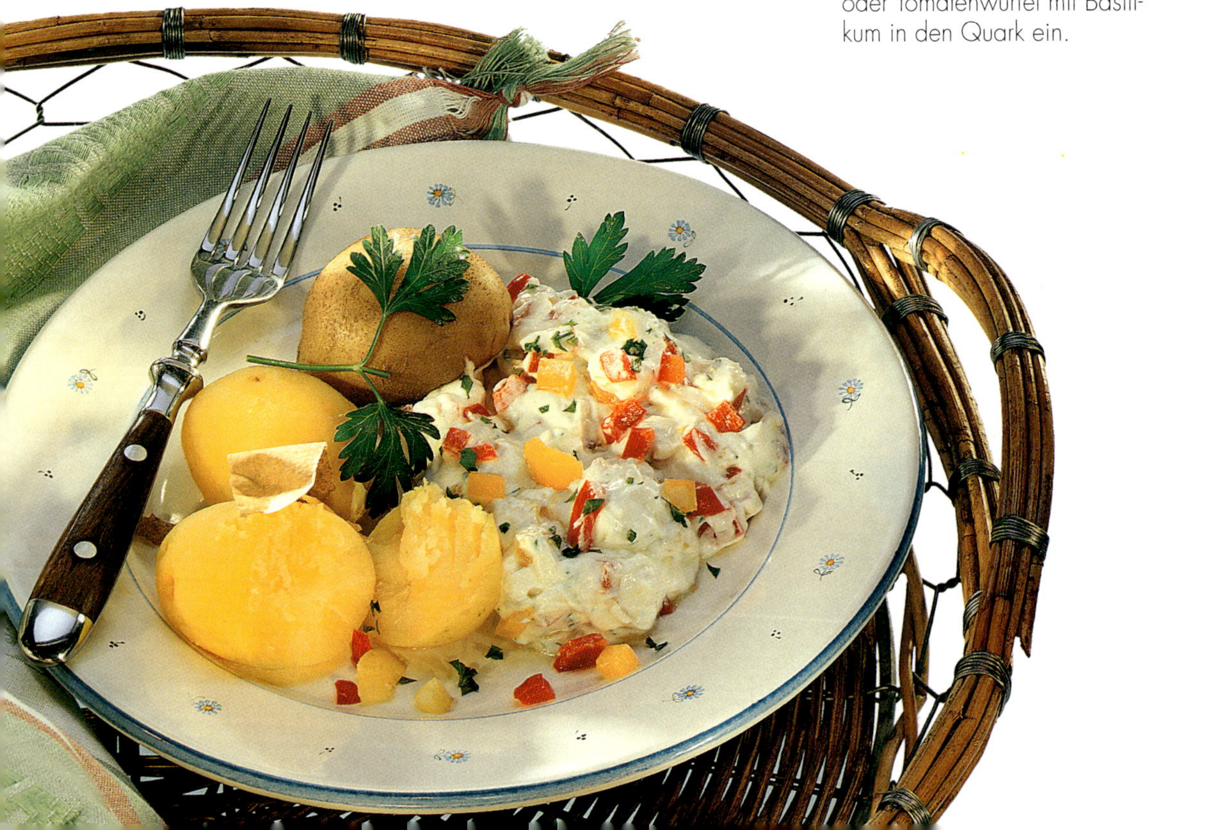

Kartoffelgemüse mit Senfsauce

Punkte pro Portion:

Zu diesem Kartoffel-Klassiker, hier in neuer und natürlich leichter Version, passen als Beilage Blattsalate oder ein gemischter Salat.

1. Die Kartoffeln waschen, schälen und in dünne Scheiben hobeln oder schneiden. Kartoffeln mit 250 (500) ml Wasser in einen Topf geben und bei mittlerer Hitze zugedeckt in 10–15 Min. nicht zu weich kochen.

2. Inzwischen die Zwiebel schälen und fein würfeln. In einem zweiten Topf die Butter erhitzen und die Zwiebel darin hellbraun braten. Das Mehl einstreuen und leicht anschwitzen. Mit 1/2 (1) l Wasser glattrühren. Gemüsebrühe, Senf, Salz und Pfeffer in die Sauce rühren.

3. Die Kartoffelscheiben und die Petersilie vorsichtig in die Sauce rühren und das Gemüse noch mal abschmecken.

EXTRAS FÜR DÜNNE

Servieren Sie dazu 1 Stück Fleischwurst oder 1 Bratwurst und rühren Sie pro Portion 1–2 EL saure Sahne in das Gemüse.

VARIANTE

Statt mit Senf können Sie die Sauce auch mit einem milden Kräuteressig würzen.

500 **(1000)** g mehlig- bis festkochende Kartoffeln
1 **(2)** Zwiebel
2 **(4)** TL Butter
1 **(2)** EL Mehl
1 **(2)** TL gekörnte Gemüsebrühe
1 **(2)** EL Dijon-Senf
Salz
Pfeffer
1 **(2)** EL gehackte Petersilie

Zubereitungszeit: 40 Min.

Für 2 (4) Personen

TIP
Das Kartoffelgemüse schmeckt auch aufgewärmt sehr gut.

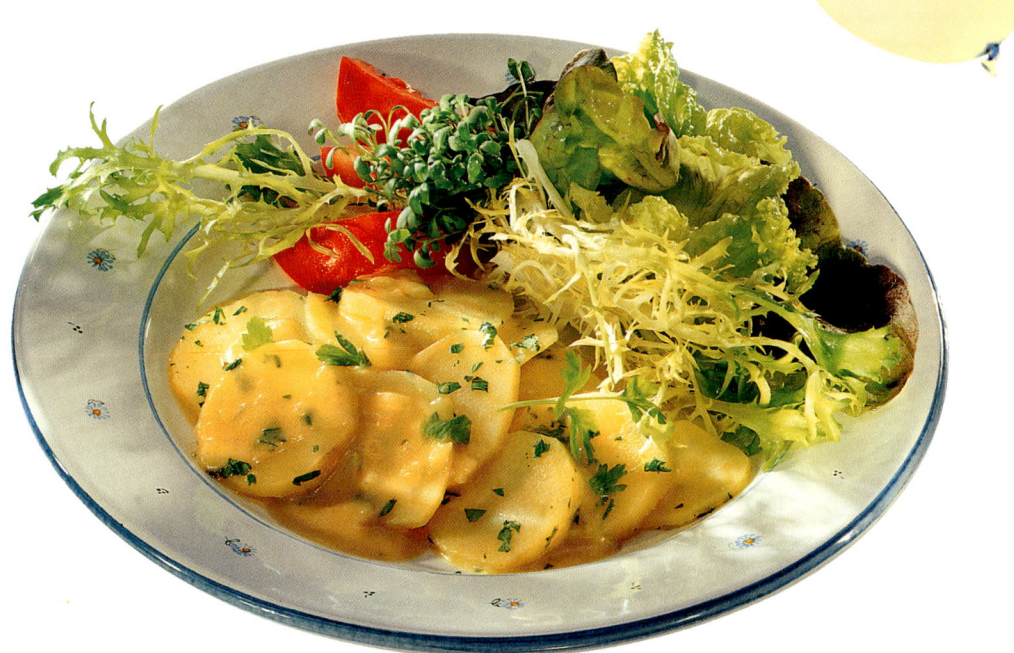

Kartoffel-Spezialitäten

Knusprige Kartoffelgerichte wie Rösti oder Bratkartoffeln stehen immer hoch im Kurs. Sie schmecken gut, machen satt und brauchen nicht viel Fett. Beim Kartoffel-Sellerie-Püree können Sie den Fettgehalt durch die Butterzugabe ganz einfach selbst bestimmen. Es paßt besonders gut zu Fleisch- und Gemüse-gerichten.

Für jeweils 2 (4) Personen

RÖSTI

400 (800) g mehlig- bis fest-kochende Kartoffeln
Salz
Pfeffer
4 (8) TL Traubenkernöl oder Sonnenblumenöl

Zubereitungszeit: 30 Min.

1. Die Kartoffeln schälen, waschen und in feine, gleichmäßige Streifen schneiden oder hobeln (siehe Tip rechts). Kartoffeln in einer Schüssel mit etwas Salz und Pfeffer vermischen.

2. In einer beschichteten Pfanne die Hälfte des Öls erhitzen. Die Kartoffeln darin 1–2 Min. braten, dann mit einem Bratwender andrücken, die Pfanne kurz rütteln und die Rösti 4–5 Min. bei mittlerer Hitze zugedeckt weiterbraten.

3. Die Rösti lockern und auf einen Teller gleiten lassen. Einen zweiten Teller darauf legen und die Rösti wenden. Das restliche Öl in die Pfanne geben, Rösti 4–5 Min. braten, dabei die Pfanne hin und wieder rütteln, damit die Rösti nicht ankleben.

Punkte pro Portion:

EXTRAS FÜR DÜNNE

Braten Sie die Rösti für die Dünnen in einer separaten Pfanne mit der doppelten Menge Öl oder mit 1–2 EL ausgelassenen Speckwürfeln.

BRATKARTOFFELN

500 (1000) g gekochte, abgekühlte Kartoffeln
2 (4) Zwiebeln
4 (8) TL Butter oder Schmalz
Salz

Zubereitungszeit: 15 Min.

1. Die Kartoffeln schälen und fein schneiden. Die Zwiebeln schälen und fein würfeln.

2. In einer beschichteten Pfanne Butter oder Schmalz erhitzen und Zwiebeln goldbraun braten. Kartoffeln dazugeben und bei mittlerer Hitze unter gelegentlichem Wenden knusprig braten.

Punkte pro Portion:

EXTRAS FÜR DÜNNE

Nehmen Sie doppelt soviel Fett.

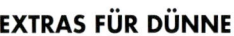

KARTOFFEL-SELLERIE-PÜREE

250 (500) g mehligkochende Kartoffeln
250 (500) g Sellerieknolle
200 (400) ml Magermilch
1 (2) TL Butter
Salz
1 Prise Muskat
1 (2) EL gehackte Petersilie

Zubereitungszeit: 30 Min.

1. Kartoffeln und Sellerie waschen, schälen, würfeln und in wenig Wasser in 15–20 Min. weich kochen.

2. Die Milch erhitzen. Kartoffeln und Sellerie durch eine Presse in eine Schüssel drücken. Butter, Salz und Muskat dazugeben und mit dem Schneebesen so viel Milch einrühren, bis ein cremiges Püree entsteht. Das Püree noch mal abschmecken und mit der Petersilie bestreuen.

Punkte pro Portion:

EXTRAS FÜR DÜNNE

Rühren Sie in einen Teil des Pürees die doppelte Menge Butter oder 1–2 EL Sahne ein. Gut schmecken auch 1–2 EL feingehackte schwarze Oliven oder getrocknete Tomaten in dem Püree.

TIPS

Wichtig beim fettarmen Braten ist eine beschichtete Pfanne und eine niedrige Brattemperatur.
Wenn Sie öfters Rösti machen, lohnt sich die Anschaffung eines Hobels, mit dem Sie Kartoffeln und andere Gemüse schnell in feine Streifen hobeln können.

VARIANTEN

Probieren Sie dieses Rezept statt mit Sellerie auch einmal mit Möhren, Brokkoli oder mit Blumenkohl.

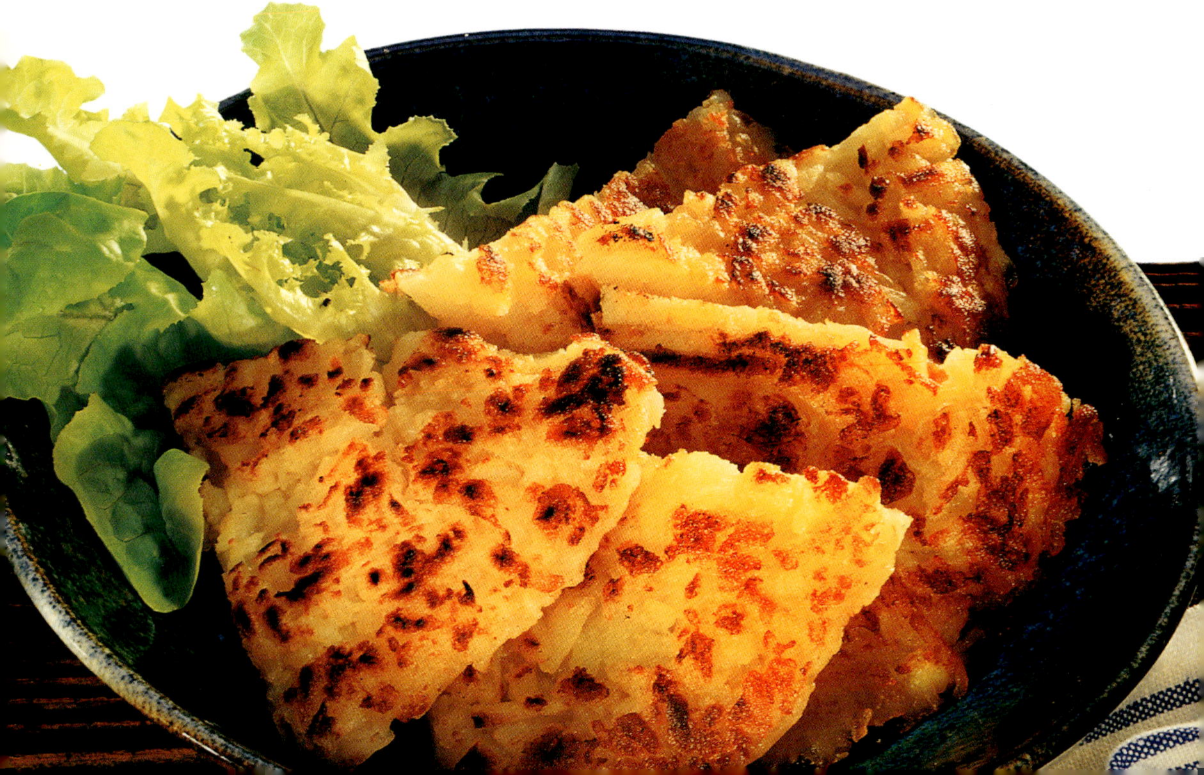

Risotto mit Spargel

Punkte pro Portion:

Die Kombination von Reis und Spargel ist ideal, um den Körper mit Genuß zu entschlacken! Damit der Risotto gut gelingt, nehmen Sie am besten italienischen Risottoreis, zum Beispiel »Arborio«.

Für 2 (4) Personen

500 (1000) g grüner oder weißer Spargel
1 (2) kleine Zwiebel
3 (6) TL Olivenöl
200 (400) g Risotto-Rund-kornreis
400 (800) ml warme Gemüse-brühe
1 (2) Tasse Weißwein
20 (40) g Parmesan, frisch gerieben
2 (4) TL gehackte Petersilie
Salz
Pfeffer

Zubereitungszeit: 30 Min.

1. Den Spargel waschen, den weißen Spargel ganz, den grünen nur an den unteren Enden schälen. Die Spargelstangen in 1–2 cm Stücke schneiden. Sehr dicke Stangen längs halbieren. Die Spargelspitzen beiseite legen. Die Zwiebel schälen und fein würfeln.

2. Das Öl in einem Topf erhitzen und die Zwiebel darin leicht andünsten. Die Spargelstücke dazugeben und unter Rühren 3–4 Min. andünsten. Den Reis einstreuen, 2–3 Min. unter Rühren anbraten, dann die Brühe und den Wein einrühren und den Deckel auf den Topf legen. Den Reis 15 Min. bei mittlerer Hitze ausquellen lassen, dabei gelegentlich umrühren.

3. Die Spargelspitzen in den Reis geben und den Risotto noch 5–7 Min. weitergaren lassen. Sollte die Flüssigkeit verdampft sein, noch etwas warmes Wasser angießen. Der Risotto soll eine leicht cremige Konsistenz, die Körner jedoch noch Biß haben.

4. Den Risotto von der Kochstelle nehmen, Käse und Petersilie einrühren und mit Salz und Pfeffer abschmecken.

EXTRAS FÜR DÜNNE

Wenn es schnell gehen muß, rühren Sie in die heiße Reisportion einfach noch 1 TL Butter und etwas geriebenen Käse ein. Wenn Sie Zeit haben, servieren Sie dazu ein kurzgebratenes Fleischstück oder ein in Butter gebratenes Omelett.

VARIANTEN

Ersetzen Sie die Hälfte des Spargels durch feingeschnittene Lauchzwiebeln oder durch Kresse. Die Lauchzwiebeln 10 Min. vor Ende der Garzeit dazugeben; die Kresse erst in den fertigen Risotto einrühren.

TIP
Risotto immer sofort servieren, da der Reis sonst nachquillt und zu weich werden könnte.

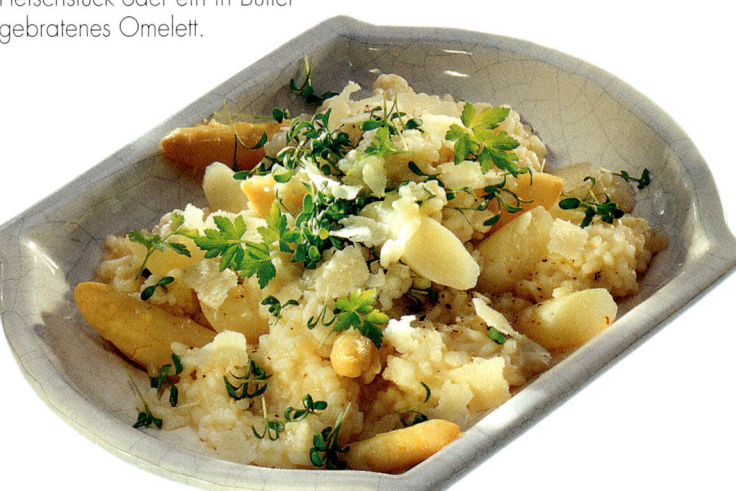

Risotto mit Zucchini und Ingwer

Punkte pro Portion:

Durch die frische Ingwerwurzel bekommt dieser Gemüse-Risotto eine besonders raffinierte Geschmacksnote.

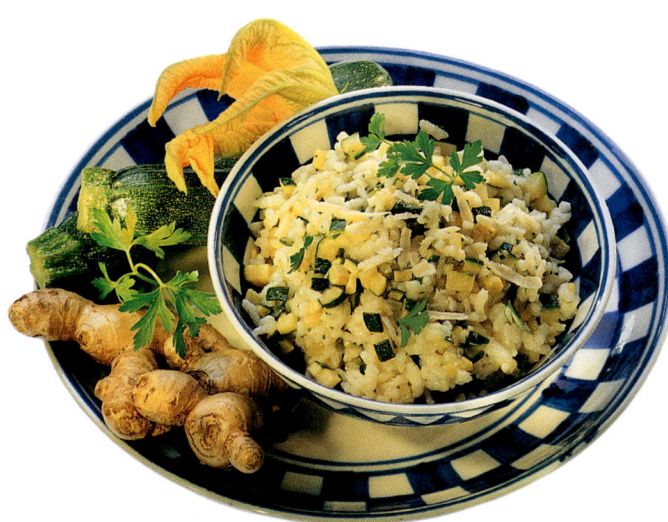

1 (2) Zwiebel
2 (4) cm frische Ingwerwurzel
1 (2) Stange Staudensellerie
2 (4) TL Olivenöl
200 (400) g Risotto-Rundkornreis
300 (600) ml warme Gemüsebrühe
125 (250) ml Weißwein
1 (2) Zucchino
20 (40) g Parmesan, frisch gerieben
1 (2) EL gehackte glatte Petersilie
Salz
Pfeffer

Für 2 (4) Personen

Zubereitungszeit: 30 Min.

1. Die Zwiebel schälen und fein würfeln. Ingwer schälen und sehr fein würfeln. Selleriestange waschen, Fäden abziehen und den Sellerie sehr fein schneiden. Das Olivenöl in einem Topf erhitzen und Zwiebel, Ingwer und Sellerie darin einige Min. unter Rühren anbraten.

2. Den Reis in den Topf geben, 2–3 Min. dünsten, dann die Brühe und den Wein dazugießen, umrühren, den Deckel auflegen und den Risotto bei mittlerer Hitze 15 Min. quellen lassen. Dabei ab und zu umrühren.

3. Inzwischen den Zucchino waschen und fein würfeln. Nach 15 Min. die Zucchinowürfel in den Reis einrühren und zugedeckt 5 Min. garen lassen.

4. Den Reis auf Bißfestigkeit testen. Sollte er noch zu fest sein, etwas Wasser einrühren. (Der Risotto soll eine leicht cremige Konsistenz, die Körner jedoch noch Biß haben.) Den Risotto von der Kochstelle nehmen, Käse, Petersilie, Salz und Pfeffer einrühren.

EXTRAS FÜR DÜNNE

Sehr gut schmeckt zum Risotto gebratene Hühnerleber. Dafür pro Portion 1 Zwiebel fein schneiden und in 1 TL Öl glasig dünsten. Dann 100 g Hühnerleber waschen, trockentupfen, fein hacken und mit der Zwiebel weiterbraten. 2 gehackte Salbeiblättchen einrühren und mit Salz und Pfeffer würzen. Diese Mischung auf den fertigen Risotto geben.

VARIANTEN

Statt des Zucchinos können Sie Kürbis, Brokkoli, Erbsen, Paprikaschoten oder auch Fenchel verwenden.

INFO INGWER

Ingwer schmeckt leicht nach Zitrone, hat eine dezente Schärfe und paßt zu Gemüse und Fleischgerichten, aber auch zu Desserts. Am besten schmeckt die frische Ingwerwurzel.

Gebratener Gemüsereis mit Fleisch und Fisch

Punkte pro Portion: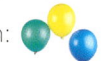

Daß Paella auch mit wenig Fett gut schmeckt, beweist diese Version. Für eine kleinere Menge können Sie auch nur einen Teil der Fleisch- und Fischzutaten auswählen.

Für 2 (4) Personen

1 **(2) Zwiebel**
1 **(2) Knoblauchzehe**
4 **(8) TL Olivenöl**
150 **(300) g Risotto-Rund-kornreis**
300 **(600) ml warme Gemüse-brühe**
1/2 **(1) Portion Safranpulver**
100 **(200) g Hühnerbrust**
100 **(200) g Schweinefilet**
100 **(200) g Tintenfischringe**
100 **(200) g tiefgefrorene Scampi oder Shrimps**
1 **(2) Tasse Weißwein (ersatz-weise Wasser)**
1 **(2) kleine rote Paprikaschote**
1 **(2) kleine grüne Paprika-schote**
1 **(2) kleiner Zucchino**
1 **(2) Tomate**
50 **(100) g gepalte Erbsen, frisch oder tiefgefroren**
Salz
Pfeffer
1 **(2) EL gehackte Petersilie**

Zubereitungszeit: 45 Min.

1. Zwiebel und Knoblauchzehe schälen, fein würfeln und in einem Topf in der Hälfte des Öls in einigen Min. goldbraun braten. Den Reis einstreuen und kurz andünsten. Die Brühe dazugießen und den Safran einrühren. Den Deckel auflegen und den Reis bei schwacher Hitze 10 Min. quellen lassen. Dabei ab und zu umrühren.

2. Inzwischen das Hähnchenfleisch und die Filetstücke grob würfeln. Die Tintenfischringe und die Shrimps abspülen. Das restliche Öl in einer beschichteten Pfanne erhitzen und die Fleischstücke darin 3–4 Min. anbraten. Den Wein angießen. Tintenfischringe und Shrimps dazugeben und zugedeckt bei schwacher Hitze 5 Min. ziehen lassen. Dann beiseite stellen.

3. Die Paprikaschoten und den Zucchino waschen, putzen, fein würfeln und zu dem halbfertigen Reis geben. Sollte die Flüssigkeit verdunstet sein, noch 1–2 Tassen Wasser angießen. Die Tomate waschen, auf den Reis setzen, zugedeckt 5 Min. dämpfen, dann herausnehmen. Die Erbsen einrühren. Den Reis auf Bißfestigkeit testen und eventuell noch einige Min. quellen lassen.

4. Wenn der Reis fertig ist, die Fleisch-Fisch-Mischung daruntermischen und mit Salz und Pfeffer würzen. Die Tomate häuten und in Achtel schneiden, dabei den Stielansatz entfernen. Den Gemüsereis mit Tomate und Petersilie garnieren.

EXTRAS FÜR DÜNNE

Statt der Filetstücke Hähnchenschenkel, Schweineschnitzel oder auch grobe Kochwurst anbraten und am Schluß in die Reisportion mischen oder 1 EL Olivenöl oder Butter in den heißen Gemüsereis einrühren.

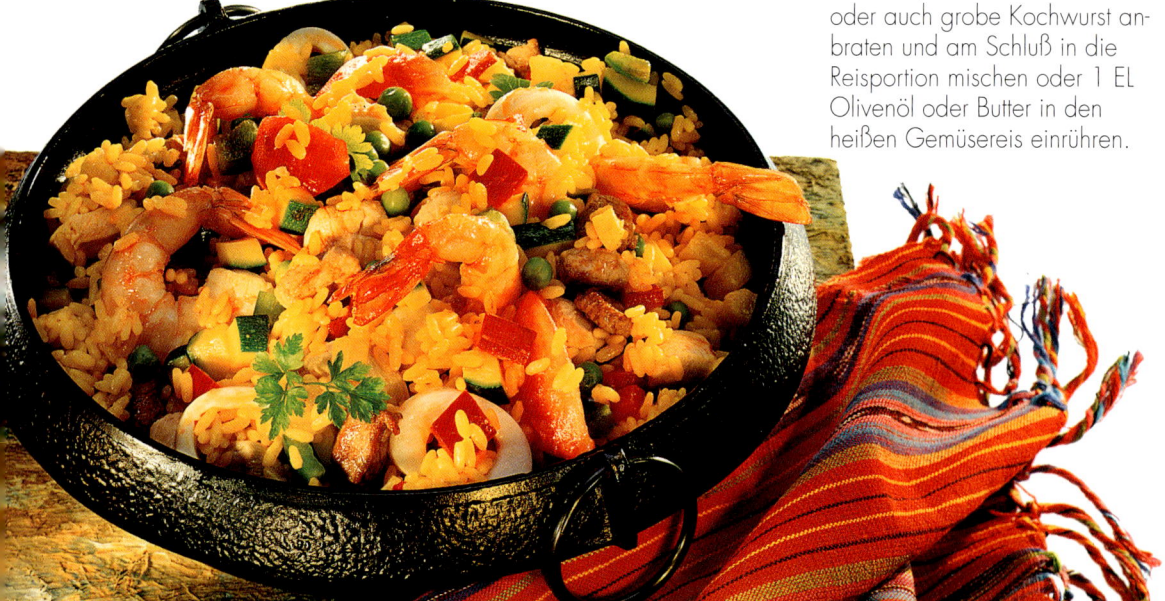

Reis-Linsen-Curry

Punkte pro Portion:

Dieses fernöstliche Gericht ist schnell gemacht und enthält eine hochwertige Eiweißkombination. Es schmeckt am besten mit den kleinen orangefarbenen oder dunkelgrünen Berglinsen.

1. Linsen verlesen und waschen. Zwiebel, Knoblauch und Ingwer schälen, fein würfeln und in Öl oder Butterschmalz einige Min. anbraten. Wasser, Linsen, Curry und Koriander dazugeben und zugedeckt 10–15 Min. köcheln lassen.

3. Die Banane schälen und in dünne Scheiben schneiden. Die Kresse abspülen und vom Beet schneiden. Das Reis-Linsen-Curry in eine Schüssel oder auf Portionsteller geben und mit den Bananenscheiben und der Kresse garnieren.

100 **(200)** g Berglinsen
1 **(2)** Zwiebel
1 **(2)** Knoblauchzehe
2 **(4)** cm Ingwerknolle
4 **(8)** TL Öl oder Butterschmalz
1 **(2)** EL Currypulver oder -paste
1 **(2)** Msp. Korianderpulver
1/2 **(1)** l Wasser
100 **(200)** g Reis
1 **(2)** TL gekörnte Gemüsebrühe
Salz
1 **(2)** Banane
1/2 **(1)** Kästchen Kresse

Für 2 (4) Personen

Zubereitungszeit: 45 Min.

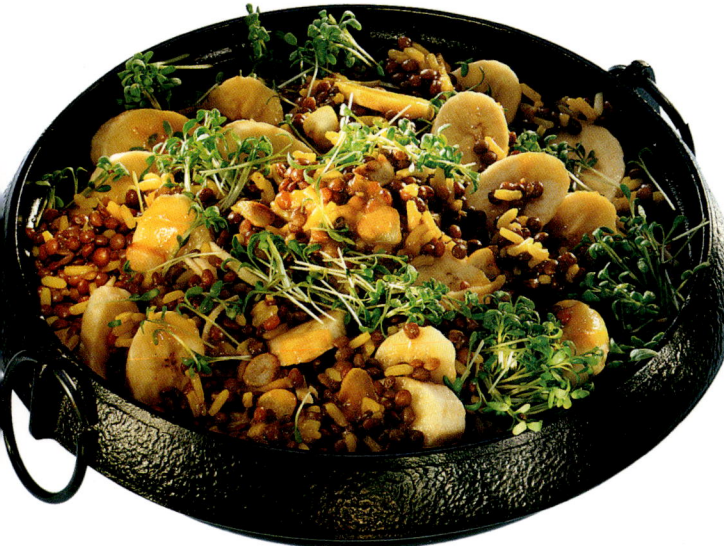

VARIANTEN

Anstelle der Banane schmeckt auch Kiwi als fruchtige Beilage. Den Reis können Sie gegen andere Getreide, wie Gerste oder Buchweizen, austauschen. Da diese längere Garzeiten haben, kochen Sie sie separat vor und geben sie erst zum Schluß ins Curry. Als zusätzliches Gemüse passen Weißkohlstreifen oder Brokkoliröschen in dieses Gericht.

2. Den Reis einstreuen und je nach Sorte weitere 10–20 Min. köcheln lassen. Gegen Ende der Garzeit soll die Flüssigkeit fast aufgesogen sein. Die Reis-Linsen-Mischung mit Gemüsebrühe und Salz abschmecken.

EXTRAS FÜR DÜNNE

Pro Portion 1–2 EL gehackte Mandeln oder Cashewkerne in Butter goldbraun rösten und über das Curry streuen.

Hirseküchlein

Punkte pro Portion:

Das Rezept können Sie auch mit Buchweizen oder weißem Reis zubereiten. Besonders schnell und einfach geht es, wenn Sie von der letzten Mahlzeit gegartes Getreide übrig haben.

Für 2 (4) Personen

100 (200) g Hirse
1 (2) Zwiebel
2 (4) TL Öl
250 (500) ml Wasser
1 (2) Gemüsebrühwürfel
1 (2) TL Thymianblättchen
1 (2) Zucchino
20 (40) g geriebener Käse
(beispielsweise Emmentaler)
1 (2) Ei
2 (4) EL gehackter Schnittlauch
Salz
1 Prise Curry
1 Prise Muskat
2 (4) TL Butterschmalz

Zubereitungszeit: 40 Min.

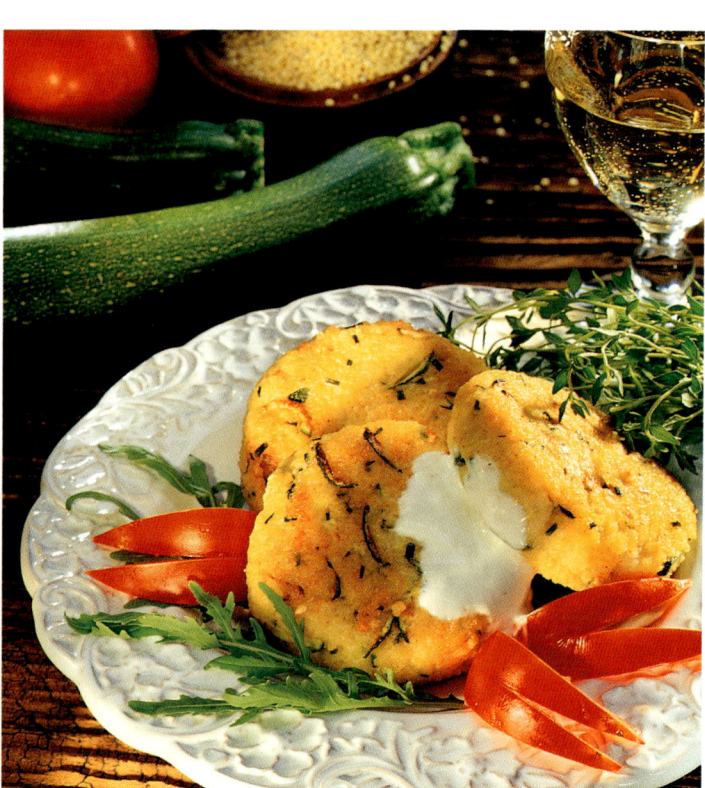

1. Die Hirse mit heißem Wasser in einem Sieb abspülen und abtropfen lassen. Die Zwiebel schälen, fein würfeln und in dem heißen Öl in einigen Min. hellbraun braten. Die Hirse dazugeben und das Wasser angießen. Gemüsebrühewürfel und Thymianblättchen einrühren und die Hirse zugedeckt in 20 Min. ausquellen lassen.

2. Den Zucchino waschen in feine Streifen schneiden oder hobeln, in die Hirse einrühren und fertiggaren lassen. Alles leicht abkühlen lassen. Käse, Ei und Schnittlauch in die Hirsemischung rühren, mit Salz, Curry und Muskat würzen. Aus der Masse mit nassen Händen kleine Küchlein formen.

3. In einer beschichteten Pfanne das Butterschmalz erhitzen und die Küchlein darin auf beiden Seiten goldbraun braten.

EXTRAS FÜR DÜNNE

Die Küchlein separat mit der doppelten Menge Fett braten. Zusätzlich können Sie in einen Teil des Teiges 1–2 EL Sonnenblumenkerne mischen.

TIP
Dazu paßt Gurkensalat, eine Joghurt-Kräuter-Sauce (Rezept S. 98), Tomatensauce (Rezept S. 122) oder eine Gemüsesauce (Rezept S. 123).

Dinkelrisotto mit Gemüse

Punkte pro Portion:

Der preiswerte Risotto ist vollwertig und bietet viele Variationsmöglichkeiten. Lassen Sie ruhig alle Familienmitglieder bei der Gemüseauswahl mitentscheiden.

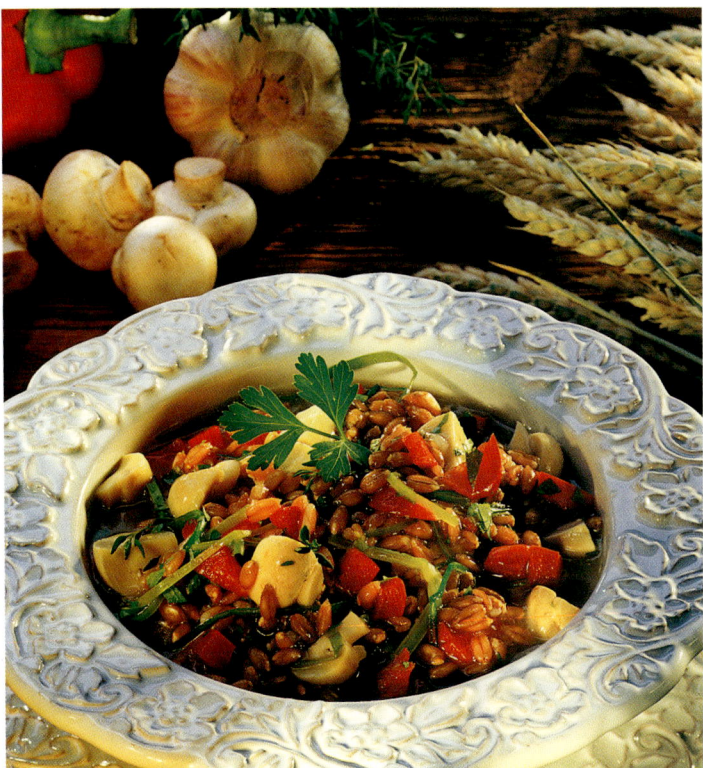

100 **(200) g Dinkelkörner**
200 **(400) ml Wasser**
1 **(2) Zwiebel**
1 **(2) Knoblauchzehe**
4 **(8) TL Öl oder Butterschmalz**
1 **(2) rote Paprikaschote**
1 **(2) Stange Lauch**
100 **(200) g Champignons**
1 **(2) TL Thymianblättchen**
1 **(2) TL gekörnte Gemüsebrühe**
Salz
1 **(2) EL gehackte Petersilie**

Zubereitungszeit: 4 Std., davon 3 Std. Einweichzeit

Für 2 (4) Personen

EXTRAS FÜR DÜNNE

Pro Portion 1–2 EL geriebenen Käse oder geröstete Sonnenblumenkerne in den Risotto einrühren.

VARIANTEN

Statt Dinkel können Sie auch einmal andere Getreidesorten ausprobieren, und auch die Gemüse für diesen Risotto lassen sich problemlos variieren.

1. Die Dinkelkörner in einer Schüssel mindestens 3 Std. oder besser noch über Nacht in dem Wasser einweichen.

2. Die Zwiebel und die Knoblauchzehe schälen, fein würfeln und in einer beschichteten Pfanne in dem heißen Öl oder Butterschmalz einige Min. anbraten. Die eingeweichten Dinkelkörner mit dem Einweichwasser dazugießen. Den Deckel auf die Pfanne legen und den Dinkel bei mittlerer Hitze 40 Min. kochen lassen.

3. Inzwischen die Paprikaschote waschen, das Kerngehäuse entfernen und die Paprika fein schneiden. Den Lauch längs durchschneiden, waschen und in Streifen schneiden. Die Champignons abbrausen und vierteln oder in Scheiben schneiden.

4. Wenn die Dinkelkörner gar sind, Paprika, Lauch und Pilze einrühren und noch 5–10 Min. garen lassen. Thymian einrühren und alles mit der Gemüsebrühe und Salz abschmecken. Die Petersilie darüber streuen.

Geflügel-Frikadellen mit Brokkolipüree

Punkte pro Portion:

Die leichten Frikadellen passen zu Reis, Kartoffeln und Gemüse und sind auch zum Mitnehmen oder für ein kaltes Buffet geeignet.

Für die Frikadellen:
1 (2) kleines Brötchen
1 (2) kleine Zwiebel
200 (400) g Puten- oder
Hühnerbrust
4 (8) gehackte Salbeiblätter
2 (4) EL gehackte Petersilie
10 (20) g geriebener Parmesan
Salz
Pfeffer
1 (2) TL Öl
Für das Püree:
250 (500) g Brokkoli
Salz
1 Prise geriebener Muskat
(ersatzweise Curry)
1 (2) EL Sahne

Zubereitungszeit: 35 Min.

Für 2 (4) Personen

1. Das Brötchen in Wasser einweichen. Für das Püree den Brokkoli waschen und putzen. Den Strunk schälen und würfeln, die Röschen zerteilen. Den Brokkoli mit 1/2 (1) l Wasser in einen Topf geben und bei mittlerer Hitze kochen lassen.

2. Inzwischen die Zwiebel schälen und vierteln. Das Fleisch und die Zwiebel in einem Blitzhacker fein zerkleinern. Salbei, Petersilie und den Parmesan in den Fleischteig einrühren, mit Salz und Pfeffer würzen.

3. Aus dem Teig kleine Küchlein formen. In einer beschichteten Pfanne das Öl erhitzen und die Frikadellen darin auf beiden Seiten goldbraun braten.

4. Den Brokkoli mit Salz und Muskat oder Curry würzen und mit einem Mixstab pürieren. Dann die Sahne einrühren und nochmals abschmecken. Soviel Flüssigkeit durch Kochen verdunsten lassen, bis ein cremiges Püree entsteht. Dieses mit den Frikadellen servieren.

VARIANTEN

Anstelle von Geflügelfleisch können Sie auch mageres Schweine- oder Rindfleisch oder Fischfilet verwenden. Dann brauchen Sie jedoch zusätzlich 1 Ei zum Binden des Teigs.
Das Püree können Sie auch mit anderen Gemüsen variieren.

EXTRAS FÜR DÜNNE

Panieren Sie die Frikadellen mit Sesamsamen oder Sonnenblumenkernen und braten Sie die Küchlein in einer separaten Pfanne mit der doppelten Menge Öl.

TIPS

Reichen Sie dazu einen pikanten Salat aus Paprikaschoten.
Sie können die Frikadellen auch im Backofen auf einem mit Backpapier belegten Blech ganz ohne Fett backen.

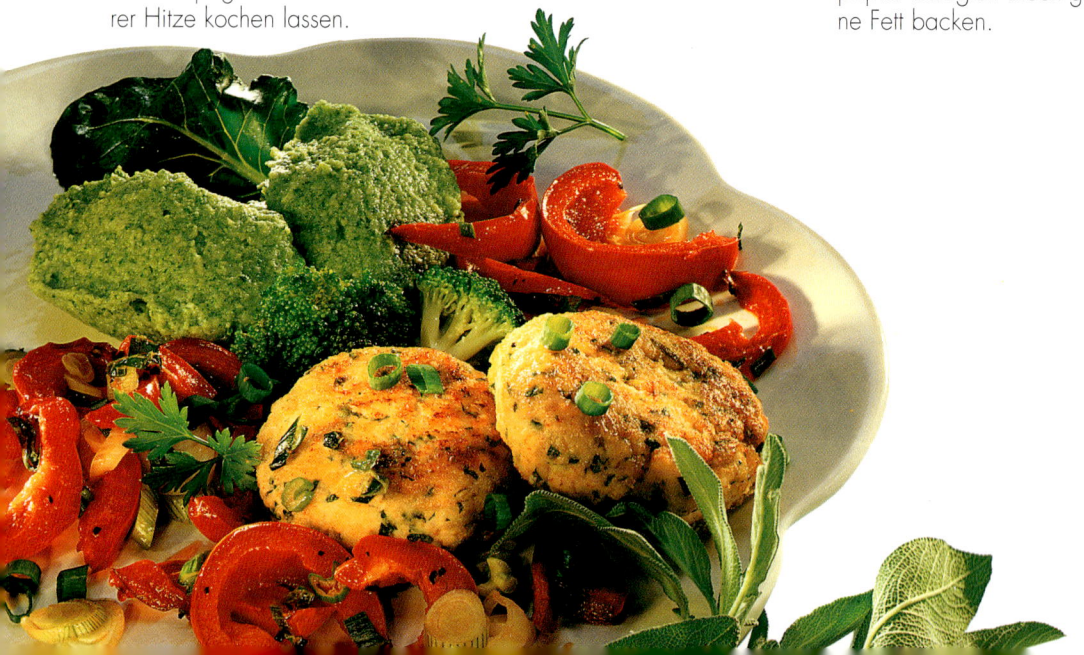

Leber mit Zwiebeln und Kräutern

Punkte pro Portion:

Ein schnelles, preiswertes Gericht mit Geflügelleber für alle Tage, zu dem Blattsalate und Rösti schmecken.

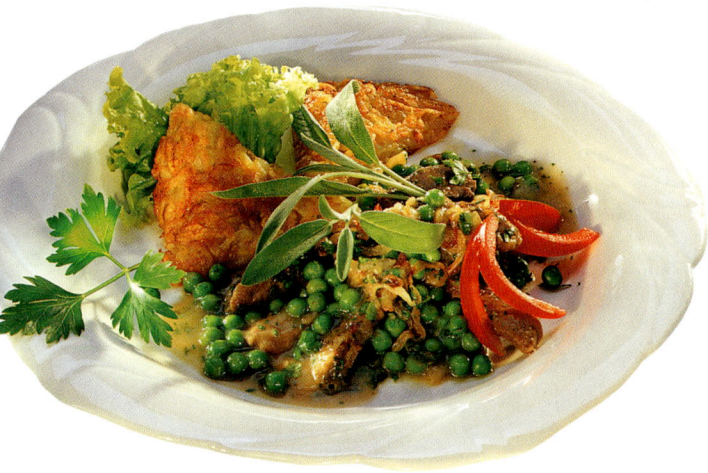

2 (4) kleine Zwiebeln
200 (400) g Geflügelleber
2 (4) TL Öl
1 (2) Tasse Wasser
1 (2) Tasse gepalte Erbsen, frisch oder tiefgefroren
Salz
Pfeffer
1 (2) TL Dijon-Senf
1 (2) EL gehackter Salbei
2 (4) EL gehackte Petersilie

Zubereitungszeit: 30 Min.

Für 2 (4) Personen

1. Die Zwiebeln schälen und fein schneiden. Die Geflügelleber waschen, trockentupfen und eventuelle Sehnen entfernen. Die Leber in Streifen schneiden.

2. In einer beschichteten Pfanne das Öl erhitzen und die Zwiebeln darin bei mittlerer Hitze hellbraun anbraten. Die Leberstreifen dazugeben und unter Rühren 2–3 Min. anbraten. Dann das Wasser und die Erbsen in die Pfanne geben und alles zugedeckt 2–3 Min. ziehen lassen.

3. Die Leber mit Salz, Pfeffer und Senf würzen. Den Salbei und die Petersilie einrühren.

EXTRAS FÜR DÜNNE

Pro Person 1 EL Butter oder Crème fraîche einrühren.

VARIANTE

Statt Geflügelleber können Sie auch Kalbs- oder Rinderleber nach diesem Rezept zubereiten. Anstelle der Leber paßt in dieses Rezept auch Schweinefilet oder Putenfleisch.

TIP
Dieses Gericht schmeckt auch sehr gut mit Nudeln vermischt – eine raffinierte Pasta-Variante!

Lammfilet mit Rotweinsauce

Punkte pro Portion: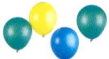

Das raffinierte, edle Gericht ist schnell fertig, also ideal, wenn sich kurzfristig Besuch angesagt hat. Die Würfelkartoffeln passen hervorragend zum feinen Filet.

Für 2 (4) Personen

Für die Würfelkartoffeln:
300 (600) g festkochende Kartoffeln
2 (4) TL Traubenkern- oder Sonnenblumenöl
1 (2) TL frische Rosmarinnadeln (ersatzweise getrocknete)
Salz
Für Fleisch und Sauce:
1 (2) Schalotte
1 (2) Knoblauchzehe
2 (4) TL Olivenöl
1/8 (1/4) l trockener Rotwein
2 (4) kleine Lammfilets
Salz
Pfeffer
1 (2) TL kalte Butter
1 (2) EL gehackte Petersilie

Zubereitungszeit: 30 Min.

1. Die Kartoffeln schälen, waschen und in 1 cm große Würfel schneiden. In einer beschichteten Pfanne das Öl erhitzen, die Hälfte der Rosmarinnadeln und die Kartoffelwürfel hineingeben, kurz anbraten lassen, dann umrühren. Den Deckel auflegen und bei mittlerer Hitze unter gelegentlichem Rütteln 10 Min. braten lassen.

2. Inzwischen für die Sauce die Schalotte und den Knoblauch sehr fein schneiden. Die Hälfte des Olivenöls in einem kleinen Topf erhitzen. Schalotte und Knoblauch bei niedriger Hitze darin goldbraun anbraten. Dann mit dem Wein ablöschen und bei kleiner Hitze etwa auf die Hälfte einköcheln lassen.

3. Den restlichen Rosmarin und Salz zu den Kartoffeln streuen und diese weitere 10 Min. ohne Deckel unter gelegentlichem Rühren braten, bis sie goldbraun und knusprig sind.

4. Das Fleisch von Sehnen befreien und salzen. Das restliche Olivenöl in einer Pfanne erhitzen und die Filets 5 Min. anbraten. Den Bratensatz mit der vorbereiteten Weinsauce ablöschen. Die Sauce mit Salz und Pfeffer würzen, die Butter einrühren und noch mal abschmecken. Petersilie darüber streuen. Die Filets mit Sauce neben den Kartoffeln anrichten.

EXTRAS FÜR DÜNNE

Pro Portion zusätzlich 1 EL Butter in die Sauce einrühren.

VARIANTEN

Nach diesem Rezept können Sie auch Lammkoteletts oder Rindersteaks zubereiten.

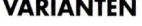

TIP
Dazu passen als Beilage entweder geschmorte Böhnchen, Zucchini, Brokkoli, Wirsing mit Safran (S. 104) oder andere Gemüsesorten, je nach Jahreszeit und Vorlieben.

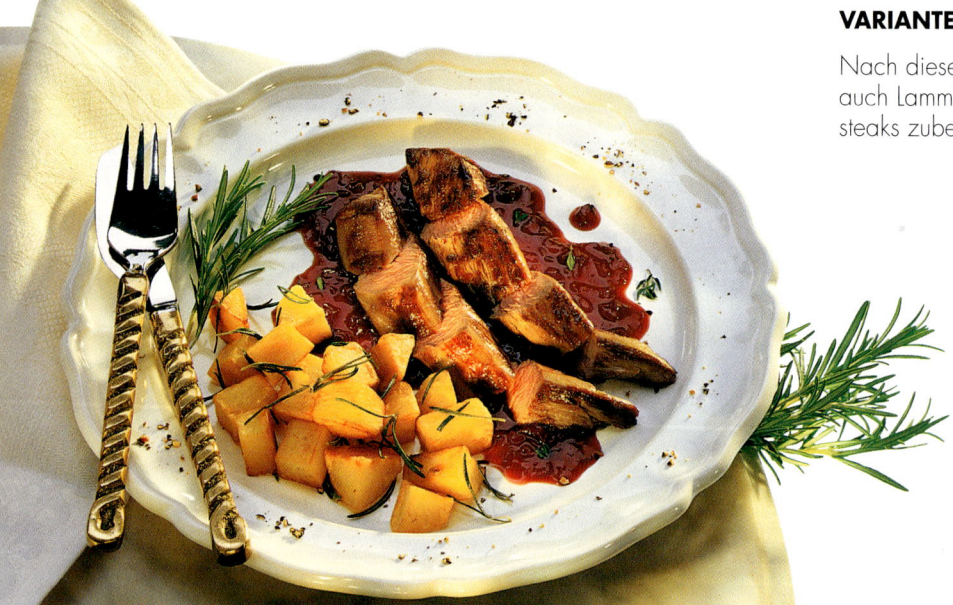

Geschnetzeltes mit Pilzen

Punkte pro Portion:

Der beliebte Klassiker schmeckt auch in dieser fettarmen Version mit magerem Putenfleisch einfach köstlich.

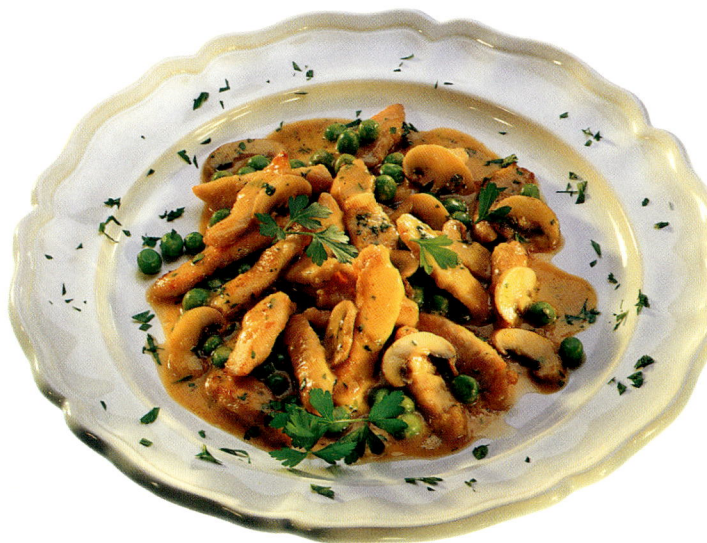

1 (2) kleine Zwiebel
200 (400) g Putenfleisch
200 (400) g Champignons
1 (2) TL Traubenkern- oder Olivenöl
50 (100) g Sahne
1 (2) Tasse Weißwein (ersatz-weise Wasser)
1 (2) TL Mehl
1 (2) Tasse gepalte Erbsen, frisch oder tiefgefroren
1 (2) Tasse Magermilch nach Belieben
Salz
Pfeffer
1 (2) Msp. Curry
2 (4) EL gehackte Petersilie

Für 2 (4) Personen

Zubereitungszeit: etwa 30 Min.

1. Die Zwiebel schälen und fein schneiden. Das Fleisch in feine Streifen schneiden. Die Champignons kurz unter fließendem Wasser abspülen und in Scheiben schneiden.

2. In einer beschichteten Pfanne das Öl erhitzen und die Zwiebel darin bei mittlerer Hitze hellbraun anbraten. Das Fleisch dazugeben und kurz anbraten. Dann die Pilze und die Sahne einrühren.

3. Den Wein mit dem Mehl verrühren und in die Pfanne zum Fleisch gießen. Die Erbsen einstreuen und alles zugedeckt 2–3 Min. kochen lassen. Wenn die Sauce zu stark eingekocht sein sollte, die Magermilch einrühren.

4. Das Geschnetzelte mit Salz, Pfeffer und Curry abschmecken, die Petersilie darüber streuen.

EXTRAS FÜR DÜNNE

Pro Portion noch 2 EL Sahne oder Crème fraîche einrühren.

VARIANTEN

Statt Pute schmeckt auch Hühnerbrust oder Schweinefilet in diesem Gericht. Sehr dekorativ wird das Geschnetzelte, wenn Sie anstelle der Erbsen gewürfelte rote und gelbe Paprikaschoten und Zucchini in der Sauce mitkochen lassen.

TIP
Zum Geschnetzelten passen Rösti (S. 132) oder Reis sehr gut.

Putenstreifen mit Gemüse und Reis

Punkte pro Portion:

Dieses fernöstliche Rezept ist unkompliziert und läßt sich sehr gut im Wok zubereiten. Wenn Sie keinen Duftreis bekommen, können Sie auch normalen Langkornreis nehmen.

Für 2 (4) Personen

1 **(2) Tasse Duftreis**
200 **(400) g Putenfleisch**
1 **(2) EL Sojasauce**
Salz
Pfeffer
1 **(2) Knoblauchzehe**
1 **(2) cm Ingwerknolle**
250 **(500) g Brokkoli**
1/4 **(1/2) kleine Gurke**
2 **(4) Lauchzwiebeln**
1 **(2) Tomate**
4 **(8) TL Öl**
1 **(2) Tasse Gemüsebrühe**
1 **(2) TL brauner Zucker**
1 **(2) TL Speisestärke**

Zubereitungszeit: 40 Min.

1. Den Reis in einen Topf geben und mehrmals mit Wasser durchspülen, dann so viel Wasser einfüllen, daß es 1 cm über dem Reis steht. Den Reis mindestens 10 Min. quellen lassen.

2. Inzwischen das Fleisch in dünne Streifen schneiden, in eine Schüssel geben und mit Sojasauce, Salz und Pfeffer verrühren.

3. Den Knoblauch und den Ingwer schälen und fein würfeln. Den Brokkoli waschen und putzen. Den Strunk schälen und fein würfeln, den Brokkoli in Röschen zerteilen.

4. Die Gurke waschen und fein würfeln. Die Lauchzwiebeln waschen, putzen und schräg in Stücke schneiden. Die Tomate für 2–3 Min. in heißes Wasser legen, die Haut abziehen und den Stielansatz entfernen.

5. Den Reis aufkochen lassen, den Deckel auf den Topf legen, die Herdplatte ausschalten und den Reis 8–10 Min. quellen lassen. Inzwischen in einem Wok oder in einer beschichteten Pfanne das Öl erhitzen und Knoblauch und Ingwer darin kurz anbraten. Das Fleisch dazugeben, 2–3 Min. unter Rühren anbraten, dann herausnehmen und auf einen Teller legen.

6. Brokkoli- und Gurkenwürfel in den Wok geben, die Gemüsebrühe angießen und 5 Min. zugedeckt garen. Brokkoliröschen, Tomatenwürfel, Lauchzwiebeln und das Fleisch dazugeben. Zucker und Speisestärke einrühren. Die Sauce kurz aufkochen lassen, abschmecken und eventuell noch mit etwas Sojasauce würzen.

EXTRAS FÜR DÜNNE

Pro Portion 2 EL Cashewkerne in 1 TL Öl rösten und kurz vor dem Servieren darüber streuen.

VARIANTEN

Anstelle von Brokkoli passen auch gewürfelte rote Paprikaschote, streifig geschnittener Chinakohl, Lauch oder Sojasprossen in dieses Gericht.

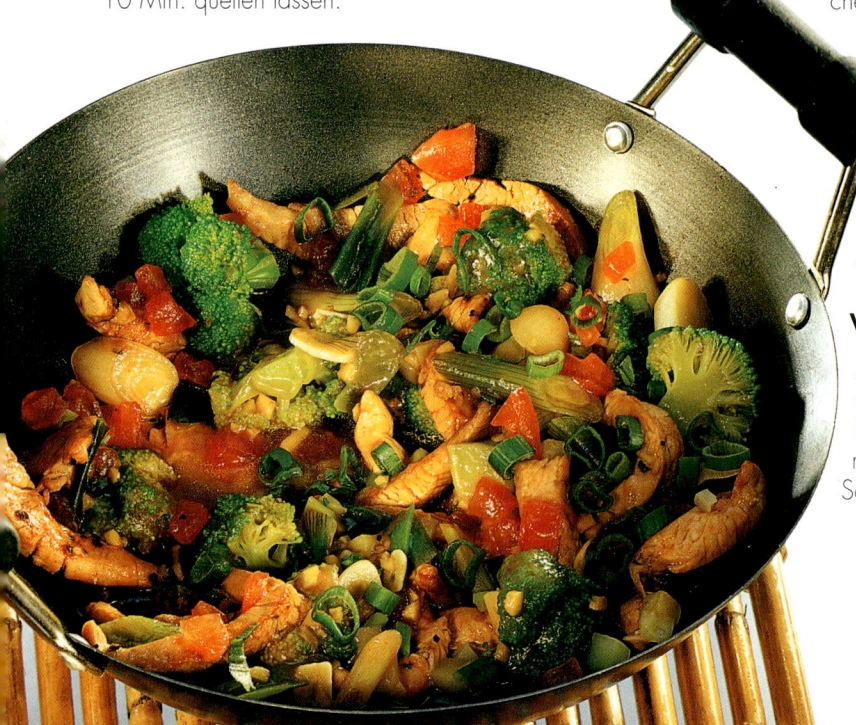

Hähnchenschnitzel mit Spinatsauce

Punkte pro Portion:

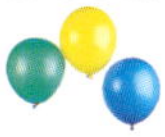

Zu diesem unkomplizierten und trotzdem raffinierten Gericht passen Salzkartoffeln oder Bandnudeln und Möhren- oder Paprikagemüse.

1. Das Fleisch abwaschen, trockentupfen und dann längs in 2 Schnitzel zerschneiden. Den Spinat gründlich waschen, in einen Topf geben und zugedeckt 3–4 Min. vordünsten. Dann auf ein Brett geben und auskühlen lassen.

2. Die Zwiebel schälen und fein würfeln. In einem flachen Topf die Butter erhitzen und die Zwiebel darin glasig dünsten. Mehl einstreuen und kurz anschwitzen. Die Milch einrühren und den Topf beiseite stellen.

3. Den Spinat sehr fein hacken oder pürieren und in die Sauce rühren. Die Sauce mit Salz, Pfeffer und Gemüsebrühe würzen, kurz aufkochen lassen, bis die Sauce sämig ist, dann beiseite stellen und den Käse einrühren.

4. In einer beschichteten Pfanne das Öl erhitzen und die Hähnchenschnitzel darin auf beiden Seiten 5 Min. bei mittlerer Hitze zugedeckt anbraten.

EXTRAS FÜR DÜNNE

Die Schnitzel vor dem Braten mit 1 Scheibe Speck oder Schinken umwickeln und diese mit einem Zahnstocher oder einer Rouladennadel fixieren. In die Sauce 2–3 EL Sahne und 1 EL geriebenen Käse einrühren.

VARIANTEN

Nach diesem Rezept können Sie auch Puten- oder Kalbsschnitzel zubereiten.

1 (2) Hähnchenbrust (ohne Haut)
150 (300) g Blattspinat
1 (2) kleine Zwiebel
1 (2) TL Butter
1 (2) TL Mehl
1 (2) Tasse Magermilch
Salz
Pfeffer
1 (2) TL gekörnte Gemüsebrühe
1 (2) EL geriebener Käse
1 (2) TL Öl

Zubereitungszeit: 35 Min.

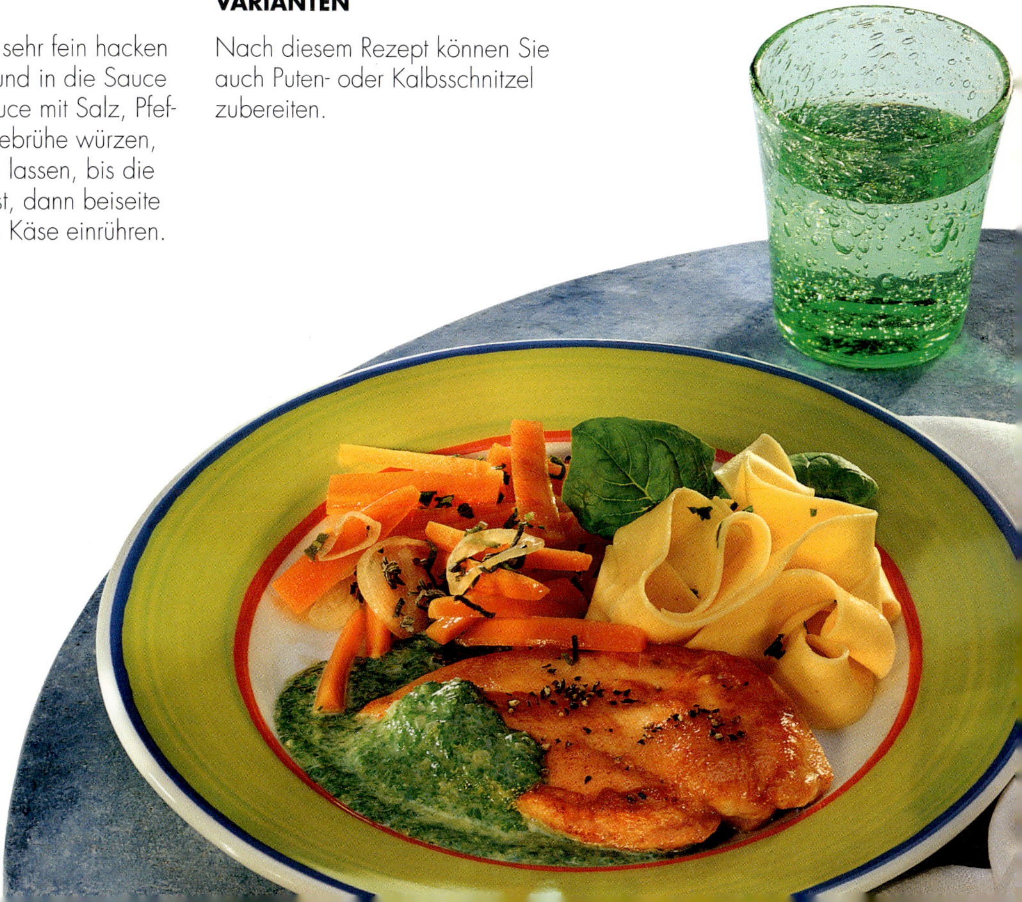

Für 2 (4) Personen

Rindersteak mit Senfrahm und Gemüse

Punkte pro Portion:

Bratensauce mit Senf ist aromatisch und paßt gut zu kurzgebratenem Fleisch, aber auch zu Getreideküchlein oder hartgekochten Eiern.

Für 2 (4) Personen

2 (4) **Rindersteaks (à 100 g)**
2 (4) **TL Traubenkern- oder Sonnenblumenöl**
1 (2) **kleine Stange Lauch**
1 (2) **kleine rote Paprikaschote**
1 (2) **kleine gelbe Paprikaschote**
Salz
Pfeffer
Für die Sauce:
50 (100) **g Schmand**
2 (4) **gehäufte TL Dijon-Senf**
1 (2) **EL Kresse**

Zubereitungszeit: 20 Min.

1. Die Steaks mit ein paar Tropfen Öl einreiben. Den Lauch putzen, längs durchschneiden, gründlich waschen und in dünne Streifen schneiden. Die Paprikaschoten waschen, Kerne und Stielansätze entfernen und die Schoten würfeln. Die Gemüse mit etwas Salz vermischen und im Dämpfeinsatz oder in wenig Wasser in 5 Min. nicht zu weich garen.

2. Die Steaks in einer beschichteten Pfanne in dem restlichen Öl von jeder Seite 5 Min. anbraten, dann salzen und pfeffern. Die Steaks an den Pfannenrand schieben oder im vorgewärmten Backofen warm halten. Den Bratensatz mit 1 (2) Tasse warmem Wasser ablösen, den Schmand und Senf einrühren und die Sauce kurz aufkochen lassen.

3. Die Rindersteaks mit dem Gemüse und der Sauce auf Tellern anrichten und die Kresse darüber streuen.

EXTRAS FÜR DÜNNE

Rühren Sie in einen Teil der Sauce die doppelte Menge Schmand oder reichen Sie als zusätzliche Beilage knusprige Rösti (S. 132) oder Würfelkartoffeln mit Rosmarin (S. 142).

VARIANTE

Statt Paprikaschoten paßt auch Gemüsereis sehr gut zu den Lauchstreifen. Nach diesem Rezept können Sie auch Putensteaks oder Hühnerbrustfilets zubereiten.

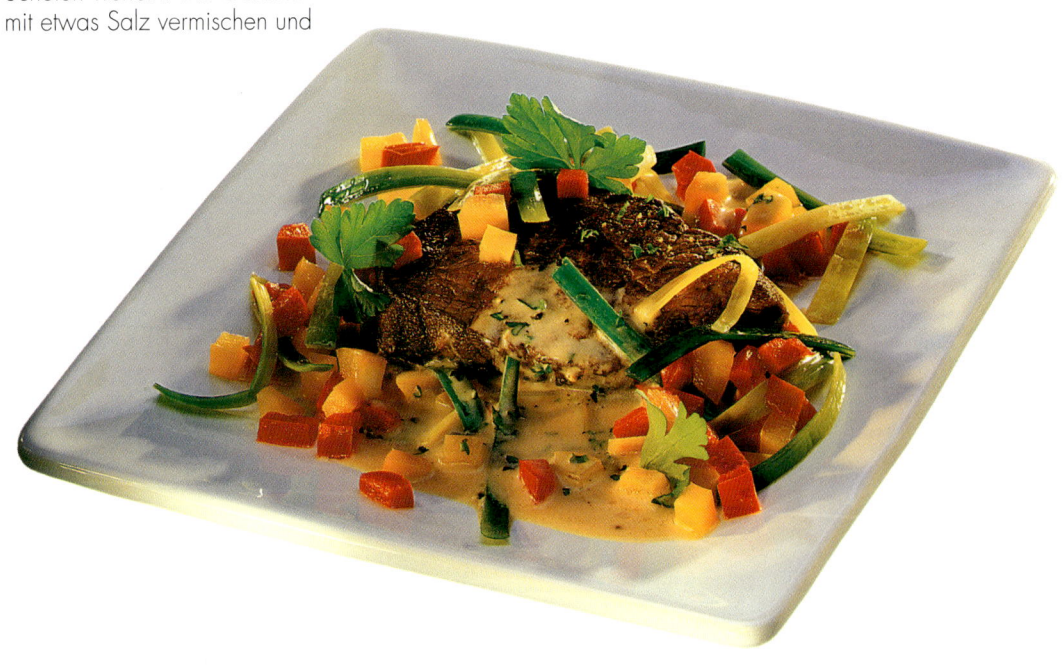

Putenröllchen mit Gemüsereis

Punkte pro Portion:

Der Gemüsereis – hier mit gefüllten Rouladen aus Putenfleisch – paßt auch zu vielen anderen Fleisch-
oder Fischgerichten.

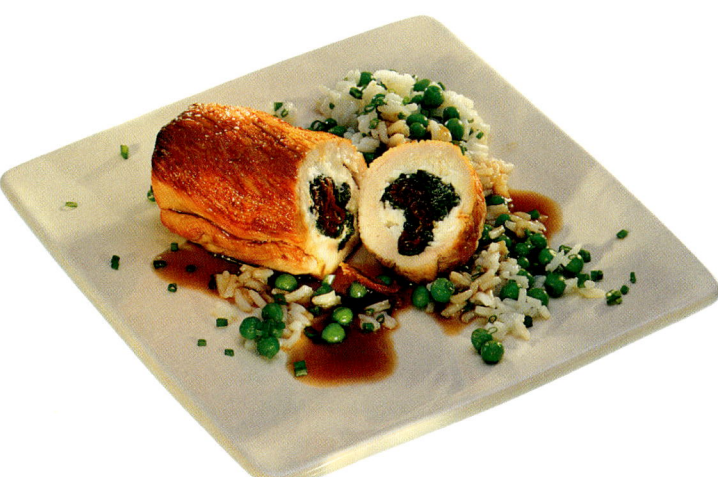

1 (2) Tasse Langkornreis
125 (250) g Blattspinat
1 (2) Knoblauchzehe
**2 (4) dünne Scheiben Puten-
fleisch**
60 (120) g Schafkäse
**2 (4) getrocknete, eingelegte
Tomaten**
Salz
Pfeffer
**1 (2) Tasse Weißwein (ersatz-
weise Wasser)**
**1 (2) Tasse gepalte Erbsen,
frisch oder tiefgefroren**
1 (2) Bund Schnittlauch
Zum Panieren und Braten:
1 EL Butterschmalz oder Öl
1 EL Mehl

Für 2 (4) Personen

Zubereitungszeit: 40 Min.

1. Den Reis in einen Topf geben, ein paarmal mit frischem Wasser durchspülen, dann so viel Wasser dazugeben, daß es 1 cm über dem Reis steht. Den Reis mindestens 10 Min. quellen lassen.

2. Inzwischen den Spinat waschen und grobe Stiele entfernen. Die Knoblauchzehe schälen und sehr fein schneiden. In einem Topf die Hälfte vom Butterschmalz oder Öl erhitzen und den Knoblauch darin unter Rühren goldbraun braten. Den Spinat dazugeben und die Mischung 2–3 Min. dünsten, dann zum Auskühlen auf einen Teller legen.

3. Die Fleischscheiben nebeneinander auf ein Brett legen und dünn klopfen. Den Schafkäse mit einer Gabel zerdrücken und auf die Fleischscheiben streichen. Den Spinat gut ausdrücken und auf dem Fleisch verteilen. Die getrockneten Tomaten quer in die Mitte der Fleischscheiben legen, salzen und pfeffern. Die Rouladen aufrollen und mit Rouladennadeln oder Zahnstochern an den Längs- und Querseiten verschließen.

4. Die Rouladen in Mehl wenden. Das restliche Schmalz oder Öl erhitzen, die Fleischröllchen darin rundum leicht anbraten, dann mit dem Wein ablöschen. Bei kleiner Hitze zugedeckt 20 Min. garen.

5. Den Reis zum Kochen bringen, die Herdplatte ausschalten und den Reis 10–15 Min. zugedeckt quellen lassen. Die Erbsen einrühren und den Reis salzen. Den Schnittlauch waschen, fein schneiden und in den Reis rühren.

6. Die Rouladensauce, wenn nötig, offen etwas einköcheln lassen und mit Salz und Pfeffer abschmecken.

EXTRAS FÜR DÜNNE

Nehmen Sie für die Füllung die doppelte Menge Käse. Und rühren Sie in den Reis 1 EL Butter und in die Sauce 1 EL Sahne ein.

Geflügelspieße mit Gemüse

Punkte pro Portion:

Als Beilage zu den exotischen Hähnchen-Gemüse-Spießen mit Ernußsauce paßt sehr gut Reis mit Erbsen oder Sojasprossen.

Für 2 (4) Personen

1 (2) Hähnchenbrust
1 (2) EL Sojasauce
1 Msp. Chilipaste (ersatzweise Cayennepfeffer)
1 (2) kleiner Zucchino
1/2 (1) rote Paprikaschote
1 (2) TL Butterschmalz oder Öl
1/8 (1/4) l Gemüsebrühe
30 (60) g geschälte Erdnüsse
1 (2) TL Speisestärke
Salz
1 (2) EL gehackte Petersilie

Zubereitungszeit: 1 Std., davon 30 Min. Zeit zum Durchziehen

1. Die Hähnchenbrust abwaschen, trockentupfen und in 3 cm große Stücke schneiden. Die Sojasauce mit der Chilipaste verrühren, mit dem Fleisch vermischen und mindestens 30 Min. durchziehen lassen.

2. Den Zucchino waschen und in dünne Scheiben schneiden. Die Paprikaschote waschen, von Stielansatz und Kerngehäuse befreien und in 2–3 cm große Stücke schneiden. Abwechselnd Fleisch, Zucchinoscheiben und Paprikastücke auf Holzspieße stecken.

3. In einer beschichteten Pfanne das Butterschmalz oder Öl erhitzen. Die Geflügelspieße darin einige Min. anbraten und dann die Brühe aufgießen. Die Erdnüsse bis auf einen kleinen Rest im Blitzhacker zerkleinern und in die Sauce einrühren.

4. Speisestärke in 1/2 Tasse Wasser anrühren, in die Sauce gießen und bei mittlerer Hitze noch 5 Min. köcheln lassen. Die Sauce mit Salz abschmecken und die Petersilie darüber streuen. Die restlichen Erdnüsse grob hacken und ebenfalls über die Spieße streuen.

EXTRAS FÜR DÜNNE

In die Sauce zusätzlich einige gehackte Erdnüsse einstreuen.

VARIANTEN

Statt Hähnchen paßt auch Putenfleisch für dieses Gericht. Und anstelle der Erdnüsse können Sie ebensogut geröstete Cashewkerne verwenden.

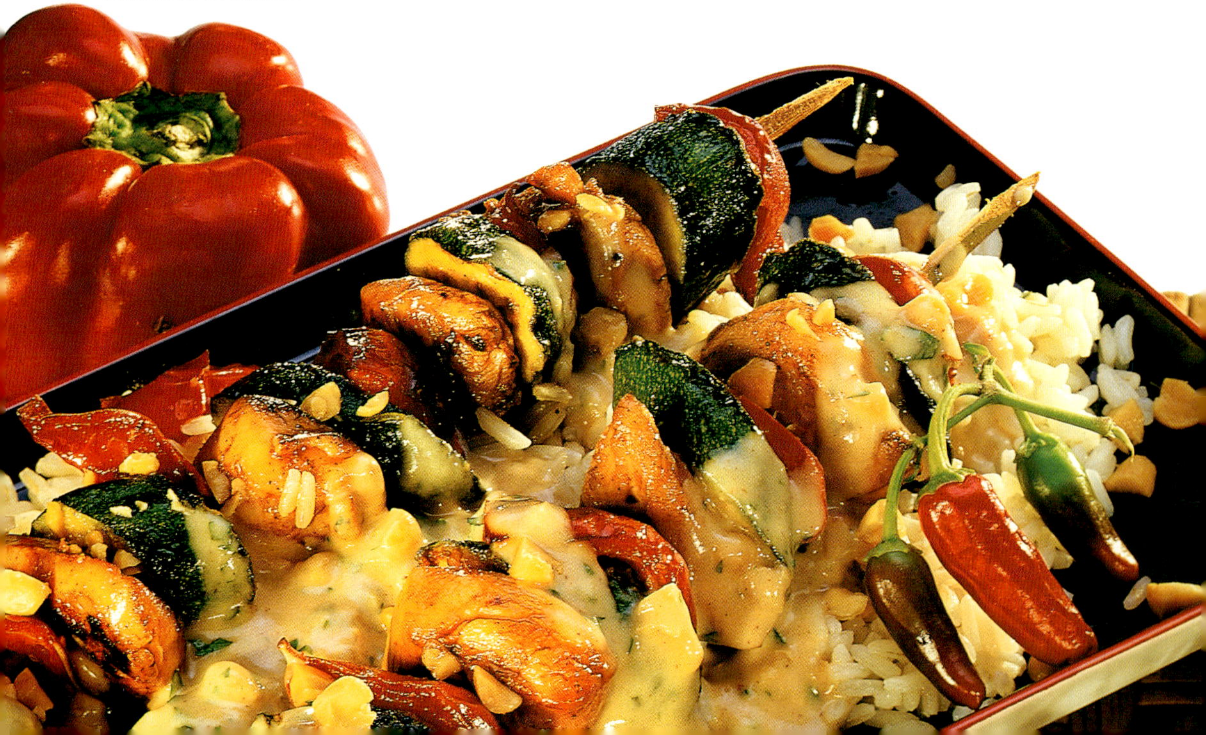

Geschmorte Putenkeulen mit Kräutern

Punkte pro Portion: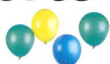

Dieses Gericht erfordert nur eine kurze Vorbereitungszeit, danach genügt gelegentliches Nachschauen. Daher ist es ideal für größere Feste, für die Sie vieles auf einmal zubereiten müssen.

1. Zwiebel und Knoblauchzehen schälen und fein würfeln. Selleriestangen waschen, Fäden abziehen und den Sellerie fein schneiden. Rosmarin waschen und grob hacken. Wacholderbeeren mit einem Messerblatt zerdrücken. Zitrone waschen, die Schale dünn abschälen und fein schneiden.

2. Rosmarin, Wacholder, Zitronenschale und Lorbeer mit Salz und Pfeffer vermischen. Die Putenkeulen waschen und trocknen, eventuelle Fettstücke entfernen und die Schlegel mit der Kräutermischung einreiben.

3. In einem Bratentopf das Öl erhitzen und die Keulen darin von beiden Seiten anbraten. Zwiebel und Knoblauch dazugeben und leicht bräunen. Sellerie, Wein und 1–2 Tassen Wasser hinzufügen.

4. Den Bratensatz lösen und die Keulen zugedeckt je nach Größe 40–60 Min. bei niedriger Hitze schmoren lassen. Sollte zuviel Flüssigkeit verdunsten, noch 1–2 Tassen Wasser dazugießen.

5. Die Petersilie in die Sauce streuen und alles mit Salz und Pfeffer abschmecken.

EXTRAS FÜR DÜNNE

Pro Portion einige entsteinte und halbierte schwarze Oliven in die Sauce einrühren.

1 (2) **Zwiebel**
2 (4) **Knoblauchzehen**
2 (4) **Stangen Staudensellerie**
2 (4) **TL Rosmarinnadeln**
4 (8) **Wacholderbeeren**
1/2 (1) **unbehandelte Zitrone**
1 (2) **Lorbeerblatt**
Salz
Pfeffer
2 (4) **TL Olivenöl**
2 (4) **kleine Putenkeulen**
(ersatzweise Hähnchenkeulen)
1 (2) **Tasse trockener Weißwein**
1 (2) **EL gehackte Petersilie**

Zubereitungszeit: 1 1/2 Std.

Für 2 (4) Personen

TIP

Dazu paßt ein knuspriges Baguette, aber auch Kartoffeln oder Reis und Gemüse.

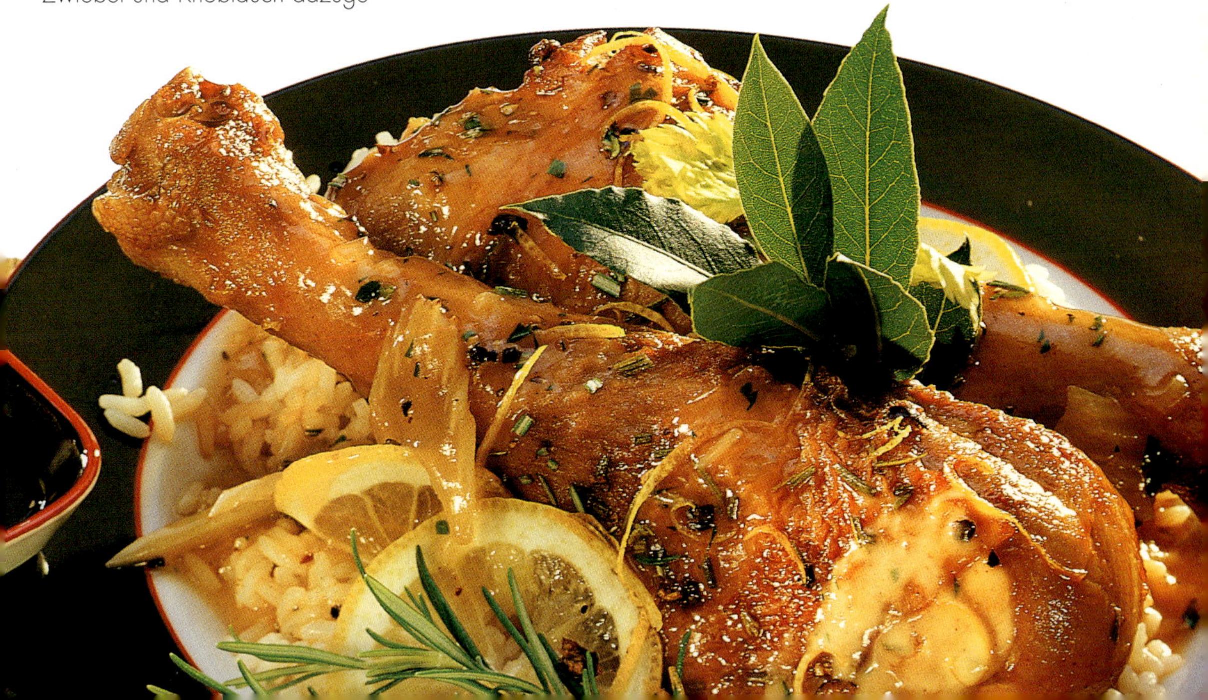

Rinderrouladen mit Lauchfüllung

Punkte pro Portion:

Probieren Sie die beliebten Rouladen doch einmal in dieser fettarmen und dennoch höchst aromatischen Variante.

Für 2 (4) Personen

**2 (4) Scheiben Rinderroulade
(à 100 g)**
2 (4) TL Dijon-Senf
Salz
Pfeffer
2 (4) Zwiebeln
2 (4) Scheiben magerer Speck
1 (2) Stange Lauch
2 (4) TL Butterschmalz oder Öl
1 (2) TL Speisestärke

Zubereitungszeit: 2 Std.,
davon 1 1/2 Std. Schmorzeit

1. Die Fleischscheiben, wenn nötig, gleichmäßig dünn klopfen. Mit Senf bestreichen und mit Salz und Pfeffer würzen. Die Zwiebeln schälen, Zwiebeln und Speck klein würfeln und auf den Fleischscheiben verteilen.

2. Den Lauch putzen, längs halbieren, gründlich waschen, in fingerlange Stücke schneiden und quer auf den Fleischscheiben verteilen. Die Rouladen aufrollen und mit Rouladennadeln oder Zahnstochern jeweils an den Längs- und Querseiten verschließen.

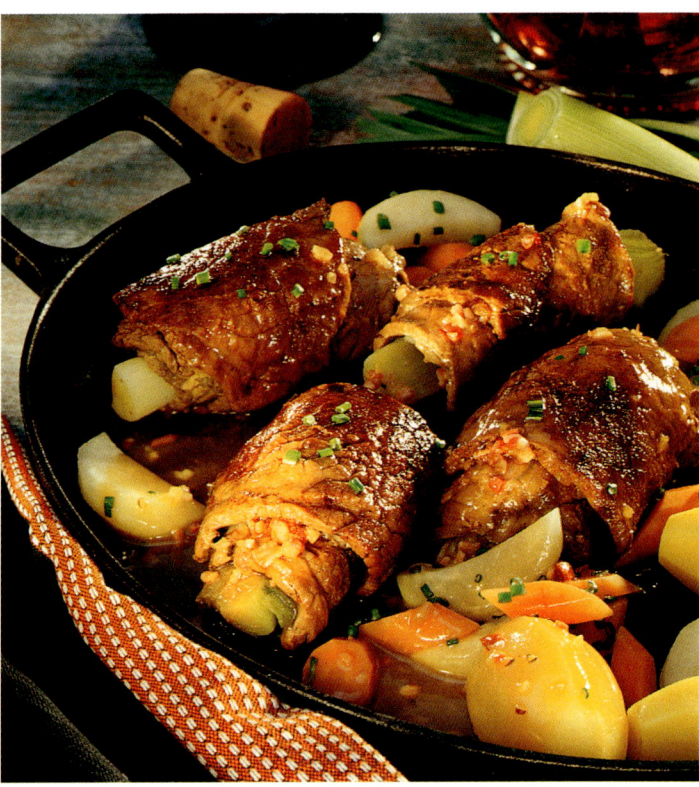

TIP
Dazu passen Salzkartoffeln, Reis oder Spätzle (S. 124). Für die Spätzle berechnen Sie 1 Fettpunkt mehr.

3. In einem Bratentopf das Butterschmalz oder Öl erhitzen. Die Rouladen darin auf allen Seiten anbraten, dann mit 1/2 (1) l Wasser ablöschen und den Bratensatz lösen. Den Deckel auflegen und die Rouladen bei kleiner Hitze 1–1 1/2 Std. schmoren lassen.

4. Die Speisestärke mit etwas Wasser verrühren und zu den Rouladen gießen. Die Sauce aufkochen, wenn nötig, noch etwas einköcheln lassen und mit Salz und Pfeffer abschmecken.

EXTRAS FÜR DÜNNE

Nehmen Sie für einen Teil der Rouladen fetten Speck und rühren Sie in die Sauce noch 1–2 EL Sahne oder Crème fraîche ein. Servieren Sie dazu Butterkartoffeln oder Butterreis.

VARIANTEN

Anstelle des Lauchs können Sie auch Sauerkraut oder Champignons als Füllung verwenden.

Rinderbraten in Rotweinsauce

Punkte pro Portion:

Daß Braten mit Sauce auch mit wenig Fett gelingen, beweist dieser Rinderbraten, der durch Sellerie und Rotwein ein tolles Aroma bekommt.

1. Zwiebel und Knoblauch schälen und fein würfeln. Die Selleriestangen waschen, Fäden abziehen und den Sellerie fein schneiden. Das Fleisch waschen und trocknen.

2. In einem Bratentopf das Öl erhitzen und das Fleisch darin von allen Seiten anbraten. Zwiebel und Knoblauch dazugeben und leicht bräunen. Den Sellerie hinzufügen und den Wein und die Gemüsebrühe dazugießen. Den Bratensatz lösen und das Fleisch zugedeckt 2–3 Std. bei niedriger Hitze schmoren lassen. Sollte zuviel Flüssigkeit verdunsten, noch 1–2 Tassen Wasser dazugießen.

3. Das Fleisch auf eine Platte legen und einige Min. ruhen lassen. Die Sauce mit Salz und Pfeffer abschmecken. Speisestärke mit 1/2 Tasse kaltem Wasser glattrühren, in die Sauce geben und kurz aufkochen lassen. Die Petersilie einrühren. Den Rinderbraten mit einem scharfen Messer entgegen der Faserrichtung in Scheiben schneiden.

VARIANTEN

Nach diesem Rezept können Sie auch sehr gut einen Rehbraten zubereiten.

EXTRAS FÜR DÜNNE

Einen Teil des Fleischstückes mit 50 g Speckstreifen spicken und in die Sauce noch 1 EL Sahne oder Butter einrühren.

1 **(2) Zwiebel**
2 **(4) Knoblauchzehen**
2 **(4) Stangen Staudensellerie**
400 **(800) g Rinderwade**
2 **(4) TL Olivenöl**
1 **(2) Tasse trockener Rotwein**
1/4 **(1/2) l Gemüsebrühe**
Salz
Pfeffer
1 **(2) TL Speisestärke**
1 **(2) EL gehackte Petersilie**

Für 2 (4) Personen

Zubereitungszeit:
2 1/2–3 1/2 Std.,
davon 2–3 Std. Schmorzeit

TIPS

Wenn Sie keinen Rotwein mögen, nehmen Sie statt dessen 2–3 EL Aceto Balsamico oder Rotweinessig.
Als Beilagen passen Spätzle, Knödel und Gemüse.

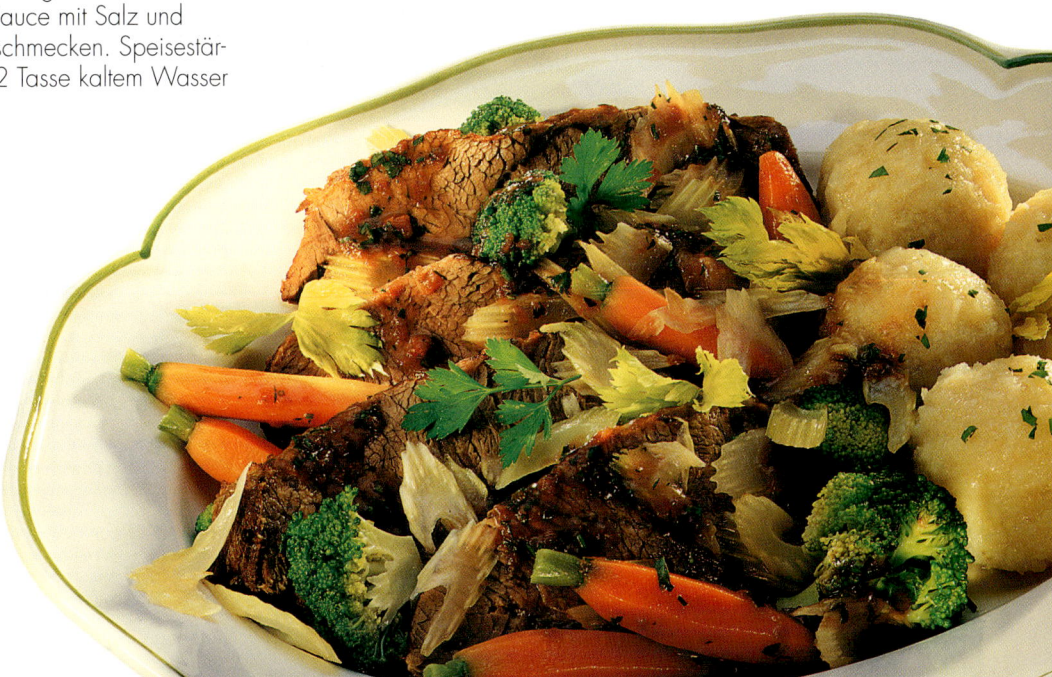

Lammragout mit Gemüse

Punkte pro Portion:

Der mediterrane Klassiker eignet sich besonders gut für eine große Runde. Achten Sie beim Fleischkauf darauf, daß das Fleisch von jungen Lämmern stammt und somit auch besonders mager ist.

Für 2 (4) Personen

200 (400) g mageres Lamm-fleisch (z. B. Schulter oder Keule)
1 (2) TL Traubenkern- oder Olivenöl
250 (500) g Zwiebeln
2 (4) Knoblauchzehen
2 (4) Tassen Weiß- oder Rotwein
2 (4) Tassen Wasser
2 (4) Stangen Staudensellerie
2 (4) große Möhren
2 (4) große Kartoffeln
Salz
Pfeffer
Zimt
2 (4) EL gehackte glatte Petersilie

Zubereitungszeit: 1 Std., davon 40 Min. Schmorzeit

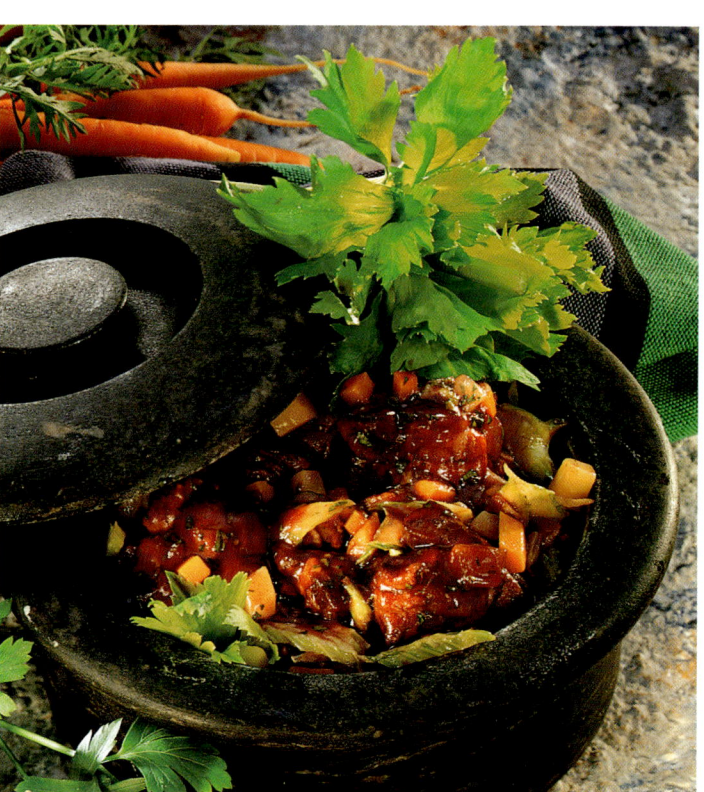

1. Das Fleisch würfeln. In einem Bratentopf das Öl erhitzen und das Fleisch darin von allen Seiten anbräunen. Inzwischen die Zwiebeln schälen, in Stücke schneiden. Knoblauch schälen und kleinschneiden. Beides zu dem Fleisch geben und noch einige Min. unter Rühren anbraten. Wein und Wasser dazugießen und dabei den Bratensatz lösen.

TIP
Sie können das Gericht nach dem Anbraten auch im Backofen bei 200° schmoren. Dies ist bei größeren Mengen praktisch. Wenn Sie genügend Zeit haben, lassen Sie das Ragout 2 Std. bei 100–150° schmoren, dann bleibt das Fleisch besonders saftig.

2. Den Sellerie waschen, Fäden abziehen und den Sellerie fein schneiden. Möhren und Kartoffeln waschen, schälen und fein würfeln. Sellerie, Möhren und Kartoffeln zum Fleisch geben und 40 Min. bei niedriger Hitze schmoren.

3. Das Lammragout mit Salz, Pfeffer und Zimt pikant abschmecken. Die gehackte Petersilie einrühren.

EXTRAS FÜR DÜNNE

Pro Portion 1 EL Oliven oder Olivenöl einrühren. Zusätzlich können Sie dazu Brat- oder Würfelkartoffeln (S. 142) servieren.

VARIANTEN

Mit anderen Fleischsorten, wie z. B. mit magerem Rind- oder Schweinefleisch, können Sie ebenfalls ein schmackhaftes Ragout zaubern. Und anstelle von Sellerie und Möhren passen auch Zucchini und Tomaten (letztere vorher häuten).

Hähnchenkeulen mit Sesam

Punkte pro Portion:

Hühnerfleisch paßt ideal in die fettarme Ernährung, da es sehr mager ist. Dies gilt jedoch nicht für die Haut. Daher sollten Sie auf diese verzichten, wenn Sie abnehmen wollen.

1. Die Hähnchenkeulen enthäuten. Zwiebel und Ingwer schälen und fein würfeln. Für die Marinade den Joghurt mit Salz, Pfeffer, Curry, Paprika, Zwiebel und Ingwer verrühren.

2. Den Backofen auf 200° vorheizen. Die Keulen mit der Unterseite nach oben in eine flache Auflaufform oder auf ein Blech legen und mit der Hälfte der Paste bestreichen. Die Hähnchen im Ofen (Mitte, Umluft 180°) 20 Min. backen.

3. Die Keulen wenden, die restliche Paste darauf streichen und die Sesamsamen darüber streuen. Die Hähnchenkeulen weitere 20–25 Min. backen.

VARIANTEN

Sie können die Joghurtpaste statt mit Curry auch mit gehacktem Salbei, Thymian und Rosmarin zubereiten.

EXTRAS FÜR DÜNNE

Gegen Ende der Garzeit die Keulen mit 1–2 TL Öl bestreichen und in 5–10 Min. knusprig werden lassen.

2 (4) Hähnchenkeulen
1 (2) Zwiebel
1 (2) cm frische Ingwerwurzel (ersatzweise abgeriebene Schale von 1 unbehandelten Zitrone)
100 (200) g fettarmer Joghurt
Salz
Pfeffer
1 (2) TL Currypulver oder -paste
1 (2) TL Paprika, edelsüß
1 (2) EL ungeschälte Sesamsamen

Zubereitungszeit: 1 Std.

Für 2 (4) Personen

TIP

Zu den nach indischer Art marinierten Hähnchenkeulen paßt die Joghurt-Gurkensauce von S. 98, Blattsalat und Reis.

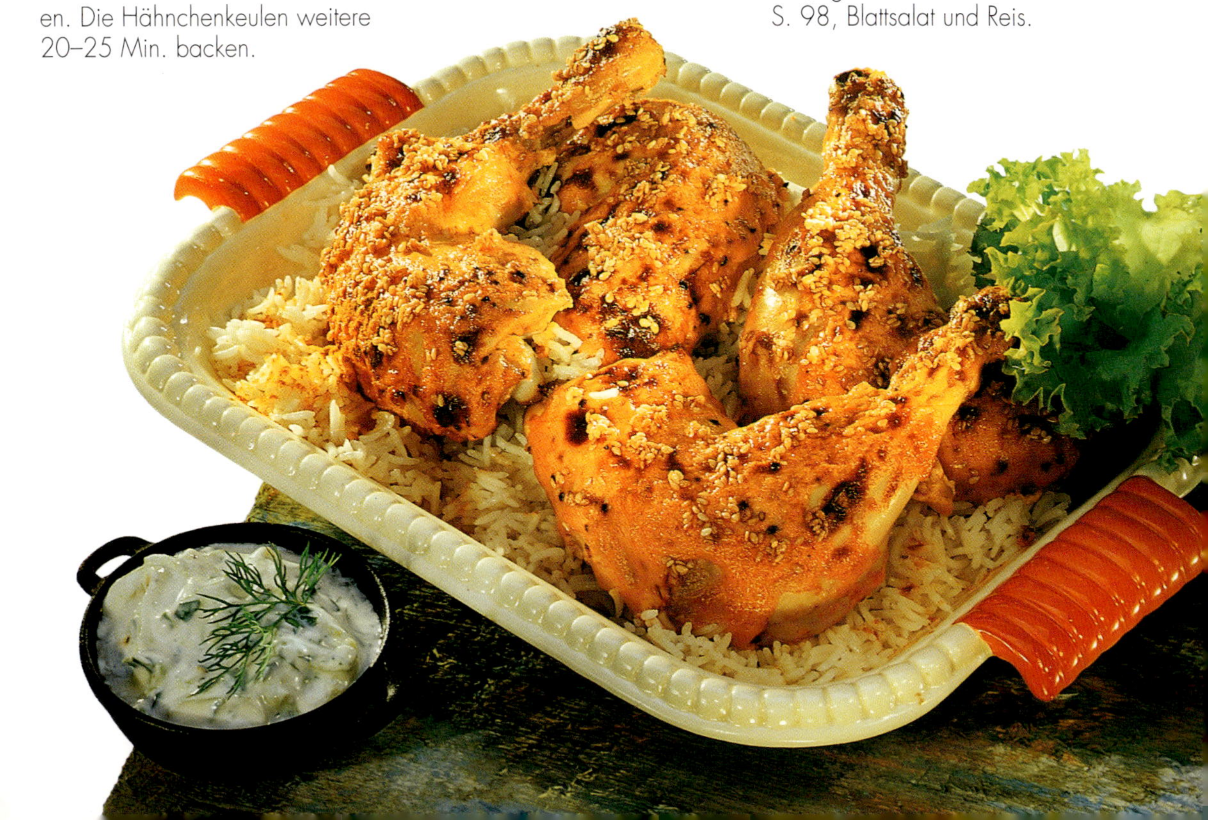

Lachstatar auf Mini-Rösti

Punkte pro Portion:

Diese raffinierte Vorspeise aus Räucherlachs und knusprigen kleinen Rösti sieht raffiniert aus, ist aber ganz einfach und schnell gemacht.

Für 2 (4) Personen

Für das Tatar:
100 (200) g Räucherlachs
1 (2) TL Zitronensaft
2 (4) TL gehackter Dill (ersatz-
weise Schnittlauch)
Pfeffer
Für die Rösti:
200 (400) g mehlig- bis festko-
chende Kartoffeln
Salz
2 (4) TL kaltgepreßtes Olivenöl

Zubereitungszeit: 15 Min.

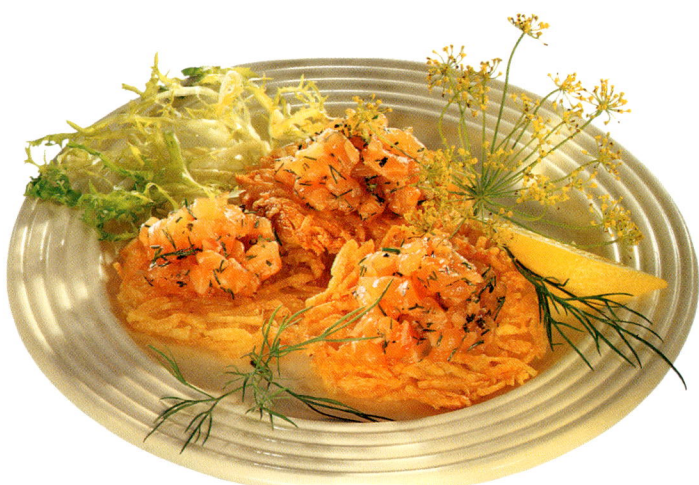

1. Für das Tatar den Räucherlachs fein hacken und in eine kleine Schüssel geben. Zitronensaft, Dill und Pfeffer einrühren.

2. Für die Rösti die Kartoffeln waschen, schälen, in streichholzdünne Streifen schneiden oder hobeln und mit etwas Salz mischen. Die Hälfte des Öls in

einer beschichteten Pfanne erhitzen. Kleine Portionen Kartoffelstifte nebeneinander in die Pfanne setzen und leicht andrücken. (Die Kartoffelstifte haften durch die Stärke und die entstehende Kruste aneinander.) Die Rösti-Plätzchen auf beiden Seiten goldbraun braten.

3. Die Rösti etwas abkühlen lassen, auf Teller verteilen und das Lachstatar in kleinen Portionen auf die Rösti setzen.

TIP
Die knusprigen Rösti-Plätzchen passen auch als Beilage zu Kurzgebratenem, wie Steaks, Medaillons oder Hähnchenbrust.

EXTRAS FÜR DÜNNE

Braten Sie die Rösti für die Dünnen mit der doppelten Menge Öl und setzen Sie zusätzlich 1 kleinen Klecks Kräuter-Crèmefraîche darauf.

VARIANTE

Anstelle des Lachstatars können Sie auch einfach die Lachsscheiben dekorativ auf die Rösti legen und mit 1 Zweig Dill garnieren.

Sardinen auf Zucchini und Weinzwiebeln

Punkte pro Portion:

Dieses Gericht ist eine schnelle Vorspeise oder ein kleines Abendessen, das wenig Arbeit macht. Die Sardinen dafür sollen fleischig und aromatisch und in Olivenöl eingelegt sein.

1. Den Zucchino waschen und längs in dünne Scheiben schneiden. In einer beschichteten Pfanne das Öl erhitzen. Die Zucchinischeiben auf beiden Seiten goldbraun braten, danach strahlenförmig auf die Servierteller verteilen.

2. Die Zwiebel schälen und in feine Streifen schneiden. Diese in die Pfanne geben, den Wein dazugießen und zugedeckt bei mittlerer Hitze 5 Min. dünsten lassen. Dann mit dem Essig ablöschen und die Zwiebel mit Salz und Pfeffer würzen.

3. Das Zwiebelgemüse auf die Zucchinischeiben verteilen. Die Sardinen längs halbieren und dekorativ auf das Gemüse le-

gen. Die Zitrone heiß abwaschen und 1 TL Schale dünn abreiben. Zitronenschale und gehackte Petersilie auf dem Gericht verteilen. 2 hauchdünne Zitronenscheiben dekorativ auf jede Portion legen.

EXTRAS FÜR DÜNNE

Pro Portion 1 EL Pinienkerne in einer Pfanne goldbraun rösten und darüber streuen. Zusätzlich noch etwas von dem Einlegeöl der Sardinen über die Gemüse träufeln.

1 (2) **Zucchino**
1 (2) **TL Olivenöl**
1 (2) **Zwiebel**
1/2 (1) **Tasse Weißwein**
1 (2) **TL Aceto Balsamico**
Salz
Pfeffer
1/2 (1) **Dose Sardinen (60 bzw. 120 g)**
1/2 (1) **unbehandelte Zitrone**
1 (2) **EL gehackte glatte Petersilie**

Zubereitungszeit: 20 Min.

TIP

Dazu paßt am besten ein knuspriges Baguette.

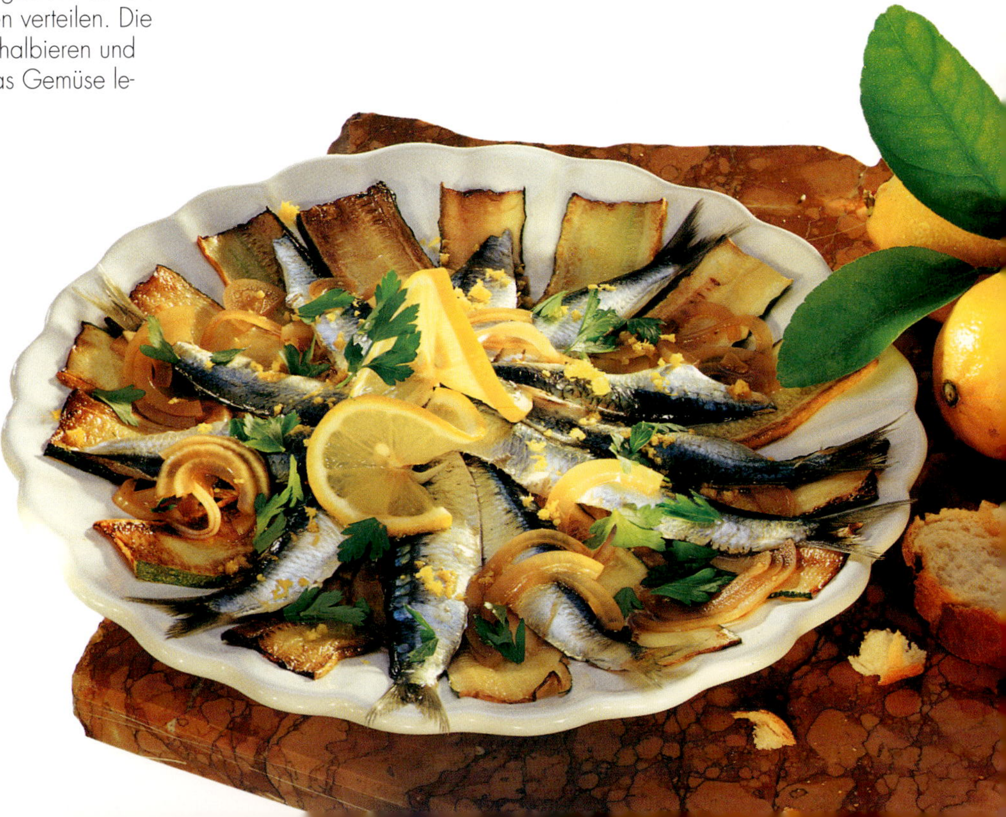

Für 2 (4) Personen

Kräuterforelle auf Gemüse

Punkte pro Portion:

Die Zubereitung in der Folie oder Auflaufform kommt ganz ohne Fett aus. Fisch und Gemüse dünsten im eigenen Saft, so bleibt das Aroma optimal erhalten und Sie bekommen gleichzeitig eine feine Sauce.

Für 2 (4) Personen

1 **(2) Möhre**
1 **(2) Sellerieknolle**
1 **(2) Stange Lauch**
300 **(600) g Lachsforellenfilets**
1 **(2) EL Zitronensaft**
Salz
2 **(4) EL gehackter Dill**
2 **(4) EL gehackter Schnittlauch**
2 **(4) EL gehackte Petersilie**

Zubereitungszeit: 40 Min.

1. Die Möhre waschen und, wenn nötig, schälen. Den Sellerie waschen und schälen. Möhre und Sellerie in streichholzdünne Streifen hobeln oder schneiden. Den Lauch putzen, längs halbieren, waschen und in Streifen schneiden.

2. Die Fischfilets kurz abspülen, trocknen, mit dem Zitronensaft beträufeln und salzen. Den Backofen auf 220° vorheizen.

3. Die Gemüsestreifen mit etwas Salz vermischen und auf Alufolie oder dem Boden einer Auflaufform (mit Deckel!) verteilen. 1 Tasse Wasser dazugießen. Je 2 Filets aufeinanderlegen und auf die Gemüsestreifen setzen. Die Hälfte der Kräuter darüber streuen, die Folie oder die Form verschließen und den Fisch im Backofen (Mitte, Umluft 180°) 20–30 Min. garen. Die restlichen Kräuter vor dem Servieren über das Gericht streuen.

EXTRAS FÜR DÜNNE

Setzen Sie auf die Fischportion noch 1 Klecks Crème fraîche oder Kräuter-Crème-fraîche.

VARIANTEN

Statt Lachsforellenfilets können Sie auch andere magere Fischfilets, wie zum Beispiel Seelachs, Zander oder Hecht, verwenden.

TIP

Dazu passen Salzkartoffeln, Kartoffel-Sellerie-Püree (S. 133), Reis oder Nudeln.

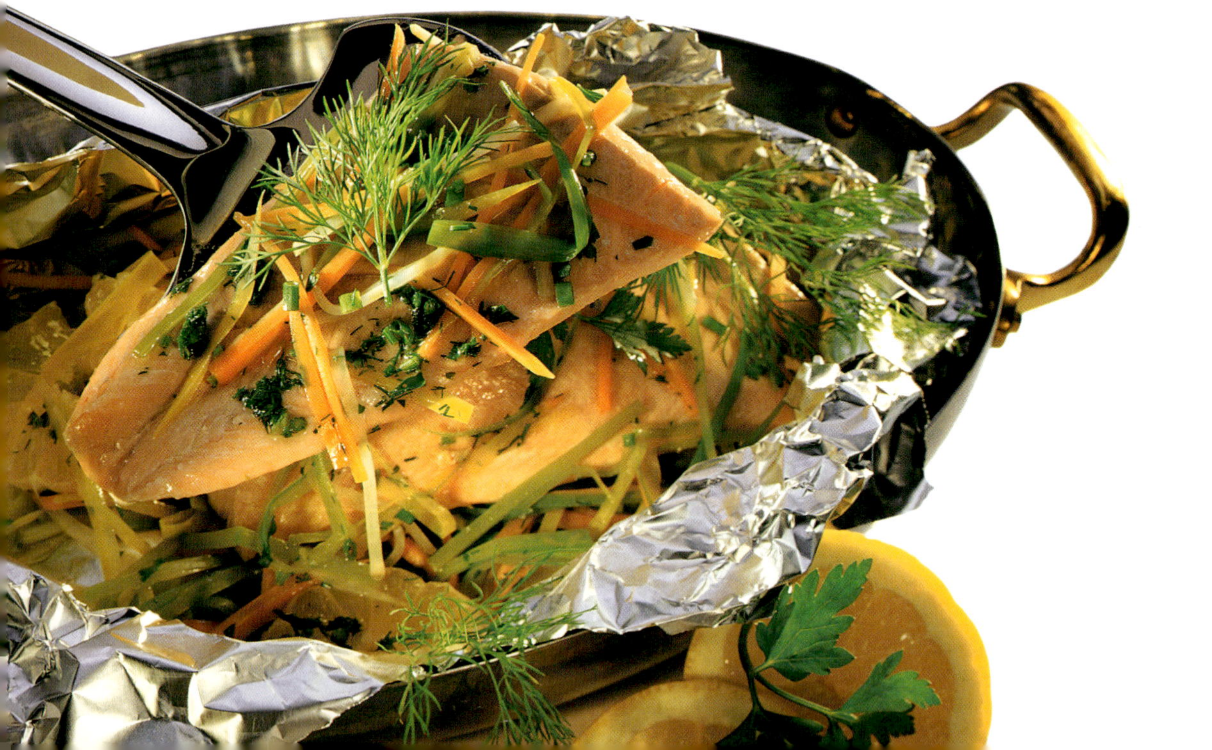

Fischröllchen mit Kräutersauce

Punkte pro Portion:

Die Fischröllchen sind blitzschnell fertig, leicht zuzubereiten und sehen darüber hinaus dekorativ aus. Statt Spinat passen auch Zucchini oder ein Blattsalat als Beilage.

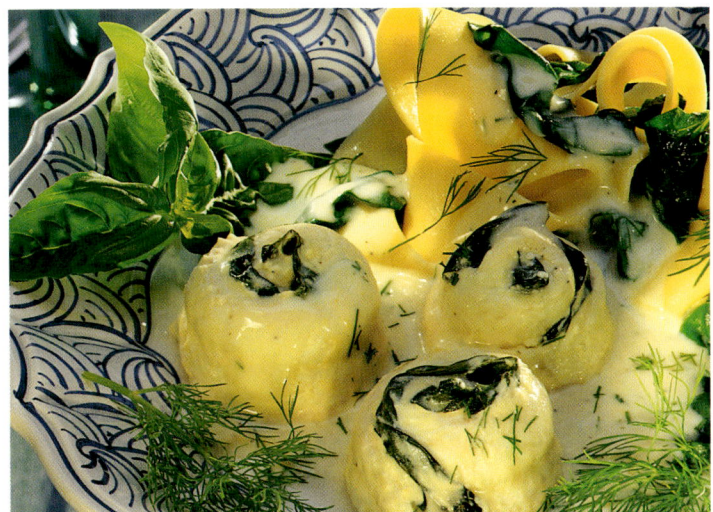

250 (500) g Blattspinat
1 (2) Knoblauchzehe
1 (2) TL Butter
2 (4) Seezungenfilets (ersatzweise Schollenfilets)
Salz
1 (2) EL Zitronensaft
2 (4) TL Schmand
1 (2) TL Dijon-Senf
Pfeffer
8 (16) Basilikumblätter
1/8 (1/4) l Magermilch (ersatzweise Wasser)
2 (4) EL Sahne
2 (4) EL gehackter Dill (ersatzweise Schnittlauch)
50 (100) g Quark

Für 2 (4) Personen

Zubereitungszeit: 20 Min.

1. Den Spinat waschen. Die Knoblauchzehe schälen und sehr fein hacken. In einem Topf die Butter erhitzen, den Knoblauch kurz darin anbräunen, dann den Spinat dazugeben, 4–5 Min. dünsten und dabei die Flüssigkeit verdunsten lassen. Den Topf beiseite stellen.

2. Die Fischfilets kurz abspülen, trockentupfen, längs halbieren und auf ein Brett legen. Salzen und mit Zitronensaft beträufeln. Den Schmand mit Senf und Pfeffer verrühren und die Oberseiten der Filets damit bestreichen. Die Basilikumblätter waschen, trocknen und auf den Fisch legen. Die Filetscheiben aufrollen und mit Zahnstochern fixieren.

3. Den Backofen auf 50° einstellen und die Teller oder eine Platte darin anwärmen. In einer hohen Pfanne oder Sauteuse die Milch mit der Sahne zum Kochen bringen. Die Röllchen hineingeben und bei schwacher Hitze zugedeckt 4–5 Min. dünsten. Die Fischröllchen aus der Sauce nehmen und im Backofen warm halten.

4. Die Sauce von der Herdplatte nehmen, mit Salz und dem Dill würzen und den Quark mit dem Schneebesen einrühren. (Die Sauce darf jetzt nicht mehr aufkochen, da der Quark sonst ausflockt.) Fischröllchen, Spinat und Sauce dekorativ auf den Tellern anrichten.

EXTRAS FÜR DÜNNE

Rühren Sie in einen Teil der Sauce anstelle des Quarks 1–2 EL Crème fraîche.

VARIANTEN

Statt Senf rühren Sie 1–2 TL Curry oder 1 Msp. Safran ein.

TIP
Dazu passen sehr gut helle Bandnudeln, die Sie beim Servieren dekorativ mit dem Spinat mischen können.

Zanderfilet mit Zitronen-Kapern-Sauce

Punkte pro Portion:

Dieses raffinierte und trotzdem unkomplizierte Fischrezept schmeckt sehr gut mit Salzkartoffeln und Blatt-salat, mit der karibischen Gemüsepfanne (S. 103) oder Blattspinat als Beilage.

Für 2 (4) Personen

400 (800) g Zander- oder andere magere Fischfilets
Salz
1 (2) cm frische Ingwerwurzel
1/2 (1) TL Currypulver oder -paste
1 (2) EL Mehl
2 (4) EL Butter
1/2 (1) Zitrone
1/2 (1) Tasse Wasser
2 (4) EL Kapern
2 (4) EL gehackte glatte Petersilie
Pfeffer

Zubereitungszeit: 20 Min.

1. Die Fischfilets waschen, trockentupfen und salzen. Den Ingwer schälen und fein hacken oder reiben. Ingwer und Curry mischen, die Filets damit einrei-ben und mit Mehl panieren.

2. In einer beschichteten Pfanne die Butter aufschäumen lassen und die Filets darin bei mittlerer Hitze je nach Dicke 2–5 Min. auf jeder Seite anbraten lassen.

3. Die Zitrone schälen (auch die weiße Haut entfernen), Frucht-fleisch fein würfeln und mit Was-ser, Kapern und Petersilie ver-rühren und einmal aufkochen las-sen. Mit Salz und Pfeffer wür-zen. Die Sauce mit den Fischfi-lets dekorativ anrichten.

EXTRAS FÜR DÜNNE

Verfeinern Sie die Kartoffel-, Reis- oder Gemüsebeilage mit 1 EL Butter.

VARIANTE

Statt Zitrone können Sie für die Sauce auch Limone verwenden.

TIP
Wenn die Zitrone unbehandelt ist, rei-ben Sie noch 1 TL Schale in die Sauce. Wichtig: Die Zitrone vorher heiß abwa-schen!

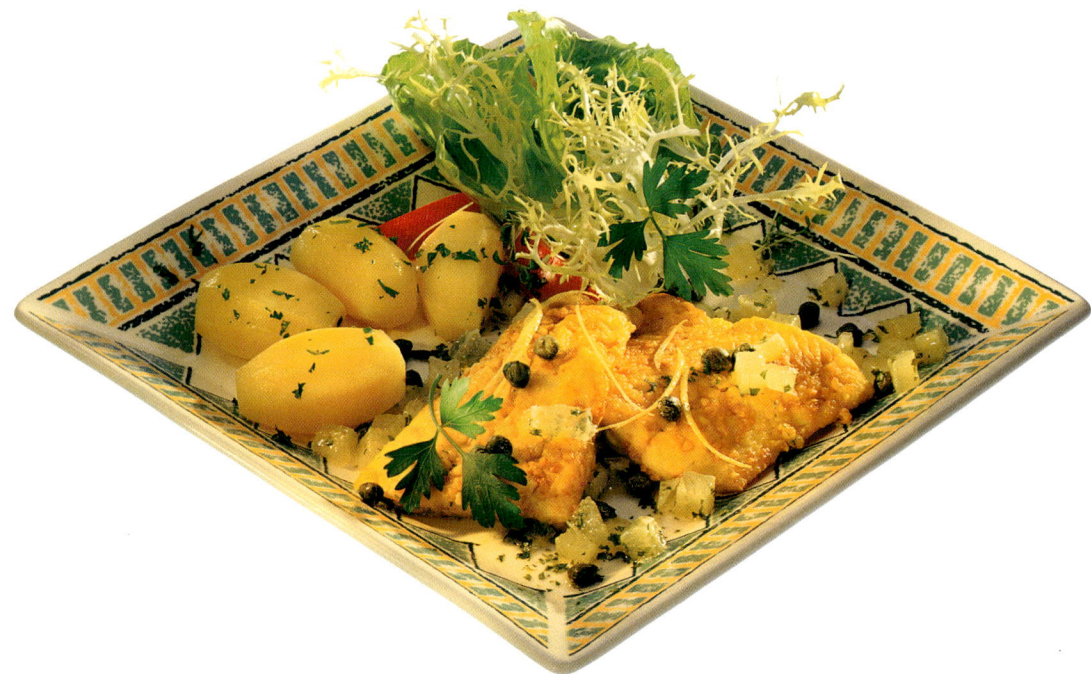

Viktoriabarsch mit Sommergemüse

Punkte pro Portion:

Fischfilet, fettarm gegrillt, mit Gemüse aus der Pfanne ist besonders in der heißen Jahreszeit ein beliebtes und noch dazu einfaches Gericht.

1. Die Fischfilets mit Wasser abspülen, trockentupfen, mit Zitronensaft beträufeln, salzen, pfeffern, mit der Hälfte des Öls einreiben und in eine flache Auflaufform legen. Den Backofen auf »Grill« einstellen und den Fisch 15–20 Min. übergrillen.

2. Inzwischen die Aubergine und den Zucchino waschen, putzen und in kleine Würfel schneiden. In einer beschichteten Pfanne das restliche Öl erhitzen und die Gemüsewürfel darin anbraten. Dann bei niedriger Hitze 10 Min. dünsten, dabei gelegentlich wenden.

3. Die Lauchzwiebeln putzen, fein schneiden, untermischen und noch 2–3 Min. dünsten lassen. Das Gemüse mit Salz, Pfeffer, Thymian und Petersilie würzen. Sollte alle Flüssigkeit eingekocht sein, mit 1 Tasse Wasser noch einmal kurz aufkochen lassen. Das Gemüse mit dem Fisch auf Tellern anrichten.

EXTRAS FÜR DÜNNE

Rühren Sie noch einige in Öl eingelegte Oliven, Kapern oder Tomatenwürfel in das Gemüse oder ergänzen Sie die Gemüseportion mit 1 EL Olivenöl.

400 (800) g Viktoriabarschfilet
2 (4) TL Zitronensaft
Salz
Pfeffer
2 (4) TL Öl
1 (2) Aubergine
1 (2) Zucchino
2 (4) Lauchzwiebeln
2 (4) EL frische Thymianblättchen
2 (4) EL gehackte glatte Petersilie

Zubereitungszeit: 30 Min.

Für 2 (4) Personen

TIP
Dazu schmecken gebratene oder gekochte Kartoffeln oder ein knuspriges Baguette.

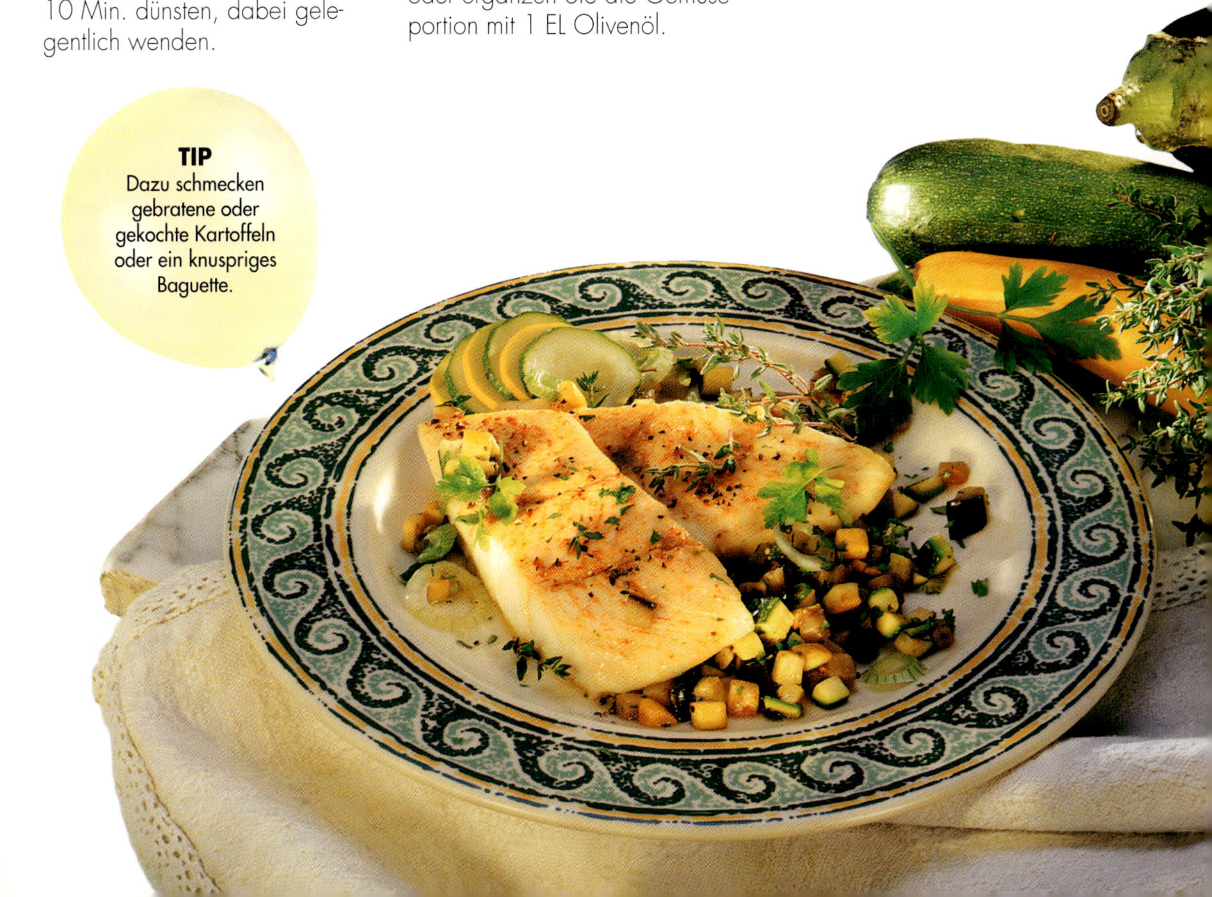

Fischfilet mit Tomaten-Knoblauchsauce

Punkte pro Portion:

Dieses mediterrane Fischgericht können Sie sowohl als Alltags- als auch als Festtagsspeise servieren. Variieren Sie dafür einfach mit verschiedenen Fischsorten.

Für 2 (4) Personen

400 (800) g Kabeljaufilet
2 (4) TL Zitronensaft
Salz
2 (4) TL Olivenöl
1 (2) Zwiebel
2 (4) Knoblauchzehen
150 (300) g Tomatenpüree
(Fertigprodukt)
2 (4) EL Sahne
1 (2) TL Thymianblättchen
1 (2) EL gehackte Petersilie
Pfeffer

Zubereitungszeit: 20 Min.

1. Die Fischfilets waschen, mit dem Zitronensaft beträufeln, salzen, mit der Hälfte des Öls einreiben und in eine flache Auflaufform legen. Den Backofen auf »Grill« einstellen und die Filets darin je nach Dicke 10–15 Min. grillen.

2. Inzwischen für die Tomatensauce Zwiebel und Knoblauchzehen schälen und fein schneiden. In einem kleinen Topf das restliche Öl erhitzen und Zwiebel und Knoblauch darin andünsten. Das Tomatenpüree dazugeben und 10 Min. leicht köcheln lassen. Dann etwas Salz, Thymian, Petersilie und Pfeffer einrühren.

3. Die gegrillten Fischstücke in die Sauce legen oder auf den Tellern mit der Sauce begießen.

EXTRAS FÜR DÜNNE

In die Sauce einige eingelegte Oliven oder 1 EL Butter oder Sahne zusätzlich einrühren.

SAUCENVARIANTE MIT SAFRAN

1 (2) EL Mehl
1/4 (1/2) l fettarme Milch
1/2 (1) Portion Safranpulver
2 (4) EL Sahne
Salz
1/2 (1) TL gekörnte
Gemüsebrühe

Das Mehl in einen Topf geben, die Milch einrühren. 1–2 Min. unter Rühren leicht köcheln lassen, bis die Sauce dickflüssig ist. Safran und Sahne dazugeben, mit Salz und Gemüsebrühe würzen. Sollte die Sauce zu stark eingekocht sein, noch etwas Milch einrühren.

Punkte pro Portion:

VARIANTE

Anstelle des Safrans 1 (2) EL Currypulver oder -paste in die Basissauce einrühren.

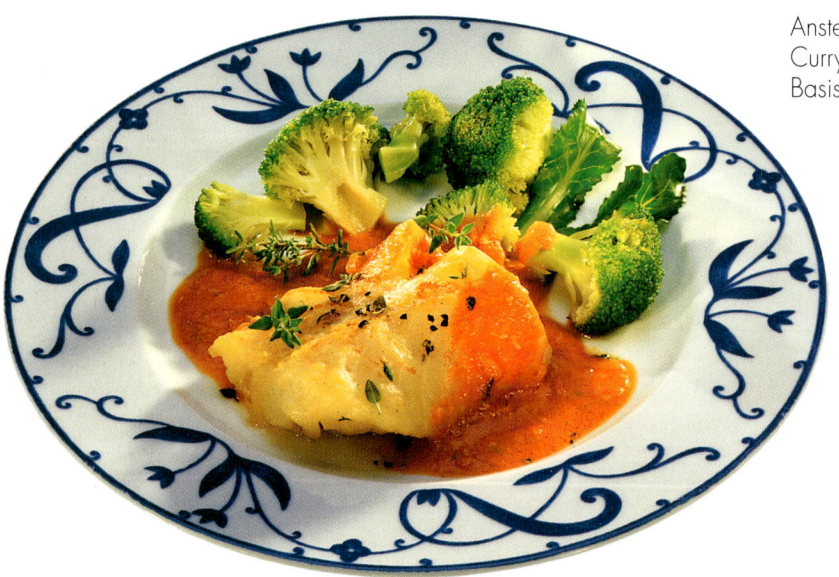

TIPS
Wenn Sie keinen Grill haben, können Sie den Fisch auch in einer beschichteten Pfanne braten.
Als Beilagen passen Blattsalate, Gemüse, wie Spinat, Brokkoli oder Zucchini, zusammen mit Reis, Kartoffeln oder einfach mit knusprigem Baguette.

Goldbarsch in Pfeffersauce mit Fenchel

Punkte pro Portion:

Die Sauce mögen vor allem Liebhaber von Scharf-Würzigem. Wenn Sie es lieber mild mögen, würzen Sie sie mit gemahlenem Pfeffer statt mit Pfefferkörnern.

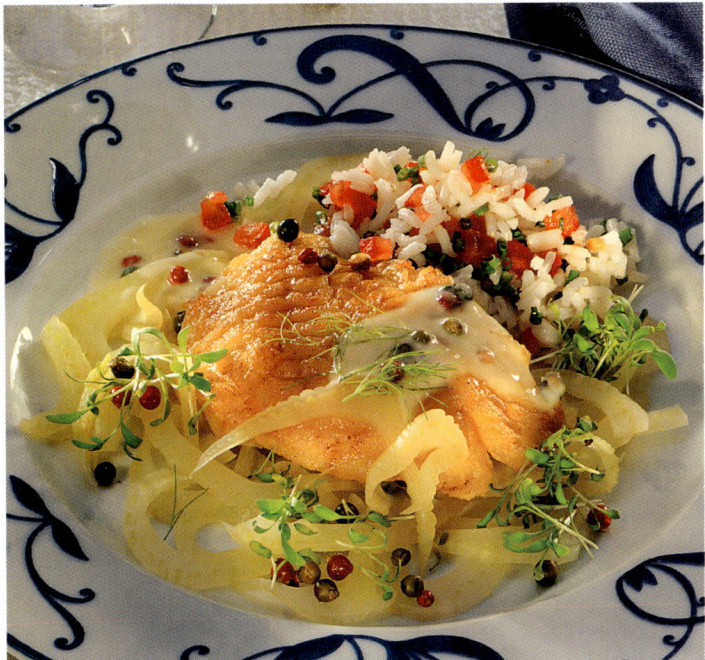

1 (2) Fenchelknolle
2 (4) TL Oliven- oder Keimöl
Salz
2 (4) Goldbarschfilets
1 (2) TL Zitronensaft
2 (4) TL Butter
1/8 (1/4) l Weißwein
50 (100) g Schmand
2 (4) TL Dijon-Senf
1 (2) TL rote und grüne getrocknete Pfefferkörner
1/2 (1) Kästchen Kresse

Für 2 (4) Personen

Zubereitungszeit: 20 Min.

VARIANTEN

Nach diesem Rezept können Sie auch andere magere Fischsorten, wie Zander-, Steinbutt- oder Seelachsfilet, zubereiten. Und anstelle des Fenchels passen auch Lauch, Spinat oder Zucchini.

1. Die Goldbarschfilets putzen, längs durchschneiden, gründlich waschen und in feine Streifen schneiden. In einer Sauteuse oder einem flachen Topf das Öl erhitzen, die Fenchelstreifen dazugeben, salzen und bei mittlerer Hitze zugedeckt dünsten.

2. Die Fischfilets abspülen, trockentupfen, mit Zitronensaft beträufeln und salzen. In einer großen beschichteten Pfanne die Butter aufschäumen lassen. Die Fischfilets darin 3–4 Min. anbraten, vorsichtig wenden und an den Pfannenrand schieben. Den Weißwein, den Schmand, Senf und Pfefferkörner einrühren.

3. Den Fisch noch 2–3 Min. ziehen lassen und die Sauce mit Salz abschmecken. Die Kresse waschen, vom Beet schneiden und darüber streuen.

EXTRAS FÜR DÜNNE

Rühren Sie pro Portion 1–2 TL ausgelassene Speckwürfel oder 1 zusätzlichen EL Schmand in die Sauce. Oder wählen Sie für die Dünnen einen etwas fetteren Fisch, zum Beispiel Lachsfilet.

TIP
Dazu passen Nudeln, Reis oder Kartoffeln und als Gemüse Safranwirsing (S. 104), gratiniertes Pfannengemüse (S. 111) oder Brokkoli.

Fisch mit Gemüse in Ingwersauce

Punkte pro Portion:

Anstelle des Kabeljaufilets können Sie auch andere fettarme Fischarten nehmen, zum Beispiel Zander oder Schellfisch. Besonders edel ist dieses Gericht mit Seeteufel.

Für 2 (4) Personen

1 (2) **Tasse Duftreis oder parboiled Reis**
300 (600) **g Kabeljaufilets**
1 (2) **EL Sojasauce**
1 (2) **EL Fischsauce**
1 (2) **EL Speisestärke**
1 (2) **kleine Stange Lauch oder 2 (4) Frühlingszwiebeln**
1 (2) **kleine rote Paprikaschote**
50 (100) **g Ananas, frisch oder aus der Dose**
2 (4) **EL Aceto Balsamico**
1/2 (1) **EL brauner Zucker**
1/2 (1) **Msp. scharfe Chilipaste**
1/2 (1) **Tasse Wasser**
3 (6) **EL Traubenkern- oder Sonnenblumenöl**
2 (4) **cm frische Ingwerwurzel**

Zubereitungszeit: 30 Min.

1. Den Reis gründlich waschen, in einen Topf geben und 1 cm hoch mit Wasser bedeckt vorquellen lassen.

2. Inzwischen die Fischfilets kalt abspülen und abtrocknen. Die Filets in 3 cm große Stücke schneiden und in eine Schüssel geben. Jeweils die Hälfte der Soja- und der Fischsauce sowie der Speisestärke unterrühren.

3. Die Lauchstange längs halbieren, waschen und in feine Streifen schneiden. Die Paprikaschote waschen, putzen und in 1 cm große Würfel schnei-

den. Die Ananas gegebenenfalls schälen und fein würfeln.

4. Den Topf mit dem Reis auf die Herdplatte stellen, einmal aufkochen lassen, dann den Deckel auflegen und auf der ausgeschalteten Herdplatte in 8–10 Min. ausquellen lassen.

5. Die restliche Soja- und Fischsauce sowie die übrige Speisestärke mit dem Essig, dem Zucker, der Chilipaste und dem Wasser verrühren.

6. In einem Wok oder einer nicht zu großen Pfanne das Öl erhitzen, die marinierten Fischstücke darin portionsweise 2 Min. anbraten, herausnehmen und warm stellen.

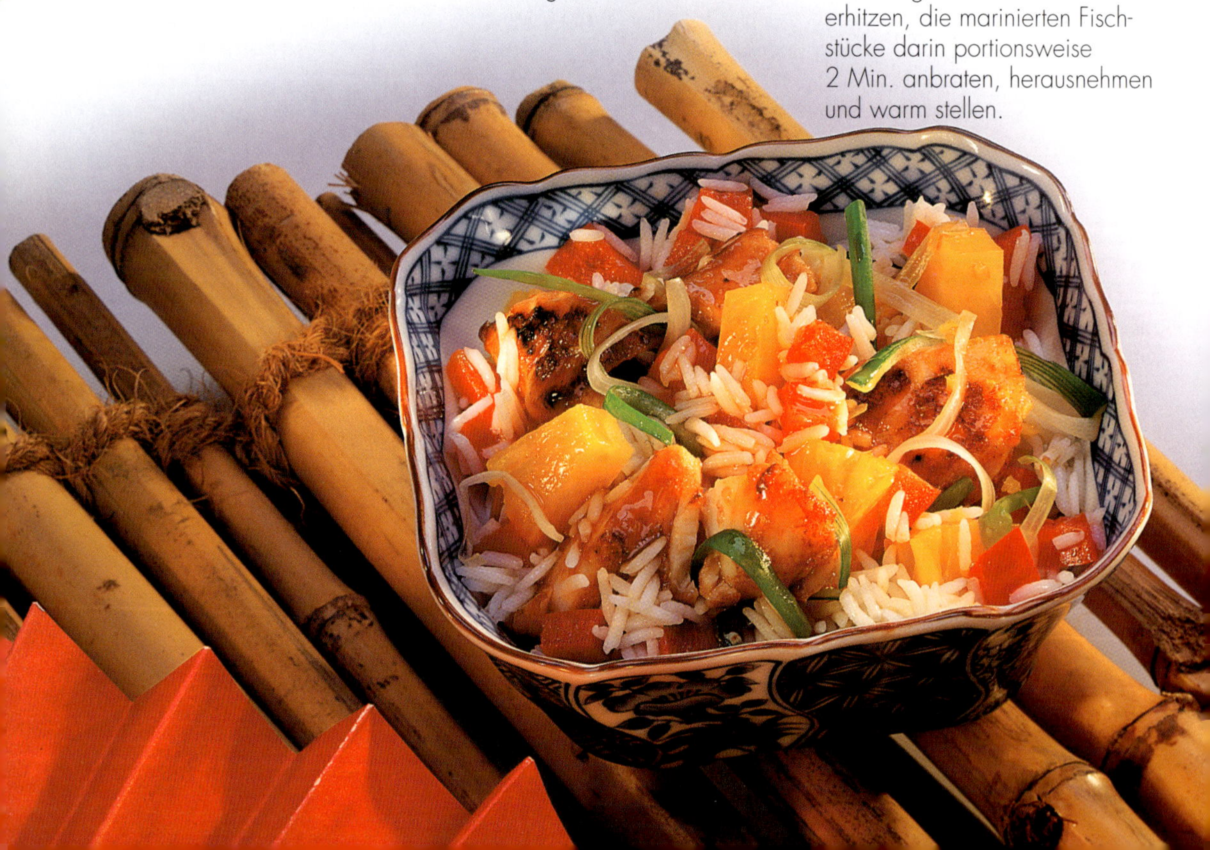

7. Den Ingwer schälen und fein schneiden. Ingwer, Lauch und die Paprikaschote in den Wok oder die Pfanne geben, umrühren und 2–3 Min. zugedeckt andünsten. Die Sauce dazugießen, die Ananaswürfel dazugeben und alles 1–2 Min. leicht köcheln lassen. Die gebratenen Fischstücke hineingeben und sofort servieren.

EXTRAS FÜR DÜNNE

Pro Person 1–2 EL Cashewkerne über das fertige Gericht streuen. Rösten Sie die Cashewkerne in dem heißen Öl an, bevor Sie den Fisch braten, und nehmen Sie sie mit einem Schaumlöffel heraus.

INFO DUFTREIS

Duftreis wird vor allem in Thailand angebaut. Er duftet nach dem Kochen wunderbar aromatisch und klebt leicht aneinander. Er ist besonders gut für Gerichte geeignet, die mit Stäbchen gegessen werden.

INFO SEEFISCH

Neben Kabeljau sind Schellfisch, Seelachs oder Steinbutt ideal für die fettarme Ernährung, da diese Sorten fast kein Fett enthalten. Dazu kommt noch die wichtige Versorgung mit Jod und anderen Mineralien. Daher sollte mindestens einmal pro Woche Fisch auf der Speisekarte stehen.

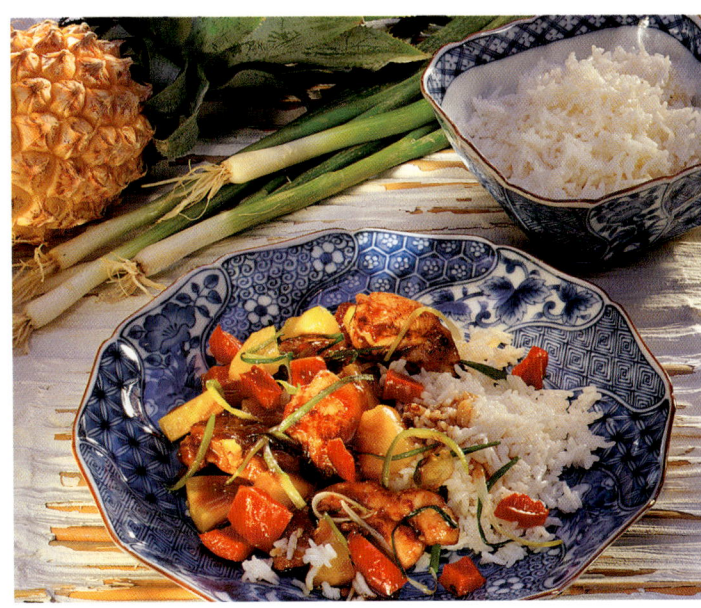

Für 2 (4) Personen

VARIANTEN

Mit Fleisch: Dieses Gericht schmeckt auch sehr gut mit 300 (600) g Hühnerbrust, Putenfleisch oder Schweinefilet. Das Fleisch in Streifen schneiden und marinieren wie im Rezept beschrieben.

Punkte pro Portion:

Mit anderem Gemüse: Statt Lauch passen auch feingewürfelte Salatgurke, Brokkoliröschen oder Zucchiniwürfel.

Punkte pro Portion:

SERVIERTIP
Die restliche Ananas können Sie als Dessert oder am nächsten Tag zum Frühstück servieren.

Obstgeleetörtchen mit Vanillesauce

Punkte pro Portion:

Diese köstliche, fruchtige Dessert gelingt leicht und schnell, und nicht nur Ihre Kinder werden davon begeistert sein.

Für 2 (4) Personen

1/8 (1/4) l Apfelsaft
3 (6) Blatt weiße Gelatine oder
1 1/2 (3) gestrichene TL gemahlene Gelatine
250 (500) g Früchte nach Saison, wie Erdbeeren, Himbeeren, Birnen, Orangen, Bananen
1–2 TL Zucker nach Belieben
2 (4) Kugeln Vanilleeis
2 (4) EL Kefir oder Joghurt

Zubereitungszeit: 25 Min.
Kühlzeit: 1–2 Std.

1. Den Apfelsaft in einen kleinen Topf geben und die Gelatine darin aufweichen.

2. Inzwischen die Früchte waschen, gegebenenfalls schälen und in kleine Würfel oder Scheibchen schneiden.

3. Den Apfelsaft leicht erhitzen, bis die Gelatineblätter aufgelöst sind. Den Topf von der Platte nehmen und die Fruchtstücke und nach Belieben den Zucker einrühren.

4. Die Mischung in kleine Schälchen oder Tassen füllen und im Kühlschrank erkalten lassen.

5. Die Schälchen oder Tassen vor dem Servieren kurz in heißes Wasser tauchen und die Törtchen auf die Teller stürzen.

6. Für die Sauce das Eis in eine Schüssel geben und auftauen lassen. Den Kefir oder den Joghurt einrühren und die Vanillesauce über die Törtchen gießen.

EXTRAS FÜR DÜNNE

Pro Person 1–2 Kugeln Eis oder 1 Klecks geschlagene Sahne zusätzlich servieren.

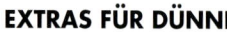

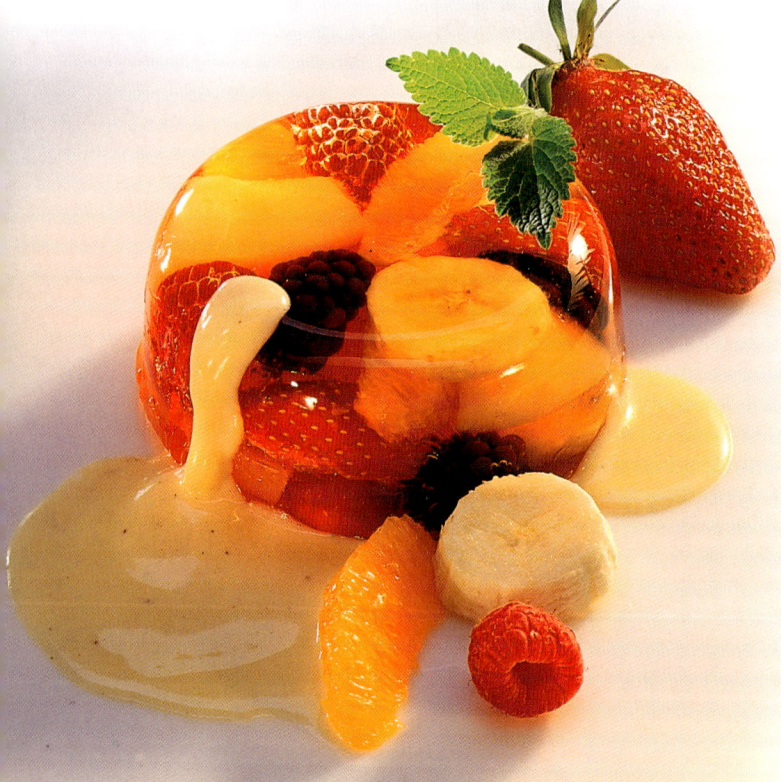

TIP
Wenn Sie zu diesem fruchtig-leichten Dessert eine pürierte Fruchtsauce servieren, haben Sie ein Dessert ohne einen einzigen Fettpunkt, dafür mit vielen Vitaminen.

Schneller Obstbiskuit

Punkte pro Stück:

Diesen leichten Kuchen können Sie sehr gut auch mit Dinkelmehl zubereiten. Wichtig ist, daß der Dinkel sehr fein gemahlen ist.

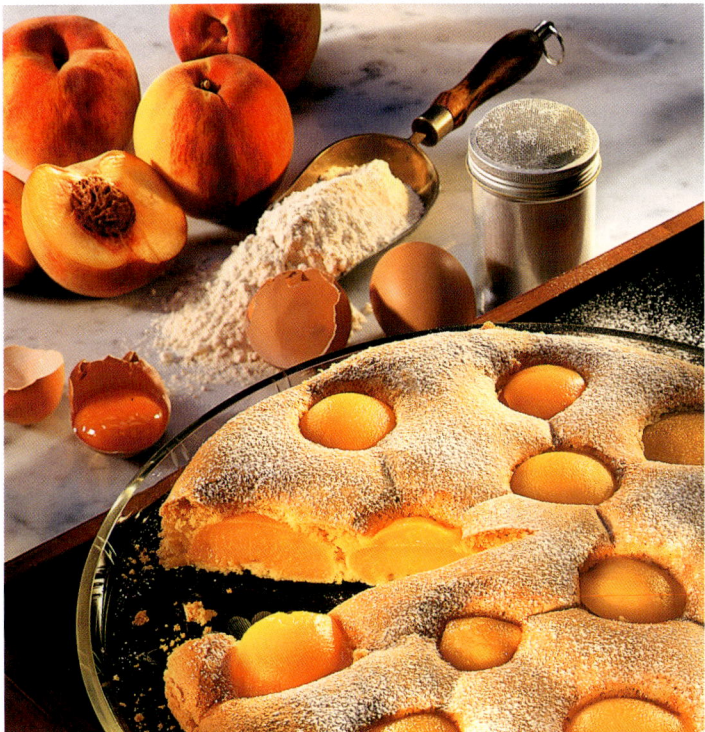

Für 1 Springform von 26 cm Ø:
400–500 g Pfirsiche oder
Aprikosen
3 Eier
1 Prise Salz
6 EL heißes Wasser
100 g Zucker
1 TL abgeriebene Schale einer
unbehandelten Zitrone
150 g Weizenmehl
1/2 TL Backpulver
1 TL Puderzucker
Für die Form: Backpapier

Zubereitungszeit: 45–50 Min.,
davon 25–30 Min. Backzeit

Für 8 Stücke

EXTRAS FÜR DÜNNE

Pro Portion 1 Klecks geschlagene Sahne dazu servieren.

1. In einem Topf 1 l Wasser zum Kochen bringen. Die Pfirsche oder die Aprikosen für 1–2 Min. hineinlegen, dann herausnehmen und die Haut abziehen. Die Früchte halbieren und die Kerne entfernen.

2. Backpapier in die Springform einspannen. Den Backofen auf 180° vorheizen. Die Eier trennen. Die Eiweiße mit dem Salz und dem Wasser zu steifem Schnee schlagen. Nach und nach den Zucker und die Eigelbe einrühren, bis eine feste, cremige Masse entstanden ist.

3. Die Zitronenschale und das Mehl mit Backpulver mischen und zu der Masse geben. Vorsichtig mit dem Schneebesen unterheben.

4. Den Teig in die Kuchenform füllen, glattstreichen und die Pfirsich- oder Aprikosenhälften darauf verteilen.

5. Den Obstbiskuit im vorgeheizten Backofen (Mitte, Umluft 160°) in 25–30 Min. hellbraun backen. Den fertigen, etwas abgekühlten Kuchen mit Puderzucker bestäuben.

SERVIERTIP
Die Früchte können Sie auch in kleine Würfel schneiden. Und wenn es besonders schnell gehen muß, können es auch Früchte aus der Dose sein.

Fruchtige Desserts

Die Himbeermousse läßt sich gut vorbereiten und hält sich zugedeckt im Kühlschrank 1–2 Tage. Als Beilage passen Eis, Vanillesauce (S. 164) oder pürierte Früchte. Für Kompott eignen sich außer Aprikosen auch Äpfel, Birnen, Trauben, Stachelbeeren, Erdbeeren, Rhabarber, Pflaumen, Mirabellen und Kirschen.

HIMBEERMOUSSE

2 (4) Blatt weiße Gelatine
250 (500) g Himbeeren
125 (250) g Magerquark
1 (2) EL Zucker
100 (200) g Sahne

Zubereitungszeit: 1 1/2 Std., davon 1Std. Kühlzeit

1. Gelatine in kaltem Wasser einweichen. Die Beeren vorsichtig abbrausen, etwa ein Drittel davon zum Garnieren beiseite legen. Die restlichen mit einem Mixstab pürieren. Gelatine ausdrücken und in einem kleinen Topf bei mittlerer Hitze flüssig werden lassen.

2. Den Topf vom Herd nehmen. Das Fruchtpüree nach und nach unter Rühren in die Gelatine ein-

rühren. Die Fruchtcreme in eine Schüssel geben. Den Quark einrühren und die Mousse mit Zucker abschmecken. Die Sahne steif schlagen und unterheben. Die Mousse für 1 Std. in den Kühlschrank stellen, bis sie stichfest ist.

3. Mit einem Eßlöffel kleine Nocken von der Mousse abstechen und mit den ganzen Früchten dekoriert servieren.

Punkte pro Portion: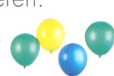

EXTRAS FÜR DÜNNE

In einen Teil der Creme vor dem Kühlstellen geschlagene Sahne unterheben. Zusätzlich 2–3 Butterkekse oder -waffeln servieren.

APRIKOSEN-KOMPOTT

250 (500) g Aprikosen
1/8 (1/4) l Apfelsaft
1 (2) TL abgeriebene Schale
einer unbehandelten Zitrone
1 (2) TL Zitronensaft
1 (2) Zimtstange
1 (2) EL Zucker
Zubereitungszeit: 15 Min.

1. 1 l Wasser zum Kochen bringen. Aprikosen je nach Reife 2–4 Min. darin ziehen lassen. Herausnehmen, leicht abkühlen lassen, Haut und Kerne entfernen, Früchte halbieren.

2. Die Aprikosen mit Apfelsaft zum Kochen bringen. Zitronenschale, Zitronensaft, Zimtstange und Zucker dazugeben. Bei mittlerer Hitze 3–5 Min. kochen. Die Früchte sollen weich sein, aber nicht zerfallen. Zum Abkühlen in eine Schale geben.

Keine Fettpunkte

EXTRAS FÜR DÜNNE

Pro Portion 2–3 Kugeln Vanilleeis oder Vanillecreme.

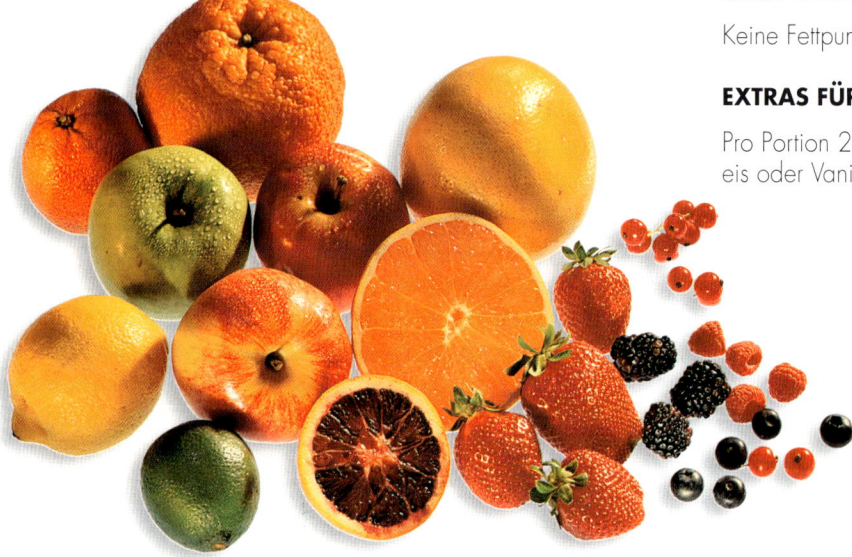

Leichte Cremes

Diese Cremes sind beliebte und preiswerte Dessert-Klassiker, die Sie mit vielen anderen Zutaten, wie Beeren oder Obststücken, kombinieren können – je nach Saison und persönlichem Geschmack. Zur Bananen-Zitronen-Creme passen am besten Himbeeren, Heidelbeeren oder Johannisbeeren.

Für jeweils 2 (4) Personen

VANILLECREME MIT ERDBEEREN

1 (2) ganz frisches Ei
Salz
1/4 (1/2) l Magermilch
1 (2) gestrichener EL Speisestärke
1 (2) EL Zucker
1/4 (1/2) TL gemahlene Vanille (ersatzweise 1/2 (1) Päckchen Vanillezucker)
250 (500) g Erdbeeren

Zubereitungszeit: 45 Min., davon 30 Min. Kühlzeit

1. Das Ei trennen. Das Eiweiß mit 1 Prise Salz steif schlagen und in den Kühlschrank stellen.

2. In einem Topf die Milch mit Eigelb, Speisestärke, Zucker und Vanille unter Rühren zum Kochen bringen. Die Herdplatte ausschalten und die Creme noch 1–2 Min. unter Rühren köcheln lassen. In eine Schüssel füllen und den Eischnee unterheben. 30 Min. abkühlen lassen.

3. Die Erdbeeren waschen und kleinschneiden. Eventuell mit Zucker süßen. Kurz vor dem Servieren die Erdbeeren unter die Creme heben oder getrennt dazu servieren.

Punkte pro Portion: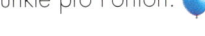

EXTRAS FÜR DÜNNE

Etwas geschlagene Sahne unter die abgekühlte Creme heben.

SCHOKOCREME

1/4 (1/2) l Magermilch
50 (100) g Bitterschokolade
1 (2) Ei
1 (2) EL Zucker
1 (2) gestrichener EL Speisestärke
1/4 (1/2) TL gemahlene Vanille (ersatzweise 1/2 (1) Päckchen Vanillezucker)

Zubereitungszeit: 45 Min., davon 30 Min. Kühlzeit

1. In einem Topf die Hälfte der Milch erhitzen. Die Schokolade in Stücke brechen und in der Milch schmelzen lassen.

2. In einer Schüssel die restliche Milch mit Ei, Zucker und Stärke verrühren, in den Topf zur Schokoladenmilch geben und alles einmal aufkochen lassen. 30 Min. abkühlen lassen.

Punkte pro Portion:

EXTRAS FÜR DÜNNE

Dekorieren Sie die Schokocreme üppig mit geschlagener Sahne und gerösteten Mandelsplittern. Um die Mandeln anzurösten, erhitzen Sie eine Pfanne ohne Fett, geben die Nüsse hinein und lassen sie unter Rühren leicht braun werden.

BANANEN-ZITRONEN-CREME

2 (4) Bananen
1 (2) unbehandelte Zitrone
50 (100) g Magerquark
1 (2) TL Zucker
50 (100) g Sahne

Zubereitungszeit: 45 Min., davon 30 Min. Kühlzeit

1. Die Bananen schälen, pürieren oder mit einer Gabel zerdrücken und in eine Schüssel geben. Die Zitrone heiß abwaschen und die Hälfte der Schale abreiben. Die Zitrone auspressen, 2 (4) TL Zitronensaft und die abgeriebene Zitronenschale mit der Banane verrühren.

2. Den Quark und den Zucker in die Bananen-Zitronen-Mischung einrühren. Die Sahne steif schlagen und vorsichtig unterheben. Die Creme in kleine Schälchen füllen. 30 Min. abkühlen lassen.

Punkte pro Portion:

EXTRAS FÜR DÜNNE

Heben Sie etwas geschlagene Sahne unter die Creme.

Gratinierter Apfelreis

Punkte pro Portion:

Dieser süße Auflauf macht wenig Arbeit. Sie müssen nur rechtzeitig mit der Vorbereitung beginnen und gelegentlich nachschauen.

Für 2 (4) Personen

100 **(200) g Milchreis**
1 **(2) unbehandelte Zitrone**
1/2 **(1) l Milch**
Salz
2 **(4) EL Zucker**
25 **(50) g Rosinen**
250 **(500) g säuerliche Äpfel,**
beispielsweise Boskop
1 **(2) EL Mandelblättchen**

Zubereitungszeit: 1 Std.,
davon 50 Min. Backzeit

1. Den Backofen auf 200° vorheizen. Den Reis waschen und in eine Auflaufform geben. Die Zitrone heiß abwaschen und die Schale in den Reis reiben. Die Milch dazugießen, 1 Prise Salz, den Zucker und die Rosinen einrühren.

2. Die Äpfel schälen, vierteln, von den Kerngehäusen befreien und mittelgrob raspeln oder würfeln. Die Äpfel in die Reis-Milch-Mischung geben und den Apfelreis im Backofen (Mitte, Umluft 180°) 45–50 Min. backen. Nach etwa 15 Min. den Reis einmal umrühren, damit er gleichmäßig quellen kann.

3. Wenn der Reis fast weich ist, die Mandelblättchen darüber streuen und weitere 5–10 Min. backen, bis diese goldbraun sind.

EXTRAS FÜR DÜNNE

Rühren Sie in den fertigen heißen Reis 1 verquirltes Ei oder 1 EL Butter ein und streuen Sie 1–2 EL grob gehackte Mandeln oder Haselnüsse darüber.

VARIANTEN

Sie können diesen Auflauf auch mit Birnen oder Aprikosen zubereiten. Die Früchte waschen, putzen, in Würfel schneiden und mit der Milch in den Reis geben.

TIP
Als Beilage dazu paßt eine Vanillesauce (S. 164) oder Fruchtsauce (S. 167).

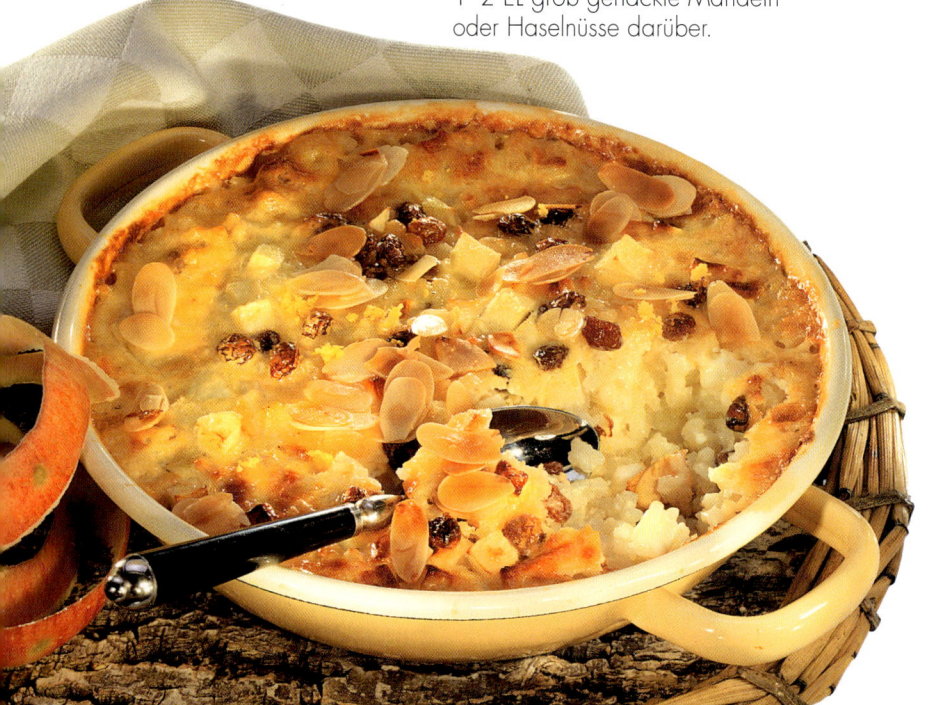

Geschmorte Birnen

Punkte pro Portion:

Ein unkompliziertes und geschmackvolles herbstliches Dessert, das besonders gut mit den festeren Birnensorten gelingt.

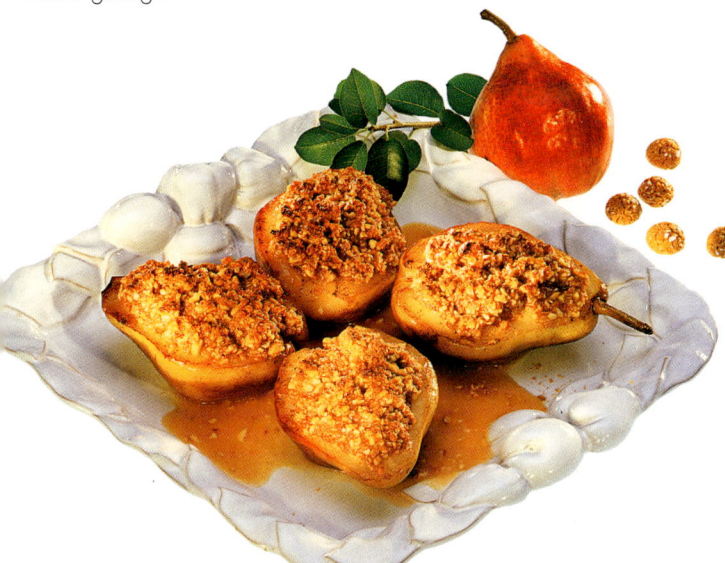

2 (4) feste Birnen
2 (4) TL Butter
20 (40) g geschälte Mandeln
25 (50) g Amaretti (Mandelmakronen)
1 Prise Zimt
1 (2) Tasse Marsala (ersatzweise einige Tropfen Rum-Aroma)
2 (4) Tassen Apfelsaft

Zubereitungszeit: 30 Min.

Für 2 (4) Personen

VARIANTE

Die Mandelfüllung schmeckt auch in Pfirsichhälften. Diese mit heißem Wasser überbrühen und die Haut abziehen, dann halbieren und anbraten. Die Füllung hineingeben und nur 15 Min. schmoren.

1. Die Birnen waschen, ungeschält halbieren und die Kerngehäuse kegelförmig ausschneiden. Die Butter in einer Pfanne aufschäumen lassen und die Birnen mit der Schnittfläche nach unten darin 3–4 Min. anbraten.

2. Inzwischen Mandeln und Amaretti in einem Blitzhacker fein zerkleinern und mit Zimt und Marsala zu einer nicht zu weichen Paste verrühren.

3. Die Birnen umdrehen und die Paste darauf verteilen. Den Apfelsaft neben die Birnen gießen. Den Deckel auf die Pfanne legen und die Birnen bei kleinster Hitze 20–40 Min. (je nach Sorte) schmoren, bis sie weich sind, aber nicht zerfallen.

4. Die Birnen auf Portionsteller setzen. Die Sauce cremig einkochen lassen und über die Früchte träufeln.

EXTRAS FÜR DÜNNE

Servieren Sie dazu karamelisierte Walnüsse, Vanilleeis und geschlagene Sahne oder eine Vanillesauce (S. 164). Um die Nüsse zu karamelisieren, lassen Sie etwas Zucker in einer Pfanne bei milder Hitze schmelzen, bis er zart gebräunt ist. Dann die Nüsse dazugeben, mit dem Karamel gut verrühren und abkühlen lassen.

TIP
Sie können die Früchte auch in einer flachen, feuerfesten Form im Backofen bei 220° (Mitte, Umluft 200°) gratinieren. Dies lohnt sich besonders bei großen Mengen.

Buttermilch-Törtchen mit Himbeersauce

Keine Fettpunkte

Das leichte sommerliche Dessert ist einfach zubereitet und paßt hervorragend zu allen Früchten. Es läßt sich im Kühlschrank 2–3 Tage aufbewahren.

Für 2 (4) Personen

3 (6) Blatt Gelatine
250 (500) g Buttermilch
50 (100) g Zucker oder Honig
1 Msp. gemahlene Vanille
(ersatzweise Vanillezucker)
250 (500) g Himbeeren

Zubereitungszeit: 2 Std., davon 1 1/2 Std. Kühlzeit

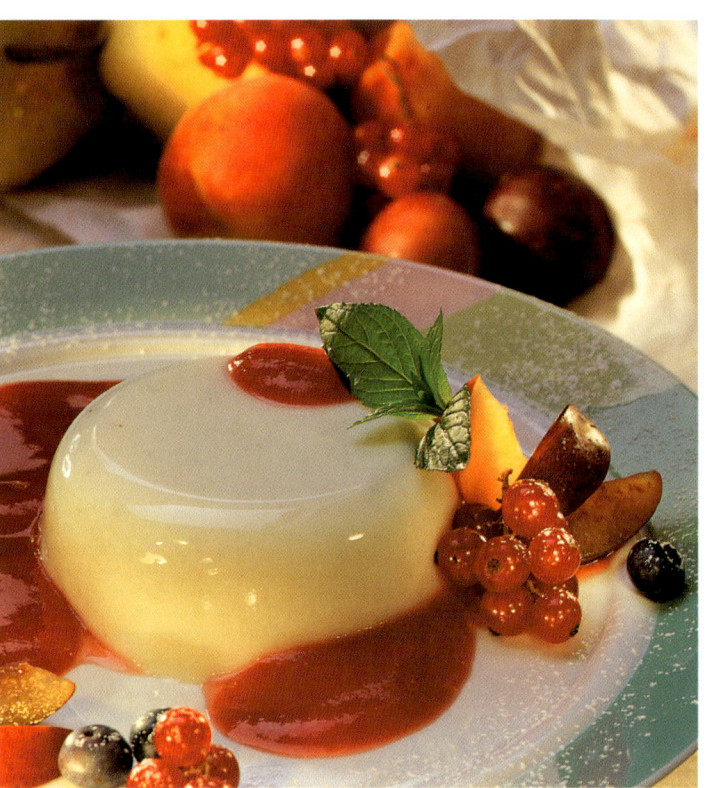

1. Die Gelatine in kaltem Wasser 5–10 Min. einweichen, ausdrücken und in einem Topf bei mittlerer Hitze auflösen. Von der Kochstelle nehmen und die Buttermilch unter kräftigem Rühren nach und nach mit der Gelatine vermischen. Den Zucker oder Honig und die Vanille einrühren.

2. Kleine Förmchen oder eine Schüssel mit kaltem Wasser ausspülen. Die Buttermilchspeise hineingießen und in 1 1/2 Std. fest werden lassen.

3. Inzwischen die Himbeeren verlesen, in einem Sieb abbrausen und mit einem Mixstab pürieren. Nach Geschmack mit etwas Zucker süßen.

4. Die Förmchen mit der Buttermilchspeise kurz in heißes Wasser tauchen, dann die Törtchen auf eine Platte oder Portionsteller stürzen. Das Fruchtpüree dazu servieren.

EXTRAS FÜR DÜNNE

Pro Portion etwas geschlagene Sahne oder 1 Eiskugel dazu servieren.

VARIANTEN

Ersetzen die Hälfte der Buttermilch durch roten Traubensaft. Das Ergebnis ist dann eine rotes Dessert, das Sie mit Weintrauben und einer Vanillesauce (siehe S. 164) garnieren können. Statt mit Buttermilch können Sie dieses Rezept auch mit Magerjoghurt zubereiten.

TIP
Wenn Sie braunen Vollwert-Zucker verwenden, bekommt die Creme einen schönen Karamelgeschmack.

Quarkcreme mit Früchten

Keine Fettpunkte

Die schnelle Creme hat keinen einzigen Fettpunkt und eignet sich sehr gut als Frühstück oder auch zum Mitnehmen.

1. Die Früchte waschen, je nach Sorte putzen und etwa die Hälfte davon pürieren.

2. Das Fruchtpüree in den Quark einrühren, mit Honig oder Zucker abschmecken. Den Quark in Schälchen oder eine Schüssel füllen und mit den ganzen Früchten oder Fruchtstücken garnieren.

TIP

Wenn Sie einen besonders raffinierten Nachtisch möchten, dann bereiten Sie zwei Portionen mit kontrastfarbigen Früchten, etwa Heidelbeeren und Mango, zu, füllen diese in die Schale und ziehen an der Trennungslinie dekorative Muster in die Creme.

EXTRAS FÜR DÜNNE

In einen Teil der Creme noch 2–3 EL flüssige oder geschlagene Sahne einrühren und 1–2 EL Kokosflocken oder geriebene Nüsse darüber streuen. Zusätzlich passen auch Kekse oder Waffeln als dekorative Beilage.

VARIANTE

Außerhalb der Beerenzeit können Sie für diese leichte Quarkcreme auch Orangen oder Mandarinen nehmen.

250 (500) g beliebige weiche, reife Früchte, beispielsweise Erdbeeren, Himbeeren, Heidelbeeren, Mango
250 (500) g Magerquark
1 (2) EL Honig oder Zucker, je nach Süße der Früchte

Zubereitungszeit: 10 Min.

Für 2 (4) Personen

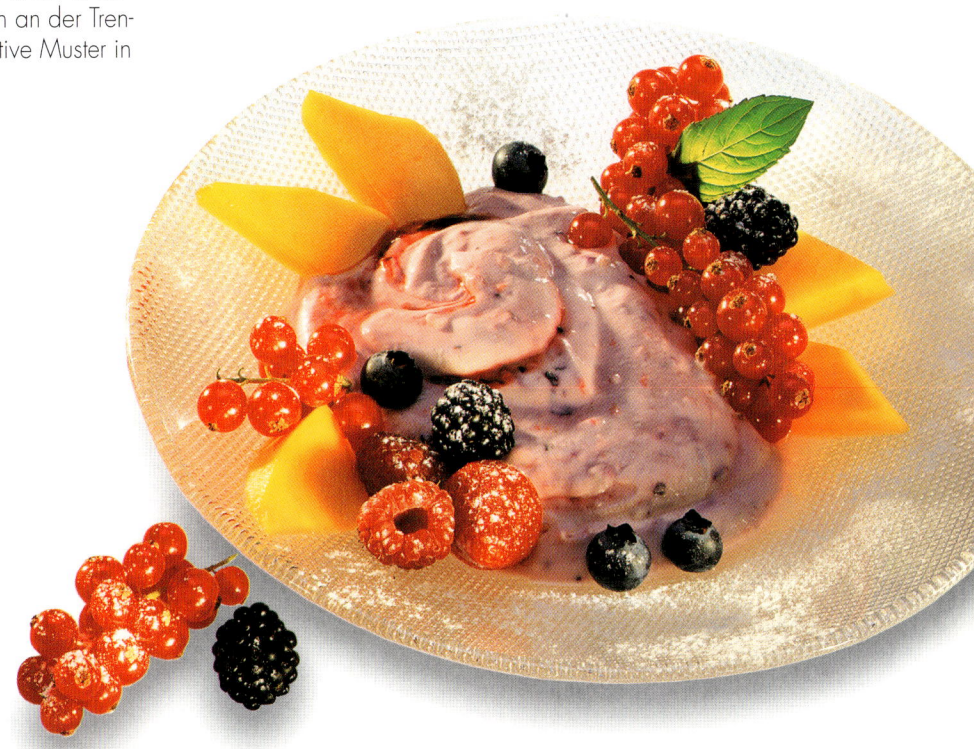

Rezept- und Sachregister

Redaktion: Ina Schröter
Lektorat: Gerlinde Wiesner
Beratung: Dipl. oec. troph. Kathrin Gritschneder
Layout und Gestaltung: Heinz Kraxenberger
Produktion: Gabie Ismaier
Satz: Easy Pic Library
Repro: Fotolito Longo
Druck und Bindung: Druckhaus Kaufmann

ISBN 3-7742-3946-0

Auflage: 4.   3.   2.   1.
Jahr: 2000 99   98   97

ANMERKUNG ZUR FETTPUNKTETABELLE

Der Fettgehalt der einzelnen Lebensmittel wurde anhand neuester Daten ermittelt. Dies sind bis auf Ausnahmen Durchschnittswerte, da der Fettgehalt aufgrund unterschiedlicher Fütterungsbedingungen oder Verarbeitungsmethoden variieren kann. Bei der Fettpunkteberechnung der Rezepte wurde innerhalb eines bestimmten Toleranzbereiches auf- bzw. abgerundet.

KARL NEWEDEL

Jahrgang 1955, lebt als Fotodesigner und Foodstylist in München. Nach seiner Kochausbildung in der exklusiven Restaurantküche lernte er während kulinarischer Wanderjahre die internationale Spitzengastronomie von St. Moritz bis Neu Delhi kennen. So konnte er bereits mit 23 Jahren Küchenchef eines der angesehensten Restaurants Münchens werden. Für eine neue Herausforderung sorgte er 1982 mit seinem Wechsel in die Branche der Foodfotografie. Dort machte er sich als freier Foodstyling-Spezialist bei Verlagen und Werbeagenturen einen Namen. Seit 1996 steht er im eigenen Studio vor allem hinter der Kamera. Inzwischen sind zahlreiche Kochbücher mit Aufnahmen aus seiner Hand erschienen. Für dieses Buch wurde er von Christa Schmedes und Hans Gerlach in der Küche unterstützt.

BILDNACHWEIS

Karl Newedel: Rezeptfotos, S. 18, S. 19, S. 21, S. 32, S. 46, S. 47
Barbara Bonisolli: S. 29, S. 41
Christian Dahl: S. 12
Franz Faltermaier: S. 11
IDM: S. 20, S. 49 (P. Frank)
Manfred Jahreiß: S. 13
Ulrike Kment: S. 35
Susanne Kracke: S. 33
Peter Nielsen: S. 31
Michael Nischke: S. 8, S. 34
Reiner Schmitz: S. 39
Christophe Schneider: S. 7, S. 26
Sigrid Reinichs S. 22
Tony Stone: S. 5 (Elie Bernager), S. 45 (Dale Durfee)
Odette Teubner: S. 40
The Image Bank: S. 1 (Dann Coffey), S. 24 (Giancarlo Mecarelli)
Isabella Valdivieso: S. 14
Georg Wunsch: S. 25, S. 43

Das richtige Gewicht ...

Für Frauen:

● Frauen haben leichtere Knochen und einen höheren Anteil an Fett im Gewebe. Deshalb wiegen sie in der Regel etwas weniger. Also keine Panik, wenn Ihr Gewicht Richtung Untergewicht liegt.

● Andererseits stehen Frauen unter einem starken Leistungsdruck, was ihre Figur angeht. Das Ideal ist immer noch die überschlanke Figur – und das kann und sollte nicht jede Frau erreichen. Durch ständige Diäten kann sogar der Kalorienbedarf sinken: Der Körper lernt zu sparen. Mit zunehmendem Alter dürfen Sie mehr wiegen!

● Die Pille ist ein Vitaminräuber. Außerdem brauchen Frauen besonders viel Eisen wegen der Menstruationsverluste und jede Menge Calcium, um der Osteoporose nach den Wechseljahren vorzubeugen. Schwangerschaft und Stillzeit fordern ebenfalls ihren Tribut. Deshalb sind Frauen durch extreme Diäten besonders gefährdet.

Für Männer:

● Männer wiegen durch ein kräftigeres Skelett und einen höheren Muskelanteil relativ mehr als Frauen. Deshalb dürfen sie in unserer Kurve im oberen Bereich liegen.

● Andererseits wird bei Männern Übergewicht oft übersehen. Doch der »Bierbauch« ist alles andere als harmlos: Wer seine Fettpolster vor allem im Bereich Brust, Nacken und Bauch hat, ist gesundheitlich gefährdet.

● Männer können im Durchschnitt mehr Kalorien zu sich nehmen als Frauen, ohne zuzunehmen: Ihr Grundumsatz ist höher, sie verbrennen pro Lebensminute einfach mehr Energie. So fällt ihnen das Abnehmen oft leichter.

● Untersuchungen zeigen, daß Männer mit wertvollen Nährstoffen schlechter versorgt sind als Frauen. Die positive Auswahl ist gefragt.